ナーシング・プロフェッション・シリーズ

高次脳機能障害をもつ人への ナーシングアプローチ

石川ふみよ／奥宮暁子 編

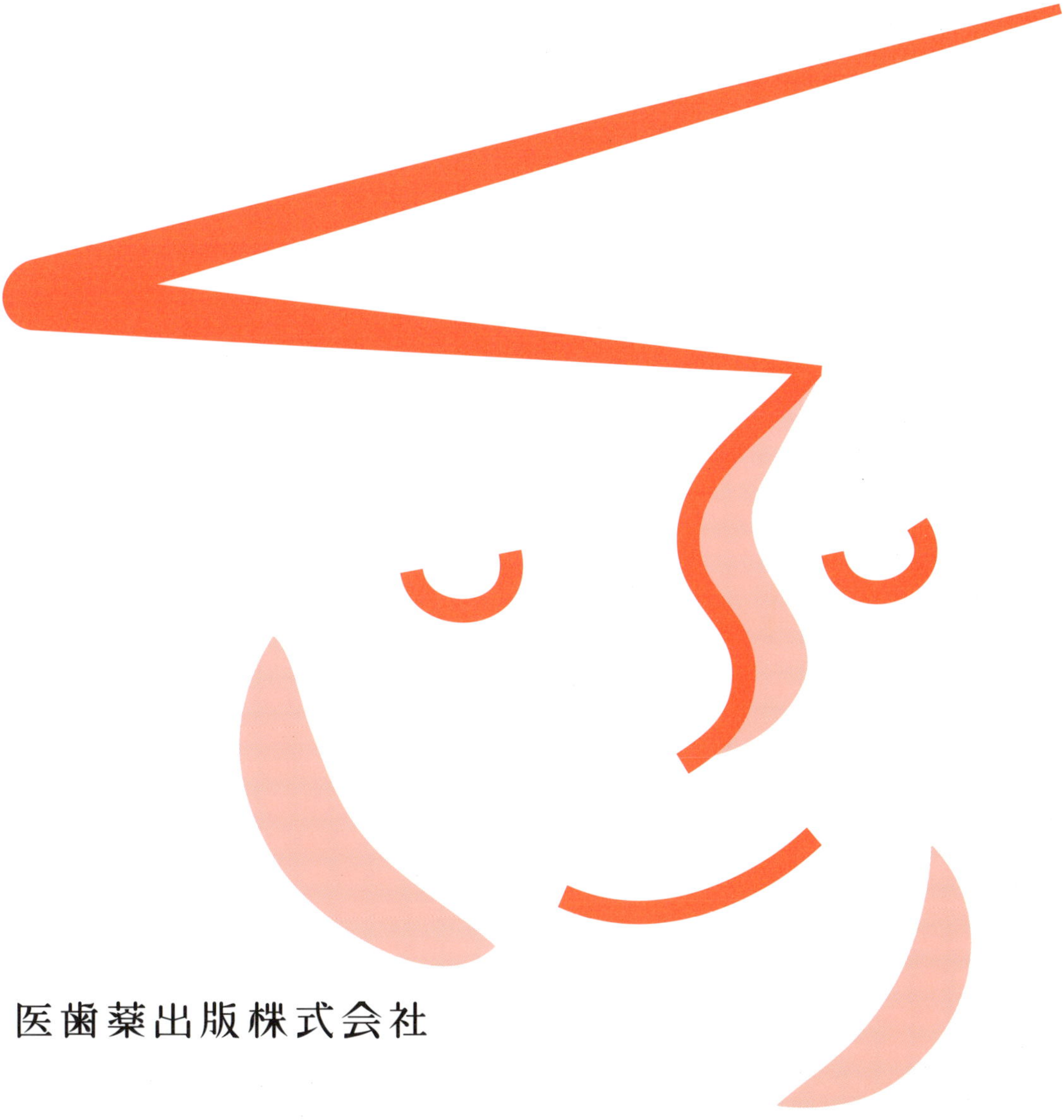

医歯薬出版株式会社

<執筆者一覧>

● 編　集

石川ふみよ　東京工科大学医療保健学部看護学科
奥宮　暁子　東京工科大学医療保健学部看護学科

● 執　筆（五十音順）

石川ふみよ　編集と同じ
奥宮　暁子　編集と同じ
神島　滋子　札幌市立大学看護学部
河田　裕美　神奈川リハビリテーション病院看護部
小泉由香里　神奈川リハビリテーション病院看護部（現・厚木看護専門学校）
佐々木郁子　神奈川リハビリテーション病院看護部（現・七沢リハビリテーション病院脳血管センター）
柴山　純子　神奈川リハビリテーション病院看護部
田中　七子　神奈川リハビリテーション病院看護部
橋本　圭司　独立行政法人国立成育医療研究センターリハビリテーション科，発達評価センター
薮中　弘美　脳外傷友の会コロポックル

This book was originally published in Japanese
under the title of :

NÂSINGU PUROFESSYON SHIRÎZU

KOUJINOUKINOUSYOUGAI-WO MOTSUHITO-NO NÂSINGU APURÔCHI
(Nursing approach for people with cognitive dysfunction following stroke or traumatic brain injury)

Editors :

ISHIKAWA, Fumiyo
  Professor, Department of Nursing, School of Health Sciences,
  Tokyo University of Technology

OKUMIYA, Akiko
  Professor, Department of Nursing, School of Health Sciences,
  Tokyo University of Technology

Ⓒ 2013 1st ed.
ISHIYAKU PUBLISHERS, INC.
  7-10, Honkomagome 1 chome, Bunkyo-ku,
  Tokyo 113-8612, Japan

はじめに

　高次脳機能障害は，脳血管障害や交通事故などによる外傷性脳損傷で生じますが，医療者が関わることの多い入院中には明らかにならず，退院後の日常生活を送るなかで顕在化することが多いため，これまで医療者は十分に理解をすることができなかったように思います．厚生労働省のモデル事業が行われたことにより社会の関心も高まり，医療機関においてもさらに研究が進み，医学書も多数出版されています．しかし，看護書はほとんどなく，高次脳機能障害に関わる看護師はいまだ手探りの状態であるように思います．今回，リハビリテーション看護師はもとより急性期のケアに関わる看護師も高次脳機能障害に関する理解を深めていただけるよう看護師向けの本をまとめました．

　本書の特徴は2つあります．ひとつは臨床家，研究者，当事者家族といった多様な執筆者に加わっていただいたことです．高次脳機能障害に詳しい橋本圭司医師にはじめに高次脳機能障害についてわかりやすく概説いただき，また看護に関しては回復期リハビリテーション病院で，日々患者と接している看護師と高次脳機能障害の理解と援助方法について看護の立場から研究している看護教員が執筆しました．看護師の観察によって障害を早期に発見し，入院中から自立に向けた援助の方向性を見出すこと，急性期から退院後の生活に生じる困難にまで対応できる援助を患者・家族とともに考えることを可能にするのではないかと思います．さらに家族会の会員のご協力を得て，当事者・家族の思いや医療者に対する意見などを取り入れました．ご家族の生の声を記載することで，退院後の高次脳機能障害による生活の困難さがより具体的に示され，当事者・家族が，少しでも自分らしさを生かした生活を送れるように入院中から退院後の問題を見据えたケアを行うことの重要性を感じとることができ，援助のヒントを得られるのではないかと思います．当事者・家族の方の声をまとめてくださった脳外傷友の会コロポックルの皆様に感謝いたします．

　もうひとつの特徴はICFに基づいて看護の視点を生活機能中心に述べたことと，看護診断を取り入れて臨床現場でも役立つようにしたことです．ある主症状によくある看護問題は看護診断ではどのように表せるのか，その例をあげています．一方で，ICFを用いたことで障害ではなく生活という切り口から患者・家族を理解し，より個別的な看護実践，背景因子を考慮した活動参加に対しても援助を検討できるのではないかと思います．また生活援助の章では事例を用いたことで複合した問題をもっている高次脳機能障害をもつ人の看護の展開についてわかりやすく示され，イメージしやすくなったと思います．

　以上の点から高次脳機能障害のある人にはじめて接する学生や急性期に関わる臨床看護師には退院後の生活がイメージでき，予測をもった看護が実践できると思います．また外来で当事者・家族に接する看護師は社会生活での困難を理解して生活指導に役立てることができると思います．

　遅れ気味の原稿を辛抱強く待っていただいた医歯薬出版株式会社編集部の方々に感謝いたします．

2013年　初夏の日に
石川ふみよ・奥宮暁子

もくじ

1章　高次脳機能障害とは　1（橋本圭司）

1 — 脳の仕組みと高次脳機能障害　1
1) 脳の4つの機能　1
2) 高次脳機能障害とは　3

2 — 高次脳機能障害を引き起こす疾患　4
1) 脳血管障害　4
2) 頭部外傷　4
3) 脳腫瘍　6
4) 低酸素脳症　7

3 — 高次脳機能障害の診断・主症状と対応法　9
1) 高次脳機能障害が疑われたら　9
2) 高次脳機能障害の診断基準　11
3) 高次脳機能障害の症状と対応法の基本　13
　（1）易疲労性　13／（2）脱抑制　14／（3）発動性の低下　15／（4）注意・集中力の低下　16／（5）失語症　17／（6）記憶障害　18／（7）遂行機能障害　19／（8）半側空間無視　20／（9）病識の欠如　21／（10）見当識障害　22

2章　高次脳機能障害をもつ人への看護のポイント　25

1 — 高次脳機能障害に対する看護の基本　25（神島滋子）

1　看護の視点で高次脳機能障害を考える　25
1) 患者の生活行動の観察から気づく看護　25
2) 覚醒の度合いと認知機能レベルをとらえる　27
3) 患者の強みと弱みを見出し，障害を生活の視点から考える　30
4) オーダーメイドの看護・医療　31

2　主症状に対する看護　33
1) 大脳皮質巣症状としての高次脳機能障害　33
　（1）失語症　33／（2）失認　36／（3）失行　42
2) そのほかの高次脳機能障害　44
　（1）注意障害　44／（2）記憶障害　48／（3）遂行機能障害　50／（4）脱抑制（行動と感情のコントロールの障害）　54

2 — 日常生活行動に対する看護 58

1 食事 58 （河田裕美）
1） アセスメントの視点 58
2） よくある看護問題 61
3） 看護援助 61
（1）窒息リスク状態，中毒リスク状態 61 ／（2）摂食セルフケア不足 62 ／（3）栄養摂取消費バランス異常：必要量以下・電解質平衡異常リスク状態 63 ／（4）脱抑制に関連した栄養摂取消費バランス異常：必要量以上 63
4） 他職種との連携 64
5） 事例展開 64
（1）食事に関するアセスメント 64 ／（2）看護展開 65

2 排泄 66 （柴山純子）
1） アセスメントの視点 66
2） よくある看護問題 68
3） 看護援助 68
（1）尿失禁 68 ／（2）排泄セルフケア不足 68 ／（3）便秘 69
4） 他職種との連携 69
5） 事例展開 70
（1）排泄に関するアセスメント 70 ／（2）看護展開 71

3 清潔 72 （小泉由香里）
1） アセスメントの視点 72
2） よくある看護問題 73
3） 看護援助 73
（1）清潔セルフケア不足 74 ／（2）感染リスク状態 74
4） 他職種との連携 75
5） 事例展開 75
（1）清潔に関するアセスメント 75 ／（2）看護展開 76

4 更衣 77 （田中七子）
1） アセスメントの視点 77
2） よくある看護問題 79
3） 看護援助 79
（1）更衣セルフケア不足 79
4） 他職種との連携 82
5） 事例展開 83
（1）更衣に関するアセスメント 83 ／（2）看護展開 84

5 移動 85 （田中七子）
1） アセスメントの視点 85

- **2）よくある看護問題** 87
- **3）看護援助** 87
  - （1）病識がないことにより離院や離棟のおそれがある 87／（2）固執や脱抑制により移動を拒否する 90／（3）記憶障害，地誌的障害，半側空間無視があることにより道に迷う 92／（4）身体損傷リスク状態 93
- **4）他職種との連携** 94
- **5）事例展開** 94
  - （1）移動に関するアセスメント 94／（2）看護展開 95

6 コミュニケーション 96 〈柴山純子〉

- **1）アセスメントの視点** 96
- **2）よくある看護問題** 98
- **3）看護援助** 98
  - （1）言語的コミュニケーション障害 98／（2）社会的孤立 99
- **4）他職種との連携** 100
- **5）事例展開** 101
  - （1）コミュニケーションに関するアセスメント 101／（2）看護展開 102

3 — 高次脳機能障害をもつ人の社会生活 104 〈佐々木郁子〉

- **1）アセスメントの視点** 104
- **2）よくある看護問題** 105
- **3）看護援助** 106
  - （1）入院時から退院前までの援助 106／（2）外来通院時期の援助 107
- **4）他職種との連携** 110
  - （1）入院初日の顔合わせ 110／（2）クリニカルパス会議 110／（3）家屋調査 111／（4）朝の会 111／（5）余暇活動の支援 111／（6）社会環境訓練 111／（7）学校・職場との調整 112／（8）地域・福祉との調整 112
- **5）事例展開** 112
  - 事例1 112
  - （1）社会生活に関するアセスメント 112／（2）看護展開 113
  - 事例2 114
  - （1）社会生活に関するアセスメント 114／（2）看護展開 115

4 — 脳血管障害患者への看護 116 〈神島滋子〉

はじめに 116

1 脳血管障害の病状経過 117

- **1）脳血管障害急性期の状態** 117
  - （1）脳梗塞 117／（2）脳出血 117／（3）くも膜下出血 119
- **2）脳血管障害回復期の状態** 121
  - （1）脳梗塞 121／（2）脳出血 121／（3）くも膜下出血 121
- **3）脳血管障害維持期の状態** 122

2 各回復過程における看護　122

1）急性期　123
（1）急性期にある患者のアセスメントの視点　123／（2）急性期にある患者によくある看護問題と看護援助　126／（3）急性期にある患者への援助における多職種の連携　130

2）回復期　130
（1）回復期にある患者のアセスメントの視点　131／（2）回復期にある患者によくある看護問題　132／（3）回復期にある患者の看護援助　135／（4）回復期にある患者への援助における多職種の連携　137

3）維持期　138
（1）維持期にある患者のアセスメントの視点　138／（2）維持期にある患者にみられる看護問題（看護診断）　138／（3）維持期にある患者の看護援助　138／（4）維持期にある患者への援助における多職種の連携　139

5 — 外傷性脳損傷者への看護　140 （石川ふみよ）

はじめに　140

1）急性期　140
（1）対象者の状態　140／（2）アセスメントの視点　141／（3）よくある看護問題　144／（4）看護援助　145／（5）他職種との連携　149

2）回復期　149
（1）対象者の状態　149／（2）アセスメントの視点　150／（3）よくある看護問題　150／（4）看護援助　150／（5）他職種との連携　153

3）維持期　156
（1）対象者の状態　156／（2）アセスメントの視点　156／（3）よくある看護問題　158／（4）看護援助　159／（5）他職種との連携　160

3章　家族の立場から　161 （薮中弘美）

救われた命のゆくえ　161

1 — 家族が抱える課題と家族が求めるニーズ　162

1）家族が抱える課題　162
（1）急性期（受傷・発症から一般状態が安定した時期）　162／（2）回復期（リハビリテーションや退院後の生活が開始された時期）　163／（3）維持期（自宅生活が安定した時期から社会復帰を目指す）　164

2）家族が求めるニーズ　165
（1）急性期　165／（2）回復期　166／（3）維持期　166

3）医療職に望むこと（アンケート，インタビューによる家族の声）　167
（1）入院中　167／（2）退院後　168

4）家族の体験から　169

2 — 高次脳機能障害をもつ人の家族の支援　173

1)「見えない障害・谷間の障害」高次脳機能障害支援の流れ　173
2) 家族支援と家族会の意義　173
　　（1）家族による家族支援　173／（2）家族は最大の支援者　174

4章　家族への看護のポイント　175（石川ふみよ）

1 ─ 患者家族の心理　175

1) 家族のたどる心理社会的プロセス　175
　　（1）外傷性脳損傷者の家族の一般的な反応　175／（2）意識障害を伴う外傷性脳損傷者の家族の反応　176／（3）在宅介護経験による反応　177／（4）若年の男性脳損傷者を介護する母親の反応　177
2) 家族の心理社会的適応の要因　179
3) 家族の抱える課題・問題　180
4) 家族の適応を理解するためのモデル　180

2 ─ 家族への援助　182

1) アセスメントの視点　182
2) よくある看護問題　182
3) 看護援助　182
4) 他職種との連携　186

1章　高次脳機能障害とは

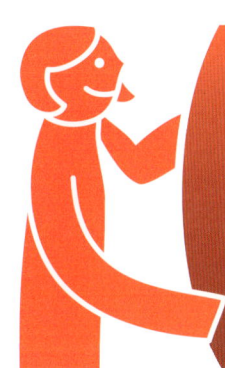

1- 脳の仕組みと高次脳機能障害

1) 脳の4つの機能

脳の機能には，大きく分けて4つの機能がある[1]．

①生命維持機能
　1つめの機能は「生命維持機能」である．これは，心臓を動かし，肺で血液に酸素を取り込むといった呼吸・循環や，目を覚ましているという意識・覚醒などの機能である．「脳死状態」とは，この生命維持機能が失われた状態のことをいう．

②感覚機能
　2つめの機能は「感覚機能」である．これは，五感を司っている脳の機能のことで，目で見たものは後頭葉から，耳から聞こえたもの，においや味は側頭葉から，手足で触った感覚は頭頂葉から，それぞれ入力される．

③運動機能
　3つめの機能は「運動機能」である．手足を動かす指令は，前頭葉の後ろにある運動野から出力される．

　この3つの機能が障害をきたすと，①呼吸や心臓が止まってしまう，②右半身が動かなくなる，③手足の感覚がなくなってしまう，④目が見えなくなるなどがみられる．これらは外見上も理解がしやすい機能である．
　この3つの機能以外に，脳にはあとひとつの機能がある．
　それが「高次脳機能」である．

④高次脳機能

「高次脳機能」とは，脳が司る生命維持や運動，感覚といった基本的な機能以外の，言語，行動，認知に関わるすべての機能のことを指している．もう少しわかりやすくいうと，脳の機能で説明がつく，心の機能（認知機能）全般のことといってもよいだろう．

図1に脳の機能の局在を示した[2]．

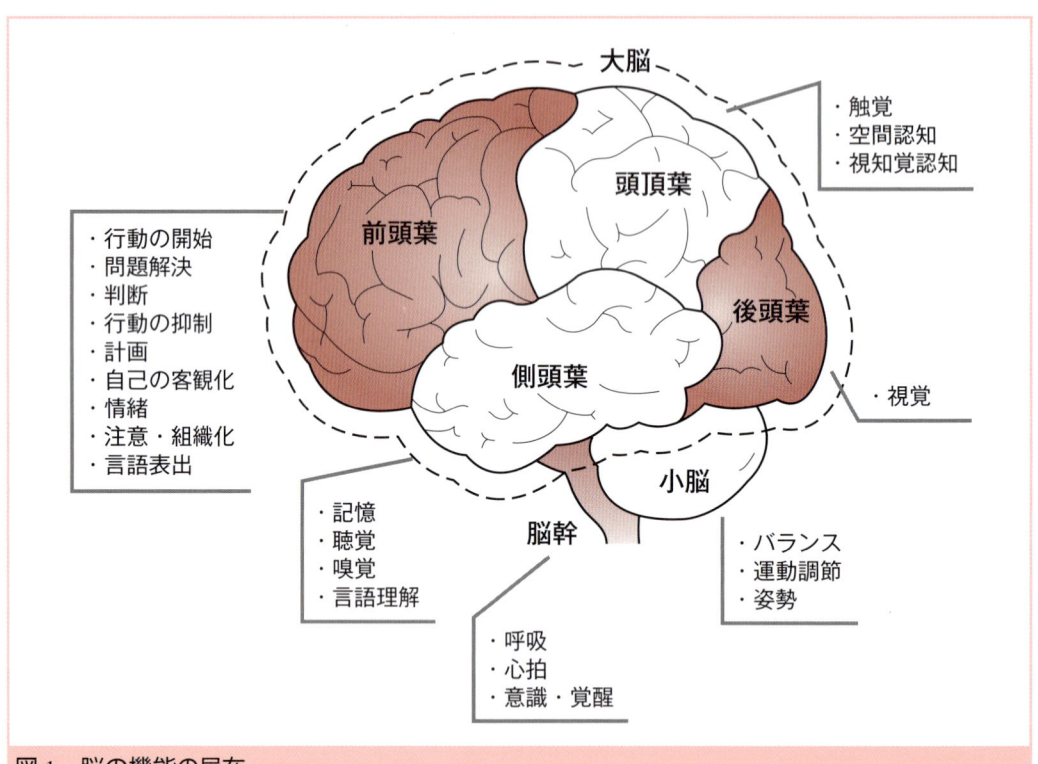

図1　脳の機能の局在
（橋本圭司：高次脳機能障害がわかる本―対応とリハビリテーション．p.31，法研，2007．より）

2）高次脳機能障害とは

　脳血管障害や外傷性脳損傷（脳外傷），脳炎，低酸素脳症などの脳損傷が原因で，運動や感覚以外の脳の高いレベルでの機能，つまりは言語や記憶，注意，感情のコントロールなどの高次脳機能が壊された状態を「高次脳機能障害」という．

　たとえば，①こちらが何を話しかけても反応しない（**発動性の低下**），②さっき言ったことをぜんぜん覚えていない（**記憶障害**），③些細なことにすぐ腹を立てて常にイライラしている（**脱抑制**），④何をやらせてもうまくいかず，すぐパニックになってしまう（**遂行機能障害**），などがその症状の主なものである．

　しかしながら，世の中にはもともとやる気がない人や物覚えが悪い人は少なからず存在するため，この障害のやっかいなところは，厳密には"正常値"が存在しないことである．外見からは，どこまでがもともとのキャラクター（性格）で，どこからが障害によるものなのかの判断がむずかしいのがこの障害の特徴である．

　「高次脳機能障害」という用語は，学術用語として脳損傷に起因する認知障害全般を指し，このなかには巣症状（脳の機能の局在に対応した症状）としての失語・失行・失認のほか，記憶障害，注意障害，遂行機能障害，社会的行動障害などが含まれる．

　2008年に東京都が実施した高次脳機能障害者実態調査報告書[3]によると，高次脳機能障害の具体的症状として頻度の高いものに記憶障害，行動と感情の障害，注意障害，遂行機能障害などがあがっており，失語・失行・失認といった古典的高次脳機能障害の頻度はこれに比べて低いものであった．このことからもわかるように，われわれ高次脳機能障害に関わる臨床家は，過度に画像所見による局在にばかりとらわれることなく，高次脳機能障害をあらゆる脳損傷に起因する認知障害全般としてとらえることが必要であろう．

　同調査によると，東京都内に高次脳機能障害者は推計約5万人いることがわかった．東京都の人口が，日本の人口の約10分の1を占めるとして単純計算すると，全国で約50万人もいることになる．高次脳機能障害は，救命救急医療の発展に伴い，脳損傷者の生存率の高いわが国において，今後決して無視することができない，専門家による治療や支援が必要な障害といえる．

2 - 高次脳機能障害を引き起こす疾患

1) 脳血管障害

　脳血管障害（cerebrovascular disease）は，一般的には脳卒中（stroke あるいは cerebral apoplexy）の同義語として用いられている．しかし血管病変が原因で引き起こされる脳神経系の障害を総称する用語である．

　脳卒中は，出血性疾患と虚血性疾患に大別される．出血性疾患としては，くも膜下出血（subarachnoid hemorrhage：SAH）と脳内出血（intracerebral hemorrhage），虚血性疾患としては，脳梗塞（cerebral infarction）が代表的疾患である．くも膜下出血，脳内出血および脳梗塞は，わが国ではそれぞれ脳卒中の約12％，25％，62％を占める[4]．

　機能予後は，評価時 ADL 不良，座位保持困難に加え，以下の項目が複数ある場合には，ADL帰結を不良にする可能性が高い．それらは，①発症後の期間が長い，②見当識不良，③高齢，④重度麻痺，⑤非麻痺側筋力低下，⑥半側空間無視，⑦重度な廃用，⑧遷延性意識障害，⑨訓練中止が必要なほどの重篤な併存疾患・合併症，⑩重度失語に伴う知的障害，⑪情動障害・重度抑うつなどである[5]．

　2008年に東京都が実施した高次脳機能障害者実態調査報告書[3]によると，高次脳機能障害となった原因疾患は，脳血管障害が全体の81.6％を占め（図2），30歳代以上において多い結果（図3）となった．

2) 頭部外傷

　頭部外傷とは外力が直接もしくは間接的に頭部に加わって生じる頭皮，頭蓋骨および脳に生じるすべての損傷を意味する．損傷は機能的にとどまるものから器質的破壊を伴うものまで存在するが，それらすべてを頭部外傷と総称している．すなわち頭部外傷は幅の広い概念で，頭にこぶをつくっただけの簡単な外傷から，意識が何日も戻らない脳挫傷などの重症例も含まれる．頭部外傷のなかでも，脳に損傷が及んだ場合を特に外傷性脳損傷（脳外傷）（traumatic brain injury：TBI）として区別する（図4）[6]．

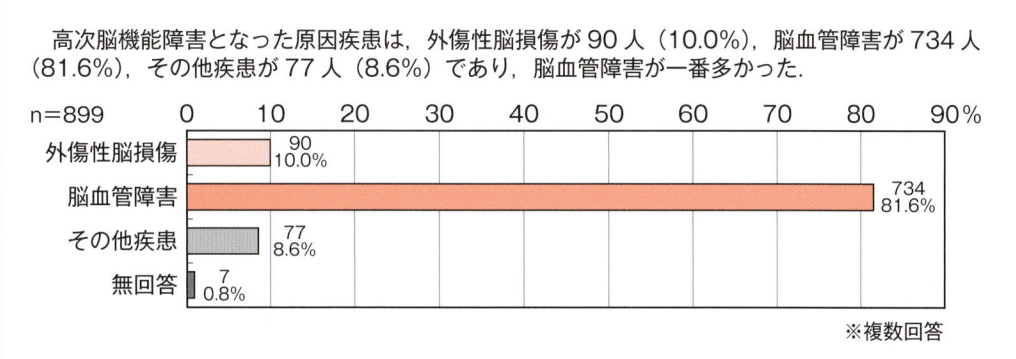

図2　高次脳機能障害の原因疾患
(東京都高次脳機能障害者実態調査検討委員会：高次脳機能障害者実態調査報告書. p.5, 東京都福祉保健局障害者施設推進部, 2008. より)

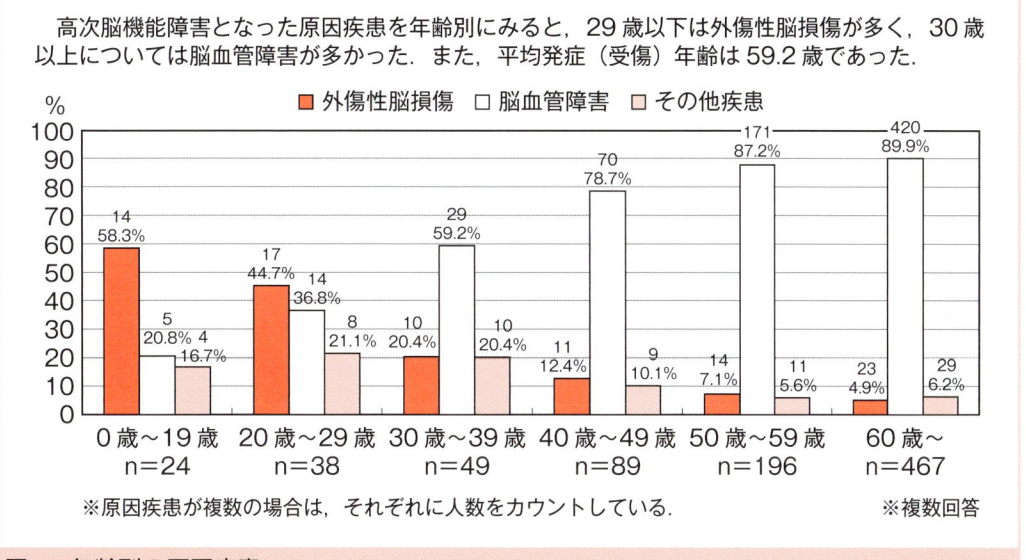

図3　年齢別の原因疾患
(東京都高次脳機能障害者実態調査検討委員会：高次脳機能障害者実態調査報告書. p.6, 東京都福祉保健局障害者施設推進部, 2008. より)

　人口動態統計によれば，若年人口の死因の多くは不慮の事故であり，おおよそその大半が頭部外傷によるものである[4]．

　脳損傷の存在を示唆する急性期の症状として意識障害がある．外傷性脳損傷を例に，急性期の意識障害の深さと持続時間による重症度分類を表1に示す[7]．びまん性軸索損傷などの外傷性脳損傷の場合，MRI（magnetic resonance imaging，磁気共鳴画像）やCT（computed tomography，コンピュータ断層撮影）で明らかな画像所見を検出できないことがあるので，可能なかぎり急性期の意識障害の深さと長さをカルテや問診から確認することを忘れてはならない．また，脳振盪に代表されるように，時に意識障害が軽い症例のほうが，かえって高次脳機能障害の訴え

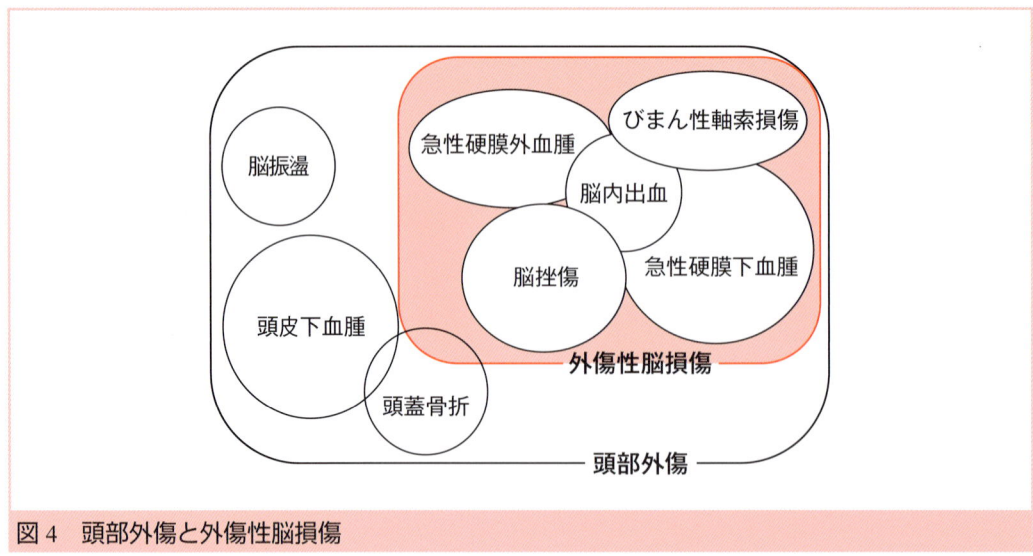

図4 頭部外傷と外傷性脳損傷

■ 表1 脳外傷の重症度分類

		重度	中等度	軽度
受傷時の意識障害	GCS	3〜8	9〜12	13〜15
	JCS	100以上	10〜30	3以下
意識障害の期間		6時間以上	30分から6時間	30分以下

GCS：Glasgow Coma Scale, JCS：Japan Coma Scale
(渡邉　修・他：脳外傷回復期の包括的リハビリテーションとその成果．日本リハビリテーション医学会誌，38(11)：893, 2001．より)

が多いことを経験するので，どこから脳損傷に起因する症状で，どこまでがもともとのキャラクターからくるものなのか，臨床家として可能なかぎりの柔軟な判断が求められる．

高次脳機能障害者実態調査報告書[3]によると，高次脳機能障害となった原因疾患は，外傷性脳損傷が全体の10.0％を占め（図2），20歳代以下の若年層において多い結果（図3）となった．

3) 脳腫瘍

中枢神経系腫瘍は，脳および脊髄実質あるいは髄膜などの周囲組織から発生する腫瘍であり，がんのように自己増殖する真性腫瘍に加え，しばしば先天性遺残組織の腫瘍，炎症により生じる肉芽腫，囊胞性病変に液体などが貯留して脳圧迫を起こす腫瘤性病変までが含められる．

このうち狭い意味での真の脳腫瘍は，頭蓋内組織より発生する新生物（neoplasm）および頭蓋内にみられる転移性脳腫瘍をいう．すなわち脳実質だけでなく，髄膜，下垂体，脳神経，頭蓋内結合組織などに原発する新生物（原発性脳腫瘍）と，これらに発生する転移性脳腫瘍を含めた総称である[4]．一般的に，脳実質由来の大部分の腫瘍（神経膠腫など）は浸潤性の発育をきたし，

悪性である．それに対し，脳実質外の腫瘍（髄膜腫，下垂体腺腫など）は圧排性の発育をきたすため良性といわれている[8]．

わが国では脳腫瘍の種類別発生頻度について全国統計調査が行われている．その最近の報告（2009年版全国脳腫瘍集計調査報告）[9]によれば，2000年の時点で，神経膠腫（glioma）の占める割合は24.1%，髄膜腫（meningioma）26.3%，下垂体腺腫（pituitary adenoma）18.9%，神経鞘腫（neurinoma）10.6%となっている．転移性腫瘍は脳腫瘍全体の21.2%を占めているが，これらの症例は脳神経外科の治療のために受診した症例数であり，実際の割合はこれより高いものと思われる．

脳腫瘍患者の高次脳機能障害に特化した調査はほとんどなく，Huangら[10]の総説によると，脳腫瘍患者に対するリハビリテーションの効果について，①一般的に脳腫瘍患者でも有意に機能的改善がみられる，②脳血管障害などと比べても同様の改善である，③腫瘍の悪性度や部位はあまり影響しない，④入院日数は同じか，短い，⑤自宅退院率は脳血管障害などと同じか，よい，⑥術後療法（化学，放射線療法）はあまり影響しない，などと述べられている．

4）低酸素脳症

循環不全や呼吸不全などにより，十分な酸素供給ができなくなり脳に障害をきたした病態を低酸素脳症という．心停止により脳への酸素供給が途絶えると，意識は数秒以内に消失し，3～5分以上の心停止では，仮に自己心拍が再開しても脳障害（蘇生後脳症）を生じる．蘇生後脳症の転帰不良を予測する因子としては，自己心拍再開後24時間以内のミオクローヌス，てんかん重積状態の出現，瞳孔反応や角膜反射の消失，および3日後の運動反応の消失または四肢の異常進展反応があげられる[11]．

同様の問題点を有する外傷性脳損傷者と比べ，機能的予後は同等，または悪いと報告されている．岡本ら[12]，低酸素脳症患者14人が対象のリハビリテーション病院における調査で，予後良好群において，記憶・注意・遂行機能などに障害が残存している例が多くみられ，予後不良群は，身体・認知ともに障害されている例が目立ち，問題行動が多くみられ，見守りの程度は入院中にほとんど変化がみられなかったと報告している．

2004年に行われた東京医科歯科大学の調査[13]によると，機能的自立度評価（functional independence measure：FIM／functional assessment measure：FAM）を用いた日常生活自立度は外傷性脳損傷，脳血管障害，低酸素脳症のいずれの原因による高次脳機能障害者も受傷・発症から2年，5年と改善を認めていることがわかる（図5）．一方で，低酸素脳症患者において，脳血管障害患者，外傷性脳損傷者と比べて，その改善がゆるやかなような印象を受ける．

8　1章　高次脳機能障害とは

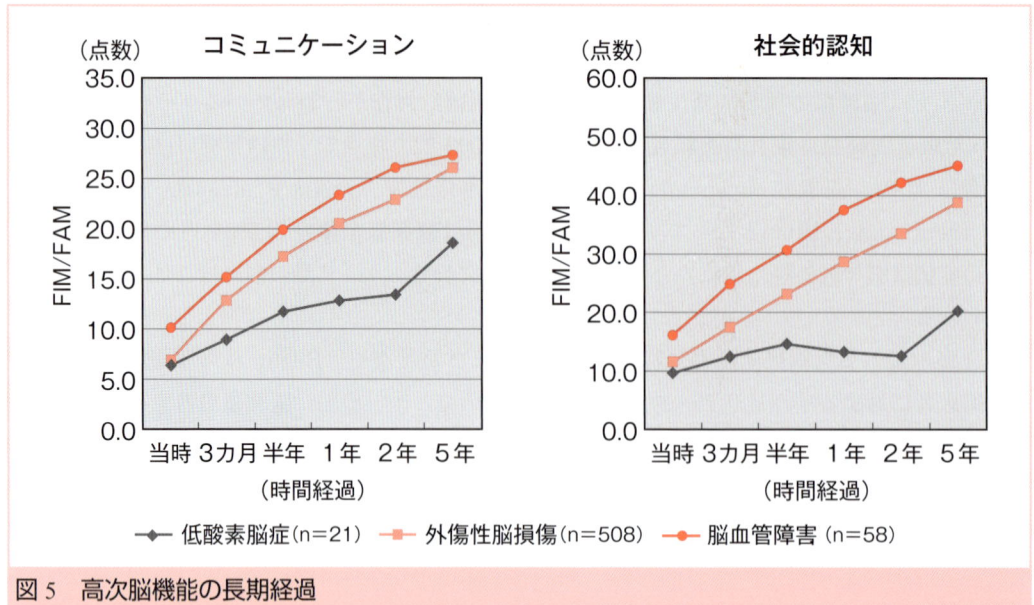

図5　高次脳機能の長期経過
（東京医科歯科大学難治疾患研究所被害行動学研究部門：脳外傷後遺症実態調査報告書．2004のデータより）

3- 高次脳機能障害の診断・主症状と対応法

1) 高次脳機能障害が疑われたら

　高次脳機能障害と診断されるには，まずは，脳に何らかの損傷があることを証明する必要がある．脳の損傷は，CTやMRIなどの画像診断により明らかに確認されなくてはならない．CTやMRIで確認できない場合は，脳血流検査によって，脳の血流の低下がみられないと医学的診断は困難である．脳の血流状態をみるには，放射性同位元素を使ったSPECT（スペクト：単一光子放射断層撮影）が有用である．MRIやCTの検査だけでは検出できなかった血流障害の部位をこの検査で検出できることがある．

　そして，高次脳機能が正常か異常かの判断は，主に神経心理学的検査という心理検査を実施して行う．課題に対する正確さとスピードなどから指数を計算して，その値を健常人の標準値と比較して判断する．

　世界で最も有名な神経心理学的検査は，Mini-Mental State Examination（MMSE，ミニメンタルステート検査）という検査で，日付や場所，言語理解，復唱，計算，模写，書字などの機能を30点満点で評価する．日本では，似たような検査として，長谷川式簡易知能評価スケール（HDS-R）が普及しており，どちらも20点以下で明らかな高次脳機能障害や認知症が疑われる．

　そのほかにも注意・集中力，記憶力，空間認知力，遂行機能（段取りのよさ）などを評価する多種多様の神経心理学的検査がある．総合的な能力の評価としては，知能指数（IQ）が有用だが，世界で最も使われている知能検査は，Wechsler Adult Intelligence Scale（WAIS，ウェクスラー成人知能検査）である．

　IQは，大きく分けて，左側の脳の機能を反映する言語性IQ（VIQ）と，両側の脳の機能を反映する動作性IQ（PIQ）の2つがあり，その平均点が全IQ（FIQ）である．IQはいずれも100が基準で，プラスマイナス15点以内が標準とされている．

　しかし，ここで決して間違えてはいけないのは，心理検査はあくまでも検査であって，検査のデータが標準から外れているから「異常」「障害」ということではないことである．

　実際，心理検査は，本人のその日のコンディションや，やる気，それを行う環境や，後遺症認定が済んでいないなどの社会的要因によって，その結果が左右されることがある．それゆえ，心理検査は，あくまでも診断をつける際に補助的に用いられるべきであることはいうまでもない．

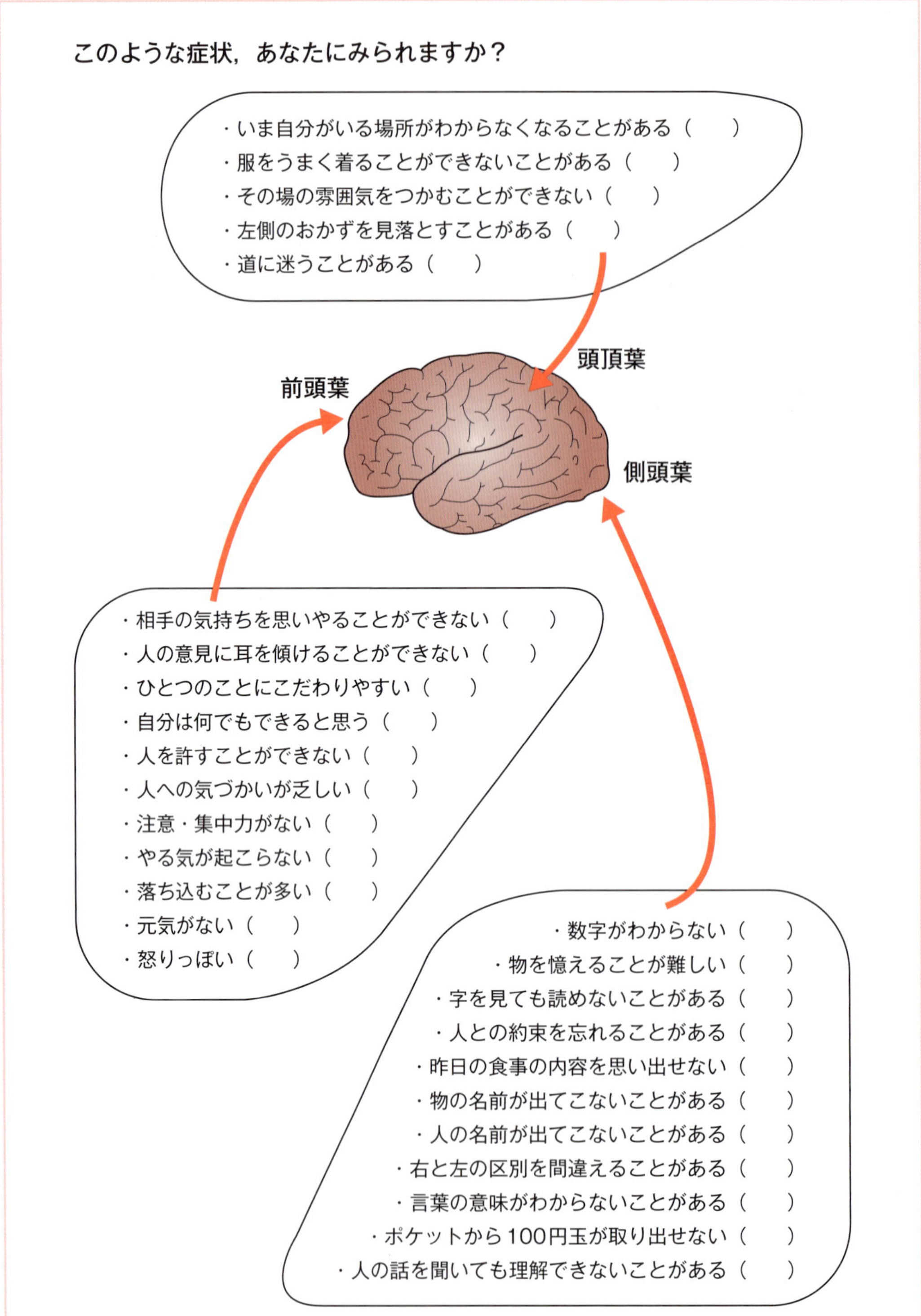

このような症状，あなたにみられますか？

【頭頂葉】
- いま自分がいる場所がわからなくなることがある（　　）
- 服をうまく着ることができないことがある（　　）
- その場の雰囲気をつかむことができない（　　）
- 左側のおかずを見落とすことがある（　　）
- 道に迷うことがある（　　）

前頭葉　　頭頂葉　　側頭葉

【前頭葉】
- 相手の気持ちを思いやることができない（　　）
- 人の意見に耳を傾けることができない（　　）
- ひとつのことにこだわりやすい（　　）
- 自分は何でもできると思う（　　）
- 人を許すことができない（　　）
- 人への気づかいが乏しい（　　）
- 注意・集中力がない（　　）
- やる気が起こらない（　　）
- 落ち込むことが多い（　　）
- 元気がない（　　）
- 怒りっぽい（　　）

【側頭葉】
- 数字がわからない（　　）
- 物を憶えることが難しい（　　）
- 字を見ても読めないことがある（　　）
- 人との約束を忘れることがある（　　）
- 昨日の食事の内容を思い出せない（　　）
- 物の名前が出てこないことがある（　　）
- 人の名前が出てこないことがある（　　）
- 右と左の区別を間違えることがある（　　）
- 言葉の意味がわからないことがある（　　）
- ポケットから100円玉が取り出せない（　　）
- 人の話を聞いても理解できないことがある（　　）

図6　高次脳機能障害の主観的評価法
（橋本圭司：高次脳機能障害がわかる本―対応とリハビリテーション．p.109，法研，2007．より）

筆者の場合，図6のようなアンケート用紙を用いて，高次脳機能障害が疑われる当事者とその家族に別々に渡して「○」をつけていただいている．

そして，当事者の訴えなり家族の観察から「○」がついた症状が，ある時点をきっかけとして，つまり脳の病気やけがの後，顕著にみられるようになった場合，高次脳機能障害を疑う．

高次脳機能障害による症状は，いたって主観的なものであって，それを評価する人の価値観によっても左右される可能性が多々ある．現実的には，どこまでがもともとの本人のキャラクター（性格）で，どこからが障害かの厳密な区分けは困難である．IQにしても，もともと130あった人が，脳の障害が原因で100まで下がってしまったのと，もともと100の人が脳の障害の後も100であるのは，その問題の本質が異なってくる．

ここで最も大切なことは，あくまでも高次脳機能障害と診断されるためには，さまざまな症状の原因となる脳の損傷なり障害が，MRIやCT，脳血流検査などの画像診断で明らかになっていることが必要であるということである．

したがって，逆に，心理検査では標準範囲内であったとしても，脳の損傷が明らかであり，それによって，患者の症状の説明がつく場合は，高次脳機能障害と診断されるわけである．つまり，高次脳機能障害とは，脳の障害によって引き起こされるさまざまな心（認知機能）の問題のうち，あくまでも脳の損傷で説明がつくもののことを指すのである．

2） 高次脳機能障害の診断基準

2001年より5年間，国（厚生労働省）の施策として，高次脳機能障害支援モデル事業が行われ，高次脳機能障害診断基準がつくられた．国立障害者リハビリテーションセンターのホームページ[14]には，同診断基準が掲載されており，下記の記載がなされている．

「高次脳機能障害」という用語は，学術用語としては，脳損傷に起因する認知障害全般を指し，この中にはいわゆる巣症状としての失語・失行・失認のほか記憶障害，注意障害，遂行機能障害，社会的行動障害などが含まれる．

一方，平成13年度に開始された高次脳機能障害支援モデル事業において集積された脳損傷者のデータを慎重に分析した結果，記憶障害，注意障害，遂行機能障害，社会的行動障害などの認知障害を主たる要因として，日常生活及び社会生活への適応に困難を有する一群が存在し，これらについては診断，リハビリテーション，生活支援等の手法が確立しておらず早急な検討が必要なことが明らかとなった．そこでこれらの者への支援対策を推進する観点から，行政的に，この一群が示す認知障害を「高次脳機能障害」と呼び，この障害を有する者を「高次脳機能障害者」と呼ぶことが適当である．その診断基準を以下に定める．

診断基準

Ⅰ．主要症状等
1. 脳の器質的病変の原因となる事故による受傷や疾病の発症の事実が確認されている．
2. 現在，日常生活または社会生活に制約があり，その主たる原因が記憶障害，注意障害，遂行機能障害，社会的行動障害などの認知障害である．

Ⅱ．検査所見
MRI，CT，脳波などにより認知障害の原因と考えられる脳の器質的病変の存在が確認されているか，あるいは診断書により脳の器質的病変が存在したと確認できる．

Ⅲ．除外項目
1. 脳の器質的病変に基づく認知障害のうち，身体障害として認定可能である症状を有するが上記主要症状（I-2）を欠く者は除外する．
2. 診断にあたり，受傷または発症以前から有する症状と検査所見は除外する．
3. 先天性疾患，周産期における脳損傷，発達障害，進行性疾患を原因とする者は除外する．

Ⅳ．診断
1. Ⅰ～Ⅲをすべて満たした場合に高次脳機能障害と診断する．
2. 高次脳機能障害の診断は脳の器質的病変の原因となった外傷や疾病の急性期症状を脱した後において行う．
3. 神経心理学的検査の所見を参考にすることができる．

なお，診断基準のⅠとⅢを満たす一方で，Ⅱの検査所見で脳の器質的病変の存在を明らかにできない症例については，慎重な評価により高次脳機能障害者として診断されることがあり得る．
また，この診断基準については，今後の医学・医療の発展を踏まえ，適時，見直しを行うことが適当である．

（厚生労働省社会・援護局障害保健福祉部，国立障害者リハビリテーションセンター：高次脳機能障害診断基準．http://www.rehab.go.jp/ri/brain_fukyu/handankizyun.html より）

長いあいだ，医療や福祉，行政の狭間で支援を受けることが難しかった高次脳機能障害を具体的な基準で認定したことの意義は，たいへん大きいものであった．一方で，この診断基準には，失語，失行，失認といった従来の巣症状による古典的高次脳機能障害の記載はなく，純粋な医学的診断基準とは言い難い側面がある．また，障害者福祉の現場では，高次脳機能障害は精神障害として認定されるが，唯一，失語だけは身体障害のうちの言語障害として認定され，精神障害とは区別されているので注意が必要である．

3) 高次脳機能障害の症状と対応法の基本

(1) 易疲労性

　易疲労性とは，脳損傷の結果として，身体的にも精神的にも疲れやすい傾向のことを指し，精神疲労や神経疲労といわれることもある．

易疲労性の具体的な症状

- いつも姿勢が悪く耐久力がない
- 長い時間座っていることができない
- すぐにうつ伏せになってしまう
- 何ごとにも疲れやすい
- あくびばかり出る
- 何ごとにも余裕がない
- 覚醒し続けていることができない
- 動きがスローモーションである
- いつも霧の中にいるようだ
- 自分が疲れていることに気づいていない

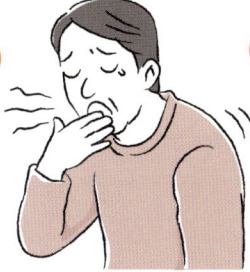

あくびばかりが出る

易疲労性への対応法

- 患者に易疲労性があるということを，まず周囲が理解する
- 患者が疲れたら休ませる，を原則とする
- 姿勢を正して，深呼吸，ストレッチをするように勧める
- さまざまな合併症やストレスが，易疲労性の原因になりうることを知る
- 易疲労性の回復には，身体を使った運動療法が有効であることを伝える
- 薬の有害作用がないかどうか判断をする
- 30分程度の有酸素運動（軽い運動）を1日2回，週3回以上行うように勧める

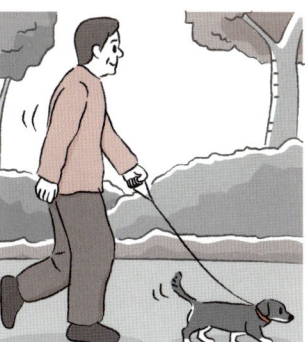

散歩など軽い運動を勧める

対応の基本　易疲労性への対応は，その症状を本人が認識していないことが多いという前提に立って行う必要がある．

(2) 脱抑制

脱抑制とは，感情や行動をうまくコントロールできない状態のことをいう．

具体的には，喜怒哀楽のコントロールがつかないことがあり，いつもイライラし，すぐに怒ってしまう易怒性，すぐに泣いたり笑ったりしてしまう感情失禁，熟慮をせずに行動してしまう衝動性などがこれに含まれる．

脱抑制の具体的な症状

- いつもイライラしている
- 熟慮をせずに衝動的な行動をしてしまう
- 場違いな行動や発言を繰り返す
- 何ごとも待てない
- ちょっとした刺激で，すぐに泣きだしてしまう（感情失禁）
- 相手に失礼な場面でも笑いがこらえられない
- ちょっとしたことにすぐ腹を立てて，忘れられない
- 声がいつも大きい
- 1人では冷静になることができない
- 自分の気にくわないことがあると，暴力や暴言が出てしまう
- 長い時間座っていることができない

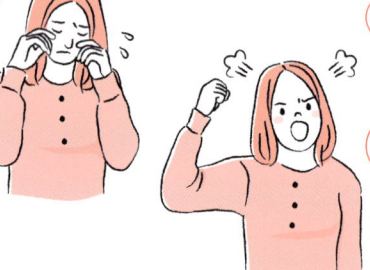

すぐに泣いたり，腹を立てる

脱抑制への対応法

- 患者の問題行動が生じたときの様子を記録する
- 一度本人を怒らせてしまった行動は，なるべく繰り返さない
- 患者の問題行動は，感情的にならず淡々と指摘し，批判したり否定したりしない
- 問題行動にいたった要因（強化因子）を抽出する
- 怒ってしまったら，その場はあまり深追いせずに，後で話し合うようにする
- 強化因子を減らす環境づくりをする

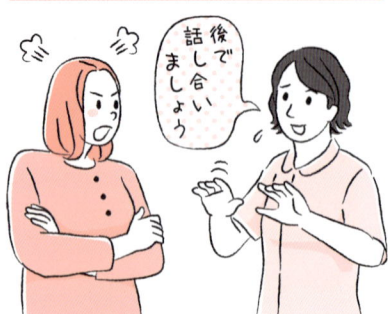

怒ってしまったら，後で話し合う

対応の基本 脱抑制への対応は，問題行動を直接的に無理になくそうとするのではなく，問題行動の原因に目を向け，感情的にならずにそれを取り除くことである．

(3) 発動性の低下

　発動性の低下とは，何ごとも自分から始められない，始める意欲がもてない状態のことである．脳損傷の結果として，このような症状が出た場合，高次脳機能障害としての発動性の低下と診断される．

発動性の低下の具体的な症状

- 何ごとも自分から始めることができない
- 話を広げられない
- 表情が硬い
- 言葉が浮かばない
- 前向きに物ごとを考えられない
- 一点を見つめたまま動かない
- いつも憂鬱そうである
- 自分から何も話そうとしない
- 動作が途中で止まってしまうことがある

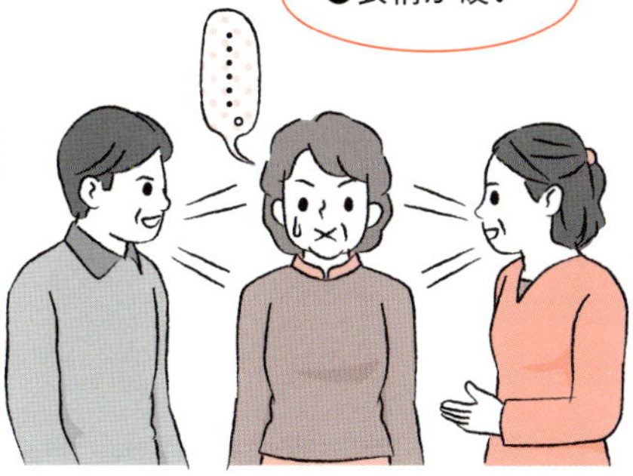

自分から何も話そうとしない

発動性の低下への対応法

- 物ごとを始められないという症状であることを周囲が理解する
- 始められるように具体的なきっかけを与えてあげる
- 口頭で指示をするばかりでなく，その行動を一緒に行ってみるようにする
- 症状について，非難したり否定したりしない
- チェックリストなどの外的補助手段は，つくるだけでなく，実際に使う練習をさせる

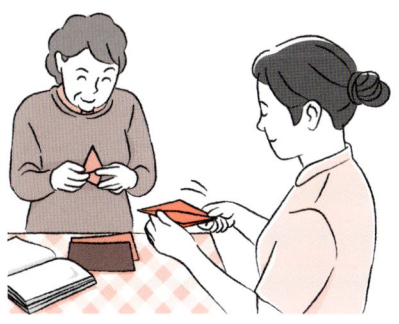

行動を一緒にしてみる

対応の基本　発動性の低下への対応は，あくまでも脳損傷の結果として，これらの症状が出ているのだということを周囲が理解し，患者はわかっているけどできないということを前提に対応することが重要である．

(4) 注意・集中力の低下

　注意・集中力の低下とは，読んで字のごとくであるが，覚醒し，注意を向け，集中し，それを維持することができない状態のことである．

注意・集中力の低下の具体的な症状

- 注意散漫である
- いつもボーッとしている
- わずかな妨害でもすぐに気が散ってしまう
- 課題に集中し続けることができない
- 人の話を最後まで聞いていられない
- 車いすのブレーキをかけ忘れる
- 話についていけない
- 話をしている相手となかなか焦点が合わない

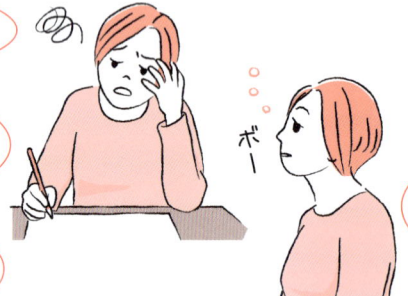

注意散漫だったり，ボーッとしている

注意・集中力の低下への対応法

- 患者にとって，どのような環境が集中しやすいのかを適切に判断する
- 注意が削がれるような妨害刺激をなくす
- 患者自身がやる気をもてる課題を準備する
- 患者自身がこちらの話についてこられているかどうかを確認する

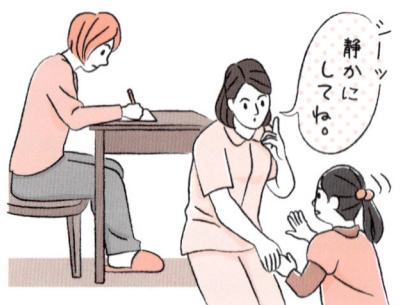

注意が削がれる妨害刺激をなくする

対応の基本　注意・集中力の低下への対応は，覚醒の問題や身体障害，合併症など，さまざまな要因によって，注意・集中力が落ちることを認識し，さまざまな側面から環境を整えることである．

(5) 失語症

　失語症とは，聴覚や視覚から受けとった言語情報を理解し，反応することできない状態のことで，読む，書く，聞く，話すといった言語機能の障害のことである．

失語症の具体的な症状

- 人が何を言っているのか理解できない
- 手紙が書けない
- 字が書けない
- 何を指示されているのかわからない
- 本人は流暢にしゃべっているようでも，周囲は理解できない
- オウム返しに言葉を言い返せない
- 言葉が出てこない
- 相手の意図をくみ取ることができない
- 本が読めない

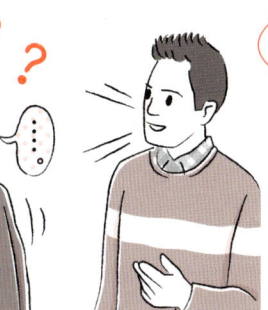

人が何を言っているのか理解できない

失語症への対応法

- 言語機能ばかりにとらわれず，ほかの手段も使ってコミュニケーションを図る
- 患者が成功体験を養えるように，どんどん助け舟を出す
- 訓練のための訓練にならないように，話の流れのなかに参加させるようにする
- できるだけ緊張を取り除く

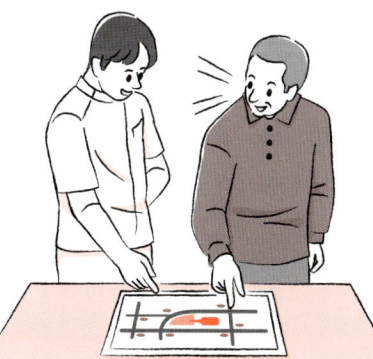

言語以外の手段も使ってコミュニケーションを図る

対応の基本　失語症への対応は，言語機能にばかりとらわれず，いかに有効なコミュニケーションを確立できるかに主眼をおくことである．

（6）記憶障害

　記憶障害とは，物ごとを記銘し，保持し，それを必要な時に引き出すことができない状態のことである．

記憶障害の具体的な症状

- さっき言われたことを忘れてしまう
- うっかりミスが多い
- 薬の飲み忘れや二重飲みがある
- 人や物の名前が覚えられない
- 病気の前のことは覚えているのに，新しいことが覚えられない
- 作業の途中で，自分が何をしていたのかわからなくなる
- 約束を守ることができない
- いつも時間に遅れる
- 同時に複数のことを覚えられない

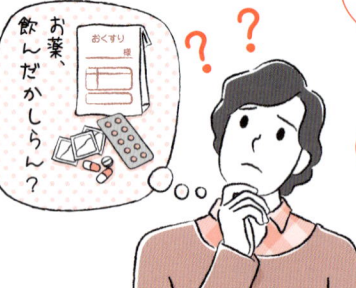

薬を飲んだか覚えていない

記憶障害への対応法

- 暗記記憶よりも経験記憶を伸ばせるように心がける
- 何ごとも繰り返させることで習慣化するようにする
- マニュアルを読んで覚えさせようとするのではなく，実際に行動して覚えさせる
- 積極的にメモやスケジュール表などの代償手段を活用させる

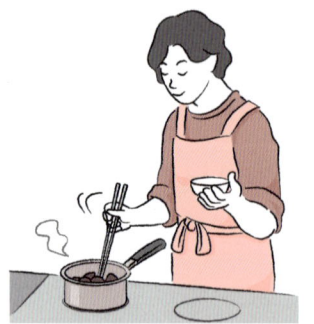

料理などは実際に行動して覚えさせる

対応の基本　記憶障害への対応は，暗記記憶ではなく経験記憶を生かし，それを伸ばすことを心がけることにある．

(7) 遂行機能障害

遂行機能障害とは，物事を計画して，実際に行動に移すことのできない，たとえば，段取りがうまくいかない状態のことである．

遂行機能障害の具体的な症状

- 何事も段取りが悪い
- 優先順位がつけられない
- 要点が絞り込めない
- 予期できないことが起こるとパニックになってしまう
- 間違いをなかなか修正できない
- ひとつのことにこだわってしまい，なかなか前に進めない
- ひとつ解決できないとお手上げになってしまう

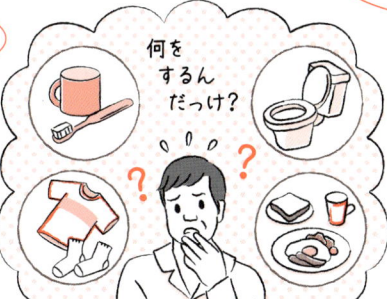

優先順位がつけられない

遂行機能障害への対応法

- 抽象的な表現は避け，何でも具体的に指示する
- 「いつ，どこで，誰が，何を，どのように，結果どうなるのか」を書き出させる
- 予習→実行→復習を基本として指導する
- わからなくなったら何でも人に質問するクセをつけさせる

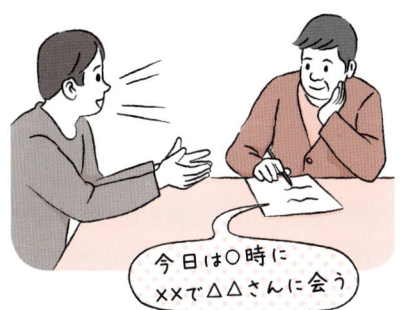

自分の行動予定を書き出させる

対応の基本 遂行機能障害への対応は，抽象的な表現は避け，何でも具体的に指示することである．

(8) 半側空間無視

半側空間無視とは，脳損傷と反対側の空間や身体の部分を認識しない状態のことである．

半側空間無視の具体的な症状

- ●常に左側を向こうとしない
- ●車いすをこいでいると，いつも左側が物に当たる
- ●車いすのブレーキをかけ忘れる
- ●食事のとき，左側のおかずを残す
- ●身体の左側を認識していない
- ●半側空間無視のあることを認識していない

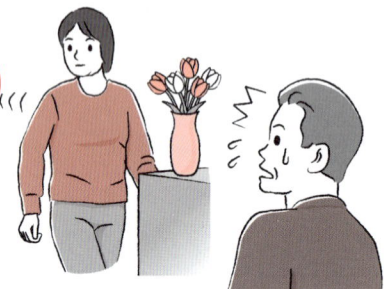

身体の左側を認識していない

半側空間無視への対応法

- ●何事も全体を見わたす習慣をつけさせる
- ●無視側には，動きや変化のあるものを配置する
- ●無視側を声に出して確認する習慣をつけさせる

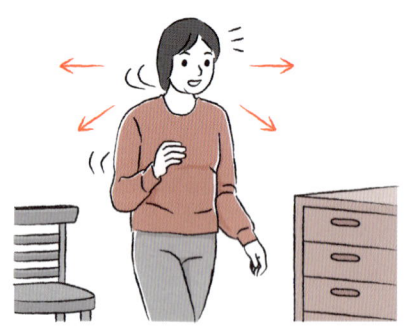

全体を見わたす習慣をつけさせる

対応の基本 半側空間無視への対応は，無視側の視覚探索や視覚認知といった要素的なものと，日常生活の繰り返しのなかから，空間を認識する日常的なものとの2つがある．したがって，無視を注意機能で補うことと経験記憶を積み重ねることが重要である．

(9) 病識の欠如

病識の欠如とは，自分の抱えている障害について認識しておらず，それについて他人に説明できない状態のことである．

病識の欠如の具体的な症状

- 病気の前の自分と何ら変わらないと思っている
- 自己評価と周囲の評価に大きなズレがある
- 問題の原因は，常に自分ではなく周囲にあると思っている
- 障害の存在を否定する
- 治療やリハビリテーションを拒否する
- 明日にでも仕事に戻ろうとする
- 禁止されている車の運転を無理にでもしようとする
- 自分のことは棚に上げて，他人の批判ばかりする

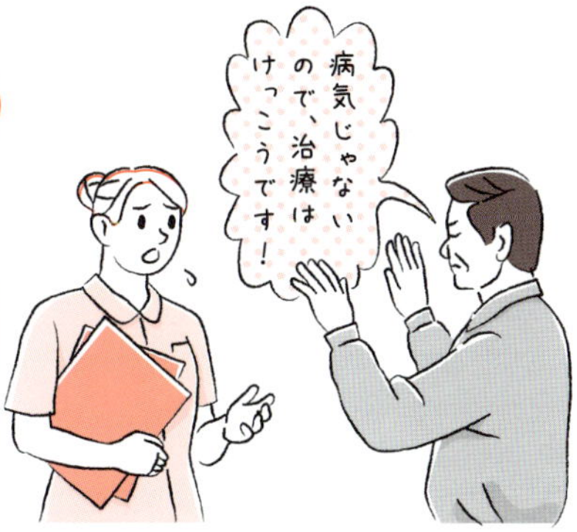

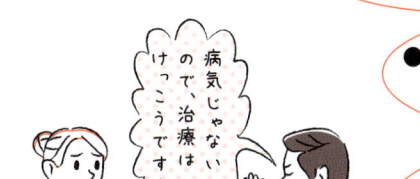

治療やリハビリテーションを拒否する

病識の欠如への対応法

- 障害の診断ばかりではなく，改善点も明確にする
- できないことを責めるのではなく，できることをほめる
- ほかの高次脳機能障害者と過ごしてもらい「人のふり見てわがふり直せ」の状況をつくる

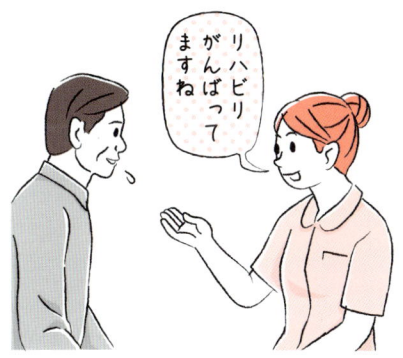

できることをほめる

対応の基本 病識の欠如への対応は，障害を無理に受容させようとしないことである．そのうえでできないことを責めるのではなく，できることをほめることが大切である．

(10) 見当識障害

　見当識障害とは，日時や時間，場所の感覚がなく，自分のおかれている状況を認識できない状態のことである．

見当識障害の具体的な症状

- 今日の日付や季節がわからない
- 生活がつながらない
- いつも不安である
- 自分が今どこにいるかわからない
- 砂漠のど真ん中に取り残されたように感じる
- 落ち着かず，フラフラとうろついてしまう

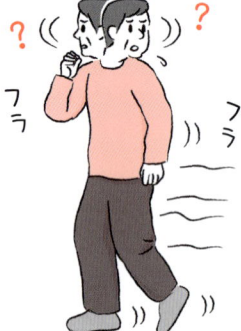

自分がどこにいるのかわからない

見当識障害への対応法

- スケジュール表やカレンダーなどの外的補助手段は，どんどん活用させる
- たとえ病院であっても季節感をもてるような環境づくりをする
- 日ごろから季節の挨拶を忘れない

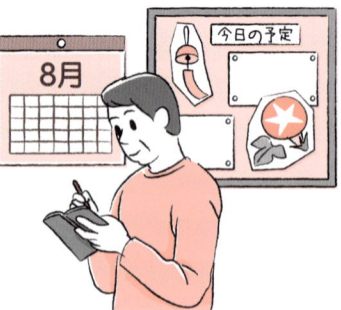

スケジュール表やカレンダーなどを活用させる

対応の基本　見当識障害への対応は，日付や場所の感覚を丸暗記に頼らず，自然や人との関わりから感じ取ることができるようにすることである．

■ 文献

1) 橋本圭司:高次脳機能障害. pp.5-6, 大同生命厚生事業団, 2011.
2) 橋本圭司:高次脳機能障害がわかる本－対応とリハビリテーション. 法研, 2007.
3) 東京都高次脳機能障害者実態調査検討委員会:高次脳機能障害者実態調査報告書. 東京都福祉保健局障害者施設推進部, 2008.
4) 山浦 晶, 田中隆一監修:標準脳神経外科 第11版. 医学書院, 2008.
5) 上田 敏監修:標準リハビリテーション医学 第3版. 医学書院, 2012.
6) 神奈川リハビリテーション病院脳外傷リハビリテーションマニュアル編集委員会:脳外傷リハビリテーションマニュアル. 医学書院, 2001.
7) 渡邉 修・他:脳外傷回復期の包括的リハビリテーションとその成果. 日本リハビリテーション医学会誌, 38(11):892-897, 2001.
8) 太田富雄:脳神経外科学. pp.419-430, 金芳堂, 1996.
9) Part I General Features of Brain Tumors. Neurologia medico-chirurgica, 49(Suppl):S1-S25, 2009.
10) Huang, M.E. et al.:Functional outcomes and quality of life in patients with brain tumors:a review of the literature. Brain Injury, 15(10):843-856, 2001.
11) 安保雅博監修, 橋本圭司, 上久保毅編著:脳解剖から学べる高次脳機能障害リハビリテーション入門. 診断と治療社, 2009.
12) 岡本隆嗣, 橋本圭司, 大橋正洋, 宮野佐年:蘇生後脳症:機能予後と問題点. 日本リハビリテーション医学会誌, 41(12):868-874, 2004.
13) 東京医科歯科大学難治疾患研究所被害行動学研究部門:脳外傷後遺症実態調査報告書. 2004.
14) 厚生労働省社会・援護局障害保健福祉部, 国立障害者リハビリテーションセンター:高次脳機能障害診断基準. http://www.rehab.go.jp/ri/brain_fukyu/handankizyun.html (2012年11月19日アクセス)
15) 橋本圭司:生活を支える高次脳機能リハビリテーション. 三輪書店, 2008.
16) 橋本圭司:高次脳機能を鍛える. 全日本病院出版会, 2008.
17) 中村俊規監修, 橋本圭司, 鞆総淳子:高次脳機能障害リハビリテーション看護. 関西看護出版, 2009.

2章 高次脳機能障害をもつ人への看護のポイント

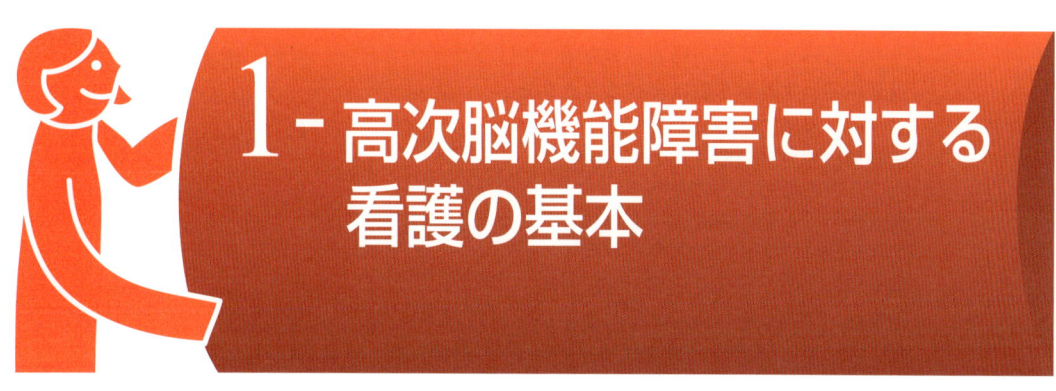

1 - 高次脳機能障害に対する看護の基本

1　看護の視点で高次脳機能障害を考える

1）患者の生活行動の観察から気づく看護

　高次脳機能障害は神経心理学的検査を用いた詳細な評価によって問題を特定し，その診断に合わせた対応が必要である．このなかで看護師は日常のケアを通して，患者の生活上の困難が解決に向かえるよう，またその人らしい生活ができるように支援することが求められる．そのため，看護援助は詳細な神経心理学的検査を待たずに行われなければならない．そこで，本項では看護的な見地から高次脳機能障害を考える．

　「看護は観察に始まる」といわれるように，特に高次脳機能障害に対する看護は，まずその人の行動をよく観察することから始まる．高次脳機能障害は「見えない障害」といわれ，よく観察しなければ生活のなかでどのような問題が生じているのかわかりにくい．また，患者自身は障害について自分で認識できず，否定することも多い．そのため，自ら生活上の困難を察知することは困難である．高次脳機能障害は単独の症状で現れることは少なく，重複した症状となりやすいため，ほかの症状に隠されてしまうことも多い．さらに急性期では意識障害に隠されてしまうため，より詳細な観察が必要である．高次脳機能障害をもつ人は家族からみて「以前と比べて何か違う」「別人になった」と感じられることが多い．しかし，医療者は入院前のその人を知らないためにその変化に気づかないこともある．このことから急性期を脱した段階で，家族や周囲の人からその人の生活状況や性格，行動パターンなどの情報収集を行い，早期に変化に気づくことができるようにすることも必要である．

　看護の視点で患者の日常生活場面から高次脳機能障害に気づくことも可能である．表1は日常

表1 日常生活場面から予測される高次脳機能障害

日常生活場面	観察される内容	疑われる高次脳機能障害
食事	左側の食事に手をつけない，残す 頸部・頭部・眼球が右側に向く	左半側空間無視
	一定のものしか食べない 周囲のことに目を向け，食事を摂取しようとしない	注意障害，遂行機能障害
	スプーンやフォークの持ちかたが逆 道具を使わず器から直接食べようとする	失行，構成障害
整容動作	歯ブラシを適切に持てない 歯磨き粉をブラシ部分につけられない 歯ブラシを櫛のように使う 磨き終わった後に歯磨き粉をつける 髭剃り器のスイッチを入れられない 髭剃り器を頭や口などに持っていく	失行
	歯磨き，髭剃りを右側しか行わない	左半側空間無視
	歯磨き，髭剃りを同じ部分のみし続け，止めるまでやめない 歯ブラシ，髭剃り器などを渡してもすぐに置いてしまう	遂行機能障害
着衣動作	着衣の前後・左右の判断ができず，頭を袖に入れようとしたりする	着衣失行
	ボタンの掛け違いに気がつかず，指摘しても修正できない	構成障害，左半側空間無視
	服を渡しても着用せず，頭を拭くなど異なる方法で使用する	失行
排泄	トイレと自室の往復で迷う	地誌的見当識の低下 記憶障害
	蛇口の使用方法がわからない 拭いた紙を便座の外に捨てる	失行，構成障害
移動動作	入浴時に浴槽に移る手順や方法がわからない	遂行機能障害
	床からの立ち上がり，いすへの移動で位置関係が理解できない シャンプー・シャワーの使用方法がわからない	失行・構成障害
買い物	何を買いに来たのか忘れる	記憶障害
	献立に合わせた買いものができない	遂行機能障害
	暗算できず適切な支払いができない	ゲルストマン症候群
調理	調理手順のどこまで行ったかを忘れる 火を消し忘れたり，レンジに入れてそのまま忘れる	記憶障害
	調理の効率が悪い	遂行機能障害
	調理器具を適切に使用できない	失行・構成障害
電話，ATM，自販機など	電話番号や暗証番号が思い出せない	記憶障害
	機械の使用方法や手順が理解できない	遂行機能障害
	番号はわかっているが誤った番号を押す	ゲルストマン症候群

(並木幸司，青木理枝，古木ひとみ・他：高次脳機能障害の評価．高次脳機能障害ポケットマニュアル（原寛美監修），pp.37-64，医歯薬出版，2005．より作成)

生活場面から観察される場面の例である[1].具体的には「2-日常生活行動に対する看護」で述べるので参考にされたい.

　高次脳機能障害のリハビリテーションにおいて,医師,看護師とともに理学療法士(PT),作業療法士(OT),言語聴覚士(ST)などのリハビリテーションセラピストの存在も大きい.リハビリテーションを訓練ととらえる人も少なくないが,リハビリテーション看護は訓練を行うことではない.訓練室でがんばって「できるADL」と,病棟で「しているADL」のギャップに対して工夫を加えながら,目標とする「するADL」にスムーズに向上させることが看護師の腕の見せ所である.また,今の生活のみでなく,今後の生活を見通し,その人の自立に向けた生活の基盤への取り組みを常に意識することが大切である.特に高次脳機能障害においては,入院中は症状がもたらす生活への影響がみえないことも少なくないため,生活に最も近い部分の病棟での患者の状況を他職種に提供したり,リハビリテーションセラピストが行った評価内容やアプローチについて把握し,病棟で継続すべき関わりやルールなどを統一することも重要である.

　看護師は生活のなかにみられる患者の困難を病棟で最もよく把握することができる.また,家族からみた患者の状態を把握することも容易である.このような情報から患者にとってどのような生活上の困難を改善すべきかについて他職種と意見交換を行い,その人にとってよりよいリハビリテーションをコーディネートすることが可能である.高次脳機能障害をもつ人は神経疲労に陥りやすく,疲労することでパフォーマンスが低下するので体調管理も重要となる.リハビリテーション訓練の合間の休息や睡眠の状況を観察し,患者の体調を整えることも重要な役割である.

2) 覚醒の度合いと認知機能レベルをとらえる

　筆者のこれまでの経験から,高次脳機能障害をもつ人を観察する際には高次脳機能障害の主症状とともに,覚醒の度合い(意識障害の状態)を考慮することが重要と考える.覚醒の度合いは意識の一部であり,高次脳機能障害は意識障害の一部分ともいえる.この考えは,Rusk研究所の神経心理ピラミッド[2]でも理解できる(図1).

　この図でもわかるように覚醒の度合いはピラミッドの下位に位置づけられている.より上層の遂行機能障害を克服するためには,それより下層の記憶や注意・集中を高めておく必要があるといったように,互いに影響し合っている.欧米では覚醒の度合いを含んだ全体的な認知機能の評価としてRancho Los Amigos Cognitive Scale(表2)が一般的に用いられる.わが国ではよく利用されているとは言い難いが,その人の全体的な認知機能のレベルをとらえることができるスケールである.しかし,このスケールで認知機能のレベルをとらえても,神経心理ピラミッドのどの要素に障害があるかは明らかにならない.したがって,全体的な認知機能のうち患者(当事者)の強みや弱みを明らかにして関わることが効果的なアプローチとなる.また,単純な覚醒の度合いについては,一度のアセスメントのみでなく,実際の看護支援を行うそのときごとに評価することが求められ,覚醒の度合いによって介入の方法を変更しなければならない.

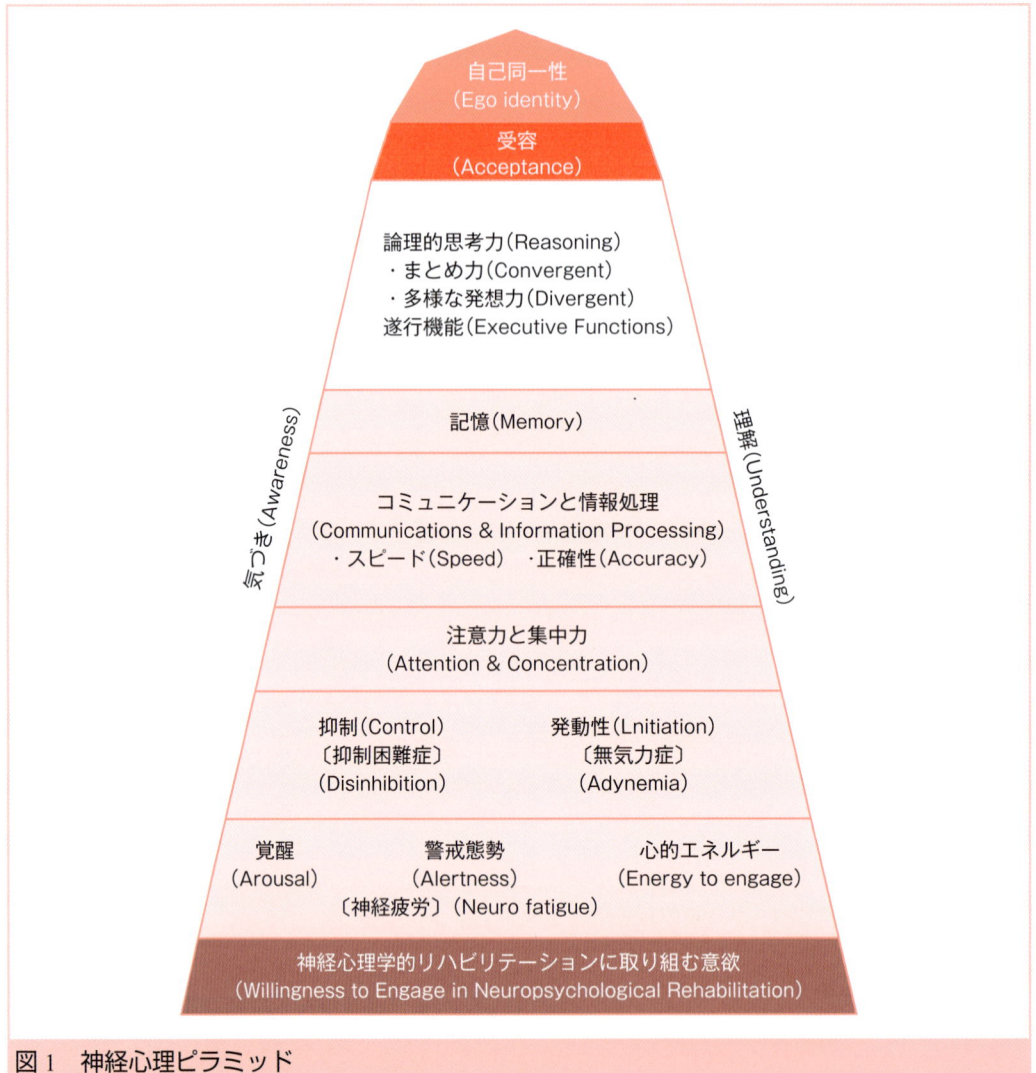

図1 神経心理ピラミッド

（立神粧子，Yehuda Ben-Yishay・大橋正洋監修：前頭葉機能不全 その先の戦略 Rusk通院プログラムと神経心理ピラミッド．p.59, 医学書院, 2010. より）

　意識は覚醒の度合いとその内容で評価する．意識の内容で最もわかりやすいものが見当識である．見当識障害と高次脳機能障害でみられる記憶障害や失認をはっきりと分離することは難しいが，簡便な意識，見当識を評価する方法を多くの看護師はすでにもっている．非常によく用いられる Glasgow Coma Scale（GCS）（表3）や Japan Coma Scale（JCS）は一般的であり，わかりやすい．急性期にはこれらを用いて，より詳細な高次脳機能障害の理解へと進めることができる．

■ 表2 Rancho Los Amigos Cognitive Scale (Reviced)

認知レベル	援助の必要度	内容
レベルⅠ：無反応	すべて援助が必要	痛み，触覚，音などの刺激に対するわずかな反応もない
レベルⅡ：一般化された反応		痛みに対する反応など基本的な反射
レベルⅢ：局所的な反応		痛み，刺激に対して回避あるいは発声などの明らかな反応．従命への反応は矛盾がある
レベルⅣ：混乱・情動の動揺	ほとんど援助が必要	動揺した状態．覚醒し，活動的であり，攻撃的，予測不能の行動や活発な活動を示すが，行動には目的がなく，きわめて短い時間しか注意を向けない
レベルⅤ：情動の動揺はなし／場にふさわしくない混乱状態		環境への注意力は鈍く，気が散りやすく，指示を繰り返す必要があり，新たな課題を学ぶことが難しく，刺激が多すぎると情動に動揺がみられる．不適切な会話になるかもしれないが社交辞令的な会話は可能
レベルⅥ：混乱のある適切	中等度の援助が必要	時間と場所についてのつじつまの合わない認識，障害された短期・近時記憶の記銘，過去を思い出し始める，簡単な指示には一貫して応じる，助力があれば目標に沿って行動する
レベルⅦ：無意識に適切	最小限の援助が必要	日常の決まりきった活動は非常に慣れた環境であれば混乱はないが，無意識にロボットのようにぎこちない態度である．慣れない環境ではスキルの低下が目立つ．自分自身の現実的な計画は欠如している
レベルⅧ：意図的に適切	援助により自立	人，場所，時間の認識は矛盾がない．慣れた人，家族，地域，仕事，余暇の日常的なことは完全に助力なしに遂行できる．しかし，計画の変更には最小の援助が必要である
レベルⅨ：意図的，適切	要求に応じた援助で自立	依頼された時に援助があれば判断や行動の結果生じることを考えることができる．慣れた人や家族，地域，仕事，余暇の日常のことは自主的に完全に遂行できる．また，慣れていない人，家族，仕事，余暇で依頼されたことは助力を得て達成できる
レベルⅩ：意図的，適切	再構築された自立	依頼された時に援助があれば判断や行動によって生じる結果について考えることができる

（奥宮暁子・他編：リハビリテーション看護. p.130, メディカ出版, 2013. より）

■ 表3　Glasgow Coma Scale

大分類	小分類	スコア
開眼 （E：eye opening）	自発的に開眼	4
	呼びかけに開眼	3
	痛み刺激に開眼	2
	まったく開眼しない	1
最良言語反応 （V：best verbal response）	見当識あり	5
	混乱した会話	4
	混乱した言葉	3
	理解不能の音声	2
	発語なし	1
最良運動反応 （M：best motor response）	命令に従う	6
	疼痛部に手をやる	5
	逃避する	4
	四肢の異常屈曲	3
	四肢を伸展する	2
	まったく動かない	1

3）患者の強みと弱みを見出し，障害を生活の視点から考える

　さまざまな人の生活上の問題や強みを明らかにする方法として国際生活機能分類（International Classification of Functioning, Disability and Health：ICF）がある．ICF は障害分類を改訂したものであるが，障害のある人のみでなく，すべての人に適応できる分類である．分類は身体機能，生活機能のすべてにわたって網羅されているが，大きな要素として生活機能では「心身機能」「身体構造」と「活動・参加」，背景因子では「環境因子」「個人因子」がある．ICF の多くの部分は生活機能に焦点が当てられており，社会的・文化的な相違や個別性から個人因子は分類されていない（図2）．

　ICF を使用して分析することで，高次脳機能障害に限らず，対象者に起こっている心身機能や身体構造，活動・参加，環境因子における課題や強みを客観的にとらえることができる．しかし，ICF を頻繁に用いているという病院にはあまりお目にかかれない．ICF を急性期や亜急性期で用いている病院は少なく，退院支援での活用がみられ始めたばかりと感じる．しかし，ICF はそれぞれの分類に定義があり，含まれるもの・除かれるものが示されているため，その人を全人的に網羅し，アセスメントするための有用なツールと考える．看護実践における ICF の活用の可能性を検討した Heinen[3] は，看護診断の要素を ICF に分類することはおおよそ可能であるが，人間の感情の側面について示しにくいというデメリットがあるため，使用にあたってはその点を意識化する必要があると述べている．

　ICF の構成要素から高次脳機能障害をみると，「身体構造」である【神経系の構造】の＜脳の構造＞にダメージを受けることが原因となる．この結果，生活への影響として「活動・参加」に

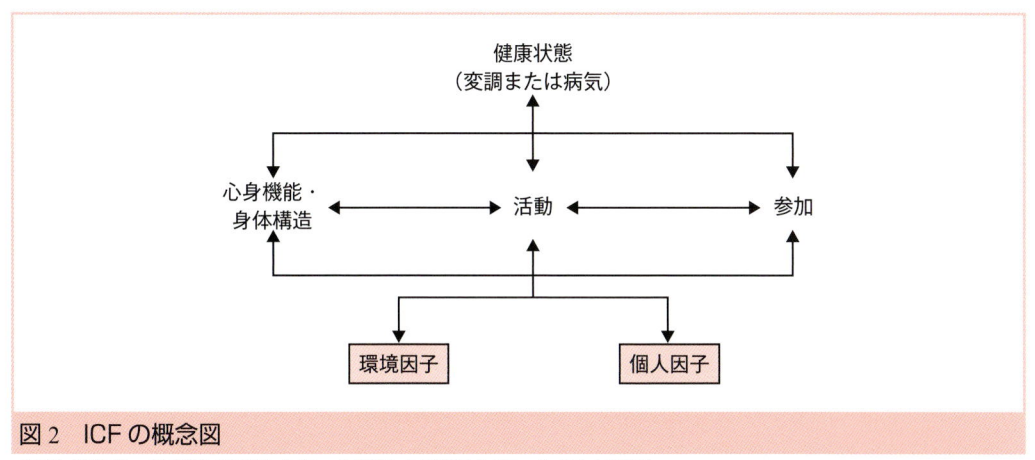

図2　ICFの概念図
(厚生労働省：「国際生活機能分類－国際障害分類改訂版－」(日本語版). http://www.mhlw.go.jp/houdou/2002/08/h0805-1.html)

おける【学習と知識の応用】【一般的な課題と要求】【コミュニケーション】【運動・移動】【セルフケア】【家庭生活】【対人関係】【主要な生活領域】【コミュニティライフ・社会生活・市民生活】など，すべての分類にわたって影響がもたらされる．

特に急性期で多くみられる意識障害はICFにおける「心身機能」の【全般的精神機能】の＜意識機能＞および＜見当識機能＞にあたり，患者のアセスメントや回復の指標として重要である．ICFの＜意識機能＞には意識状態，意識の連続性，意識の質が含まれる．意識状態は覚醒の度合いにあたり，覚醒の度合いが低ければ低いほど注意や記憶などに影響が強い．＜見当識機能＞でいう見当識とは時間，場所，人に関する見当識があり，人に関する見当識でも自己がわかって他者もわかることであり，自己から環境への広がり（順序性）をもつことである．

4) オーダーメイドの看護・医療

近年の看護界では看護診断を利用する施設が増え，アセスメントの枠組みにもNANDA-I（NANDAインターナショナル）やゴードンの機能的健康パターンが利用されるようになった．アセスメントの枠組みや看護診断のなかで，高次脳機能障害はどのように扱われるのだろうか．

高次脳機能障害は，NANDA-Iでは領域（ドメイン）5「知覚／認知」で考えられる項目が多い．類（クラス）1注意，類2見当識，類3感覚／知覚，類4認知，類5コミュニケーションが含まれる．また，看護診断名として類1注意に「片側無視」があるが，これはすなわち半側空間無視のことである．症状名がそのまま看護診断となっており，これ自体を看護の力で解決することは難しい．中木は診断ラベルではなく関連因子とするほうが妥当なのかもしれない[4]と述べている．

一方，高次脳機能障害で非常に問題となる「注意障害」をNANDA-Iの診断ラベルに見つけることはできない．しかし，ゴードンは看護職専門家への調査から臨床上きわめて有用と判断

し，独自に考案した看護診断として「注意集中力不足」を追加している．高次脳機能障害をもつ人の看護問題をNANDA-Iの診断ラベルで示すには限界がある．

ゴードンの機能別健康パターンに基づけば，高次脳機能障害のアセスメントは「認知-知覚パターン」で考えられる．認知-知覚パターンのアセスメントガイドライン[5]では，その情報収集の視点として以下の項目をあげている．

- 難聴か？補聴器を使用しているか？
- 視力は？めがねを使っているか？ 最後に視力検査をしたのはいつか？
- 最近の記憶に何か変化があったか？
- 意思決定をすることが容易／困難か？
- 物事の学習で最もやりやすい方法は？ 学習することが困難か？
- 不快感を伴うか？ 疼痛はあるか？ 疼痛をどう管理しているのか？

しかし，これらの情報を収集するだけでは高次脳機能障害をとらえることはもちろんできない．

高次脳機能障害（認知機能の障害）は，ある刺激を感覚として取り込み，知覚し，判断するというプロセスの障害である．したがって，高次脳機能障害の主要症状とされる症状・障害それ自体が看護問題と診断ラベルが同一になってしまうものがある．そのため，症状そのものが看護問題となり，関連因子との判断が難しい状況が生まれる．これは前述した中木が指摘した問題と同じである．

したがって，詳細な観察によって対象をよくとらえたうえでのオーダーメイドの医療・看護が求められる．その人それぞれの強み・弱みをとらえたうえでの介入が必要である．これから示す主症状に対する看護はヒントにはなるが，必ずしも定石とはいえないことを理解いただきたい．

2 主症状に対する看護

本項では大脳皮質巣症状としての高次脳機能障害の看護についてまず概説し，次に神経心理ピラミッドに関連するそのほかの行政的に定義された高次脳機能障害について述べる．また，臨床で活用しうる評価方法を紹介しながら，アセスメントの視点と看護問題について看護診断を加えて述べていく．

1) 大脳皮質巣症状としての高次脳機能障害

(1) 失語症
❶ アセスメントの視点
■ 分類と特徴

患者の状態をアセスメントするためには，障害の特徴を理解しておく必要がある．失語症は聴いて理解する，読む，話す，書くなどの能力が障害される状態であり，自発話の状態により流暢性と非流暢性に大別される（表4参照)[6]．この観点から図3のようにタイプ分類される[7]．流暢性とはなめらかで適切な抑揚をもってある程度の長さの文を話せることである．

主な失語症の特徴について以下に示す．

* ブローカ失語（運動性失語）：ブローカ領野は話したり書いたりする筋肉の運動を担う領域である．この部分の障害により自発的に発語することが困難（非流暢）だが相手の話すことは日常会話程度なら理解できる．
* ウェルニッケ失語（感覚性失語）：ウェルニッケ領野は話し言葉や書き言葉の理解を担う領域である．この部分の障害により，相手の話を聞いて理解することが困難となり，自発的な発語は流暢だが言い間違いや意味が不明となり会話の成立は難しい．
* 超皮質性運動失語：流暢でない失語で自発的な発語が乏しくなり，相手の発話をオウム返しする，相手が言いかけた続きを話すなど，会話のきっかけを自分でつくることができない．

■ 表4 流暢性と失語症

	非流暢性	流暢性
障害部位	ブローカ野	ウェルニッケ野
発語の量	少ない	正常または多い
発語に対する努力	努力を要する	正常
韻律	障害されている	正常
句の長さ	短い	長い
統語障害	単語の羅列が多い	言葉としてはつながっているが，内容はよくわからない
錯語	まれ	多い
言語促迫	減少	増加

（田崎義昭・齋藤佳雄，坂井文彦改訂：ベッドサイドの神経の診かた改訂16版．失語「症」，失行「症」，失認「症」の診かた．p.250，南山堂，2004．より）

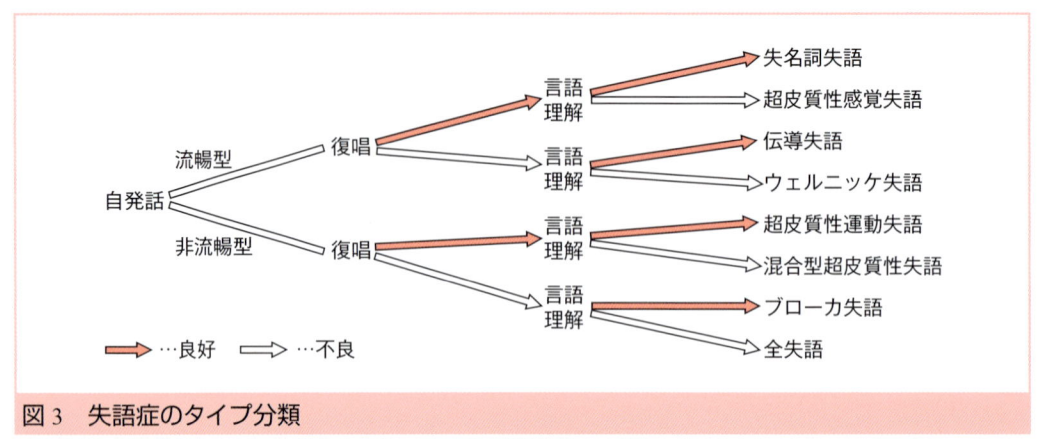

図3 失語症のタイプ分類
(前島伸一郎・鈴木真由美：病棟・生活場面での高次脳機能障害の評価. リハビリナース, 1(3)：232, 2008. より)

＊超皮質性感覚失語：流暢に話すことができるが言語理解は困難である．ウェルニッケ失語と類似しているが反復能力は残る．

＊伝導失語：自発的な発語や言語理解は保たれており日常会話は可能だが，復唱，音読，書字の障害がある．

＊全失語：運動性・感覚性失語が混在し，すべての機能が複合的に同時に障害される．

失語症の表出や理解の困難にはいくつかのタイプの症状が存在する．主な症状について表5に示す．

■ 生活場面での着目点

失語症はコミュニケーションの障害であり，ICFでは表6のように生活機能として着目することができる．したがって，コミュニケーションにおいて機能的に受容・理解，表出，伝達がうまく行えているかを評価する．活動・参加をみると理解といっても話し言葉のみでなく，ジェスチャー，記号やシンボル，絵や写真といった代替が可能かどうかによってその人の問題のみでなく，強みを探ることができる．

失語を評価する方法は多々あるが，看護師がアセスメントを行うとすれば，その人が何に困難を感じているかとともに，何によって意思の疎通を図ることができるかという点に注目することが必要である．人にわかってもらえない，言いたいことが言えないというのは実にもどかしいことであり，孤独を感じるものである．

❷ よくある看護問題と看護援助

失語症に関連する看護診断は［言語的コミュニケーション障害］というひとつに集約されてしまう．

言語的コミュニケーション障害に対する看護援助は，障害がどのように起こっているかで異なってくる．失語症では，なるべく早期に何らかの意思の伝達手段を確立することを目指す．言語的コミュニケーションが困難でも，絵やシンボルで理解できたり，指し示したりすることができる場合も多い．その人がより理解しやすいコミュニケーションの手段を探ることが重要であ

■ 表5　失語症の症状

症状	状態
喚語困難	言いたい言葉が出てこない
錯語	語性錯語：言葉の選択ができない　例）鉛筆を指して「時計」と言うなど
	音韻性錯語：音の選択を誤る　例）「とけい」を「とかい」と言うなど
迂回表現	ものの名前は出てこないが，それを説明で答える
空疎な発話	発話の量の割に内容がほとんどない
ジャルゴン	意味を理解できない発話（流暢に話せることが多い）
残語	何か言おうとすると決まった言葉が出てくる

■ 表6　ICFにみる失語症

心身機能		活動・参加
定義	分類	
言語に関する精神機能　サイン（記号）やシンボル（象徴），そのほかの言語要素を認識し，使用する個別的精神機能 ● 含まれるもの：話し言葉（音声言語），書き言葉，および手話などほかの形式の言語の受容と読解の機能．話し言葉，書き言葉，およびそのほかの形式の言語による表出．話し言葉と書き言葉の統合的な言語機能．たとえば受容性失語，表出性失語，ブローカ失語，ウェルニッケ失語，伝導失語で障害される機能 ● 除かれるもの：注意機能，記憶機能，知覚機能，思考機能，高次脳機能，計算機能，複雑な運動を順序立てて行う精神機能，感覚機能と痛み，音声と発話の機能	**言語受容**　話し言葉（音声言語），書き言葉，および手話などほかの形式のメッセージを読解し，その意味を理解するための個別的精神機能 -話し言葉の受容 -書き言葉の受容 -手話の受容 **言語表出**　話し言葉，書き言葉，手話，またはそのほかの形式で，意味のあるメッセージをつくるために必要な個別的精神機能 -話し言葉の表出 -書き言葉の表出 -手話の表出 **統合的言語機能**　意味論的および象徴的な意味，文法構造，概念を組織して，話し言葉（音声言語），書き言葉，またはほかの形式でメッセージを送るための精神機能	**コミュニケーションの理解** -話し言葉の理解 -非言語的メッセージの理解 　・ジェスチャーの理解，一般的な記号とシンボルの理解，絵と写真の理解 -公式手話によるメッセージの理解 -書き言葉によるメッセージの理解 **コミュニケーションの表出** -話すこと -非言語的メッセージの表出 　・ジェスチャーによる表出，記号とシンボルによる表出，絵と写真による表出 -公式手話によるメッセージの表出 -書き言葉によるメッセージの表出 **会話ならびにコミュニケーション用具および技法の利用** -会話 　・会話の開始，会話の持続，会話の終結，一対一での会話，多人数での会話 -ディスカッション 　・一対一でのディスカッション，多人数でのディスカッション -コミュニケーション用具および技法の利用 　・遠隔通信用具の利用，書字用具の利用，コミュニケーション技法の利用

る．

　また，表情やしぐさなどから本人のニーズをとらえる努力が必要である．これはさまざまな人と接し，経験を重ねた看護師の本領が発揮されるべき支援である．

　話そうとしてもうまく話せず，ますます話さなくなることも多い．訓練だからとあまりがんば

らせることなく，患者の「理解してもらえた」という体験を増やすために助け舟を出したり，コミュニケーションに対する否定的な感情をため込まないように支援する．明るく，たくさん話しかけ，「間違ってもいいから伝えてみよう」というリラックスした雰囲気をつくることも必要である．

失語症では言語的理解のみでなく，情報処理も同時に困難となることが多い．したがって，日々の日課はなるべく一定のものとし，「この時間はリハビリテーションの時間」などと決め，安心感を与えることも有効である．

失語症の人の心理的な側面をみると，言葉が通じないことによる孤独感，わかっているはずの言葉の引き出しの中が混沌としている，または引き出しからどの言葉をもってきていいのかわからない状況，意思疎通がうまくいかないことによる抑うつ状態，などがあり，アイデンティティの危機的な状態といえる．したがって，つらい気持ちを受け止め，リラックスできるような関わりが必要である．視線を合わせゆったりと関わる，スキンシップを多くする，ジェスチャーを交えるなどわかりやすい表現に努めるなど理解しているという態度を示す．また，家族も戸惑いと焦りを感じているため，無理に発語を求めたりすることもある．家族の焦りを感じるとそれにこたえられない当事者が追い詰められてしまう．家族に失語症の理解を促し，関わりのポイントを指導する必要がある．

以下は失語症をもつ人とのコミュニケーションのポイントである．

- ゆったりとした態度で接し，せかさない．
- あなたのことを理解しようとしているという気持ちを示す．
- 言いたいことが伝わったときには喜びを言葉や態度で伝え，ともに喜ぶ．
- 代替手段を活用するなどその人に合ったコミュニケーション手段を選択する．
- 回復に時間がかかることを当事者だけでなく家族にも理解してもらえるよう促す．
- 家族に対し失語症の病態やコミュニケーション手段，関わりかたを指導する．

(2) 失認
❶ アセスメントの視点
■ 分類と特徴

失認は見たり，聞いたり，触ったりしたうえで，それが何かを判断するための感覚（視覚，聴覚，触覚など）から対象が何かを判断することができない状況をいう．したがって，視覚，聴覚，触覚，身体知覚・位置覚の失認が存在する．これに加え，ゲルストマン症候群という特定の4つの徴候を示すものがある．失認の分類を表7に示す．

視覚失認の検査の進めかた（図4）をみると失認と失語の鑑別が必要であること，視覚に関連した視力や視野の評価が必要であることがわかる．このようにそれぞれの知覚の機能的側面に注意を払い，観察することが重要である．

脳血管障害でよくみられる症状として，半側空間無視，身体失認，病態失認，地誌的見当識障害がある．

半側空間無視は視空間失認のひとつであり，脳損傷の部位により，ほかの無視（失認）が合併

表7 失認の分類

感覚	種類		状態
視覚	視覚失認	視覚失認	日常使用しているものでもそれが何かわからない．視覚による物体の認知の障害．触ったりするとわかることが多い
		色彩失認	色盲ではないのに色彩を認識できない
		相貌失認	物体は認知できるのに，人の表情や人の弁別ができない
	視空間失認	視覚性定位障害	対象となる物が空間のなかのどこにあるかを認知できない．位置関係や比較ができない
		半側空間無視	病巣と反対側の視空間を無視する
		地誌的障害	
		地誌失認	地図上でよく知られている場所を示すことができない
		地誌的見当識障害	よく知っている場所や道でも迷子になる
		バーリント症候群	精神性注視麻痺（視線が1点に固定），視覚性運動失調（見ている物をつかもうとしても大きくずれる），視覚性注意障害（注視している視野にしか注意が払えない）からなる
聴覚	聴覚性失認	精神聾	音は聞こえているのにそれを識別，認知できない
		純粋語聾	失語のひとつ．言語の了解ができない
		失音楽症	音楽の能力が障害される，または喪失する．運動性失音楽症と感覚性失音楽症がある
触覚	触覚性失認		日常使用している物を触ってもそれが何かわからない
身体知覚・位置覚	身体失認	両側身体失認	身体の部分を指示したり，呼称することができない
		半側身体失認	
		病態失認	（片）麻痺があるのにこれを否認する
		半側身体失認	半身を無視して麻痺がなくても無視側の身体を使おうとしない
		身体喪失感	身体半側または一部がなくなったと訴える
その他	ゲルストマン症候群		手指失認（手指がわからない），左右識別障害（左右がわからない），失書（自発書字，書き取りができない），失計算（筆算，暗算ができない）の4つの症候を示す

していることが多い．半盲とは異なることを理解する必要がある．半盲の場合は，視線をまっすぐ固定した状態では損傷側と反対側が見えないが，視線を自由に動かせれば刺激を見落とすことはない．また本人は見えにくさを自覚している．これに対し，半側空間無視では視線を自由に動かすことができても半側への関心・注意が失われているため，本人は不自由を訴えることはほとんどない．

身体失認は，半側空間無視を伴うことが多く，「左手を挙げてください」といっても右手を挙げるなど，故意に行っているかのような行動をとる．また，深部知覚が低下しており，自分の左手が体の下になっていてもわからない，けがをしても気がつかないなどの現象を認める．

病態失認も半側空間無視と合併することが多い．他人から見て明らかに麻痺などの症状がみられてもそれを否定する．しかし，これが病態を否認しているのか，身体失認があるため否認して

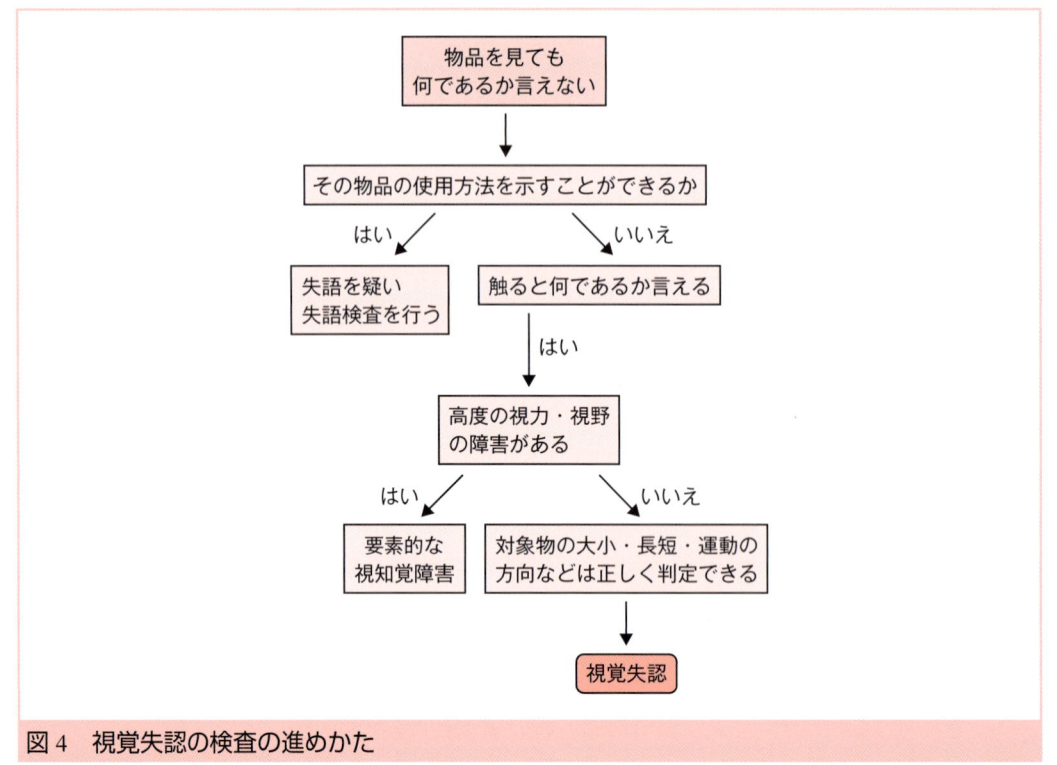

図4 視覚失認の検査の進めかた
(武田克彦・他：失行・失認．臨床リハ別冊／リハビリテーションにおける評価 Ver.2（米本恭三・他編），p.109, 医歯薬出版，2000．より)

いるのかがはっきりしない．しかし，病態に気づかないとさまざまな指導に対して無関心となり，うまくリハビリテーションが進まないことが多い．

地誌的見当識障害では建物の中でも迷うため，病棟内で迷子になることがある．半側空間無視による左側に気がつかないタイプの迷いかたではなく，視界に入っていても既視感がなくて迷う場合や，自分がどこを向いているかわからない場合，空間認知の情報に関する記憶障害がある．「わからない」と言うことが多いため，半側空間無視とは異なることがわかる．

半側空間無視や病態失認は主に発症後1カ月以内でみられなくなることも多いといわれており，ほとんど場合長期の問題となることは少ない．しかし，まれに長期的に持続する場合は利き手を麻痺した場合よりも自立が困難で時間がかかる．

ICF（表8）でみるとそれぞれの知覚機能の障害によって起こる失認の理解が容易になる．この障害による活動・参加への制限はそれぞれの症状によって多様であることも想像できる．

■ 生活場面での着目点

失認の評価は他覚的な評価も重要だが，その人にとっての体験を理解することが求められる．以下，日常生活場面から半側空間無視をアセスメントする視点を述べる．

　a．コミュニケーション

コミュニケーションは最も簡易な評価方法である．正面で話しかけても右（無視方向と反対

表8 ICFにみる失認

心身機能			活動・参加
定義	分類		
知覚機能 感覚刺激を認知し，解釈する個別的認知機能 ● 含まれるもの：聴知覚，視知覚，嗅知覚，味知覚，触知覚，視空間知覚の機能．たとえば，幻覚や錯覚で障害される機能 ● 除かれるもの：意識機能，見当識機能，注意機能，記憶機能，言語に関する精神機能，視覚および関連機能，聴覚と前庭の機能，そのほかの感覚機能	**聴知覚** 音，音色，音高，そのほかの聴覚刺激の弁別に関する精神機能		**目的をもった感覚的経験** -注意して視ること -注意して聞くこと -そのほかの目的のある感覚 **基礎的学習** -技能の習得 　・基本的な技能の習得 　・複雑な技能の習得 **知識の応用** -意思決定 **単一課題の遂行** -単純な単一課題の遂行 **セルフケア** -自分の身体を洗うこと -身体各部の手入れ -排泄 -更衣 -食べること -飲むこと
	視知覚 形態，大きさ，色調，そのほかの視覚刺激の識別に関する精神機能		
	嗅知覚 においの違いの識別に関する精神機能		
	味知覚 味覚，酸味，塩味，苦み刺激などのように，舌で検出される味の違いの識別に関する精神機能		
	触知覚 ざらざらした感じ，すべすべした感じなどのように，触れて検出される質感の違いの識別に関する精神機能		
	視空間知覚 周辺環境内において，あるいは自分との位置関係について，視覚による物の相対的位置の識別に関する精神機能		

側）に顔や頸部を向けていることが多く，無視された空間から話しかけられた方向や相手を適切に見つけることができない．左側にいる人の存在に気がつかない．重度の場合，左から話しかけても右側だけに相手を探すなどが認められる．また，身体失認を伴う場合は，左手で握手を求めても右手を差し出すなどの現象がみられ，「左手は？」と尋ねても右手を差し出すなどの行動がみられる．

会話としてのコミュニケーションには通常は問題を認めない．しかし，読んだり，書いたり，絵を描くことには問題が生じる．本を読んでも頁の半分を認識できず，頁の行や段落を飛ばしてしまう．したがって意味のある文章として認識できない．

b．環境・行動場面

「ナースコールを押すように」と指示しても，認知している空間に入らなければ見つけられない状況もみられる．車いすなどで机のところに移動すると極端に机の右端に行こうとする．左半分の認識ができないため，部屋の中の家具やドアの場所に適応できない．したがってトイレや理学療法室や作業療法室などへの道順に混乱がみられる．

c．食事

半側空間無視を最も顕著にみることができるのは食事場面である．配膳された食事の左側半分を残す，お椀の中の右半分しか食べないなどの現象がみられる．また，認知している右側にいるほかの患者の食事を見て，自分の食事が足りないと訴えたりする．

d．排泄

排泄時の更衣動作において左側の着衣が乱れていたり，トイレへの移動場面においても戸惑いが生じる．また，トイレに行きたい時にナースコールを押せない，自分で行こうとして転倒するなどの問題が生じる．半側空間無視の場合，病態失認を伴うことも多く，排泄に関連した転倒や身体の損傷の危険性が高い．

e．清潔・更衣・整容

髭剃り，洗面，歯磨き，入浴などで身体の左側を行わない，着衣を忘れる，左側の着衣が乱れていても気がつかない．必要なものが左側に置いてあると探せず，「ない」と訴えるなどが認められる．

f．移動

寝返り，起き上がりの際，左上下肢の存在に気がつかない．車いす乗車時，左上下肢が落ちていても気がつかないなど自分の身体の位置を確認できない．車いすのブレーキやフットレストも左側の確認をしない，車いすの車輪に左上下肢が挟まれていても気がつかないなど身体損傷のリスクが高い．歩行できる場合は左側のドア，人，壁などの障害物に気がつかず，ぶつかってしまう．また，左側を認識していないため，左側にある自分のベッドや部屋を見過ごしてしまったりする．

❷ よくある看護問題と看護援助

a．半側空間無視

看護診断で半側空間無視に関連するものは［半側無視］がある．この診断が関連因子となって，［身体損傷リスク状態］［転倒転落リスク状態］［セルフケア不足］が問題となることが多い．

＜無視側への注意を促す＞

半側空間無視のある人では前述のとおり，病態失認や身体失認を伴うことが多く，本人に左側を認知するように話しても実感が伴わないため，なかなか指示を受け入れられない．時間がたつと自分から「左に気をつけないとね」などと言うこともあるが，実際には「周囲がうるさいからそう言っておいたほうがいい」と思っていることも少なくない．したがって，理解しているようにみえても安全を確保するために見守りは必要である．患者自身は自分に問題がないと思って，ひとりで車いすに移乗したり，移動することも少なくない．ひとりで行わないように指導しても「看護師を呼んでもすぐに来てくれない」とフラストレーションを高めることも多く，長い時間かけて見守りつつ自立に向けることが必要である．たとえば左側に問題があることを言語的には了解していると考えられても，気持ちで納得していない場合は，日常生活場面で「できない自分」に直面したそのときに左側を意識化させる工夫が必要となる．

看護問題が「半側無視」であろうと，それによる「セルフケア不足」や「身体損傷リスク状態」であろうと，半側空間無視の援助においては，左側への認知を高める必要がある．しかしはじめから左側へ向くように強制するのではなく，急性期には精神的な安定を図ることを優先させ，認知できる右側から話しかけ，視界に入って話すなど配慮する．また，環境も認知できる方向の広がりを確保し，右側が壁になるベッドの位置などは避ける．

＜移動＞

急性期を脱したら，安全を確保しながらも積極的に車いすに座らせるなどして周囲の環境が拡大するようにする．車いす乗車時などには左上下肢やフットレストの位置，ストッパーなどを患者とともにひとつずつ確認し，徐々に指示をしながら自分でストッパーを掛けてもらうなど認知を促す．なかなか認知できない場合は目立つ印をつけるなど視覚的にも訴える工夫をする．

〈食事〉

はじめは右側に寄せて配膳するようにする．しかし，右側に寄せたとしても食事をしているうちにまたその右側しか認知しないということも起こりえるため，配膳したお盆の左側に印をつけて，それを注目させて食事全体を把握させてから食事に向かわせるなどの工夫が必要である．また，急性期では食事に注意・集中できないことも多い．ひとりで食事に臨めるようにカーテンを引いてほかの患者の様子がわからないようにするなどの工夫を必要とすることも多い．

〈排泄〉

自分の部屋に帰室することができない，トイレを探せないなどの場合は，トイレ前の反対側の廊下や自室の向かい側に目印を設置して本人と確認しておくなどの工夫が必要となる．

どのような場面においても，客観的な左側と本人が自覚する左側の違いを考慮して指示・指導する必要がある．そのため，前述の左側に着目するためのサインなどが有効となる．

b．地誌的見当識障害

自宅や近所の風景など，よく知っている風景を見ても見たことがあると思えず，ここがどこかがわからない（「ランドマーク障害」あるいは「町並み失認」）が地図を書くことなどが可能な場合は，自宅から駅への道順を口述しながら歩くことなどで代償する．

目印になる建物や風景は認知できるが，そのランドマークからどう進んでいいかわからない（「ナビゲーション障害（道順障害）」）場合は，そのまま地図を書くことなどは困難である．このような場合は，位置関係を考えるのではなく，家を出て最初の交差点を右折するなど道順を言語化して代償する．

当事者・家族体験1：いつもの通い慣れた道で迷子に

ある日，友人の家に行った帰り道．自宅に戻らずそのまま駅まで行くことにした．友人宅から駅までは500 mくらい．それなのにどこまで行っても着かない．わかりきった道なのに迷子になってしまった．焦って歩き回った．しばらくして駅とはまったく方向違いの見覚えのある場所に行き着いた．そこから自宅への道はわかるので，自宅に戻り，そこから改めて駅に向かった．

当事者・家族体験2：16年たった今も

一般家庭生活にはほとんど不都合はなくなったが，受傷後16年たった今でも苦労しているのは東西南北がわからないことだ．今，自分がどの方向を向いているのか，目的地の方向はどこかがわからない．新しい場所に一人で行かざるを得なくなったときには，あらかじめ地図を頼りに何度も行ってみる（リハーサル）．「覚えた」と思ったら地図なしでその場所に行ってみて，やっと目的を実行できる．リハーサルが不可能な時は迷わず周りの人々に助け

てもらっている．

1つめの事例はランドマーク障害であり，視覚的な認知が困難なことがわかる．2つめの事例はナビゲーション障害と推測され，位置関係がわからなくなっている．地図を頼りにしているが「何度もリハーサル」を行っていることを考えると地図が非常に有効な手段とはなっていない可能性もある．その人にとって間違いの少ない手段を見つけることが重要となる．

(3) 失行
❶ アセスメントの視点
■ 分類と特徴

失行は運動麻痺や運動失調がなく，何を行うべきかをわかっているのにその行為を行えない状況をいう．失行のタイプは表9のとおりである．

■ 生活場面での着目点

アセスメントするにはさまざまな行動を観察することになるが，通常できていることでも，意図的に行わせるとぎこちなさや困難が目立つのが失行の特徴である．したがって通常の自発的な運動と，指示して意図的に運動させた時との違いを観察する．

また図5のように，失行は麻痺が利き手にあるかどうかによって検査の進めかたが異なる．道具を正しく使えないのは麻痺によるものか，失語によるものか，運動失調などによるものかなど

■ 表9　失行の種類

種類	状態	例
肢節運動失行	簡単な動作（指折り，箸の使いかた，開閉眼，口の開閉，舌を出す，起き上がり，歩行）などを指示するがぎこちなく，うまくできない	ぎこちない動き
手指失行	上記のうち意図的に行う手指の動きがぎこちないもの	うまくチョキができない
顔面失行	上記のうち意図的に行う顔面や口の動きがうまくできないもの	「舌を出して」と指示しても戸惑う
観念運動失行	ジャンケンの手つきや模倣，口頭による指示ができないが，自発的な運動は行える	「バイバイ」してと指示するとうまくできないが見舞客にはバイバイできる
観念性失行	物品を通常の手順に沿って扱うのが困難なもの	ろうそくにマッチで火をつけるのだがろうそくを持ってどうしていいかわからなくなっている
構成失行	図形の模写や積み木の再構成ができない	
着衣失行	衣服を着たり脱いだりすることがうまくできない	
失書	鉛筆をうまく使えない，文字を書くことがうまくできない，文字の構成がうまくいかずに書くことができない	
失読	失語ではないのに読むことができない．書字は保たれることが多い	

図5　失行の検査の進めかた

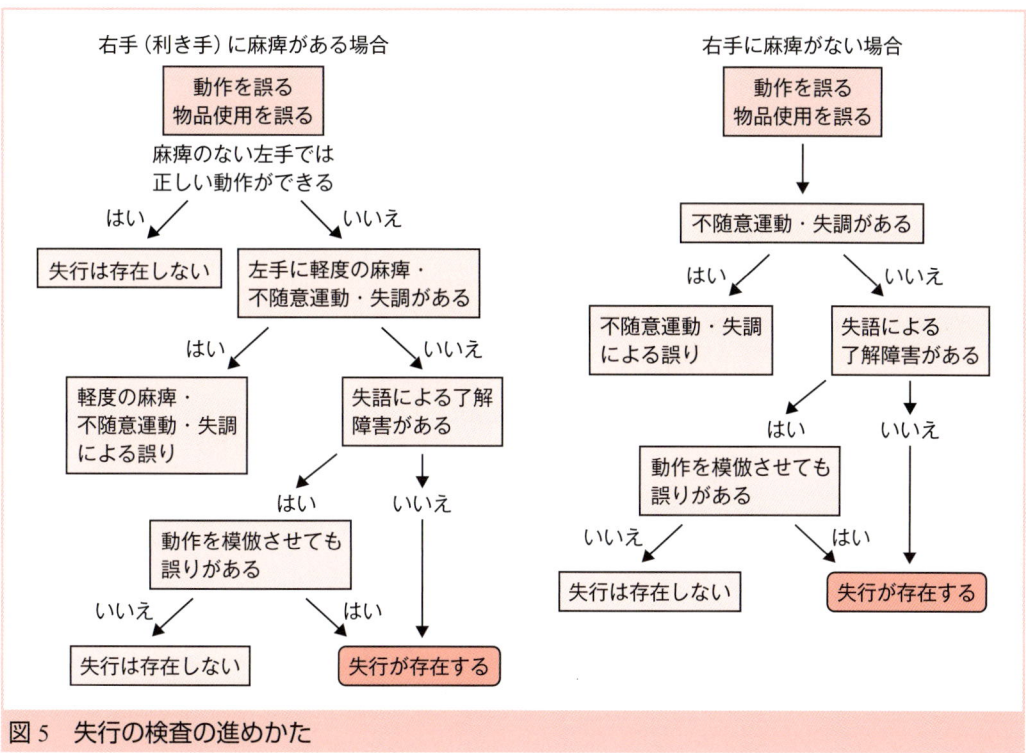

(武田克彦・他：失行・失認．臨床リハ別冊／リハビリテーションにおける評価 Ver.2（米本恭三・他編），p.106, 医歯薬出版，2000. より)

を区別する必要がある．

ICFでみると，表10のように活動・参加では道具を選択して用いるなどに困難が出現すると予測できる．しかし，その人それぞれで困難の内容は異なると考えられる．

❷ よくある看護問題と看護援助

失行に関する看護診断は失行によって障害される生活行動，すなわち［セルフケアの不足］があげられる．

入院中は自ら道具を選び行為を行うということは少なく，最も早くから明らかになる問題は着衣失行である．失行では模倣はぎこちなくてもできることが多いため，着衣失行の場合，言語や身振りを交えて着衣動作を理解させた後，実際に動作をまねして行ってもらう．これができない場合は，手を添えて衣服の方向や手を入れる場所などを指示して行えるように支援する．そのほかの観念失行や観念運動失行についても同様のアプローチを行う．

退院後は自分で物品を選択して使用することが増える．特に主婦は調理のため包丁や加熱器具を用いることが少なくない．物品の取り扱いかたに問題がある場合は，家族に説明し，危険な物品を排除するか危険のない置きかたを工夫してもらう必要がある．このように自宅での日常生活場面を家族とともに想起し，入院中から訓練などで物品の使いかたを習得できるように，情報収集を行い，訓練へとつなげることも重要なことである．

■ 表10 ICFにみる失行

心身機能 定義	活動・参加
複雑な運動を順序立てて行う精神機能 複雑で目的をもった運動を順序づけ，強調させて行う個別的精神機能 ● 含まれるもの：機能障害の例としては，観念失行，観念運動失行，着衣失行，眼球運動失行，発語失行 ● 除かれるもの：精神運動機能，高次認知機能，神経筋骨格と運動に関連する機能	**セルフケア** -自分の身体を洗うこと 　・身体の一部を洗うこと，全身を洗うこと，身体を拭き乾かすこと -身体各部の手入れ 　・皮膚の手入れ，歯の手入れ，頭髪と髭の手入れ，手の爪の手入れ，足の爪の手入れ -排泄 　・排尿の管理，排便の管理，生理のケア -更衣 　・衣服を着ること，衣服を脱ぐこと，履き物を履くこと，履き物を脱ぐこと，適切な衣服の選択 -食べること -飲むこと **家事** -調理 　・簡単な食事の調理，手の込んだ食事の調理 -調理以外の家事 　・衣服や衣類の洗濯と乾燥，台所の掃除と台所用具の洗浄，居住部分の掃除，家庭用器具の使用，日常必需品の貯蔵，ゴミ捨て

2) そのほかの高次脳機能障害

(1) 注意障害

❶ アセスメントの視点

■ 分類と特徴

「注意」は生活上のあらゆることに影響を与え，環境に適応するための重要な機能である．注意力・集中力がないと行為を成し遂げられないばかりか，エラーが発生する．

ICFで注意障害に関連する心身機能，活動・参加の主な分類項目は表11のようにまとめることができる．注意障害の活動・参加への影響としては，注意を集中すること，特に思考することを妨げるものと考えられる．

注意機能は注意の維持，注意の移動，注意の分配，注意の共有に分類される．さらに何かに注意を向けるのが注意の選択であるが，ICFでは取り上げられていない．

たとえば，家族と一緒に電車に乗ったとしよう．電車内には車内アナウンスや広告，電車自体が走る音，ほかの乗客の声や表情や行為，衣服が触れあう音，などさまざまな刺激がある．このような環境のなかで家族との話を成立させ，間違えずに目的の駅で降りることは容易なことではない．十分に覚醒していなければすぐに眠ってしまい，家族の話が聞こえてこない．注意が維持できなければさまざまな刺激のなかから家族の話だけに注意を集中することもできない．また，

■ 表11 ICFにみる注意障害

心身機能		活動・参加
定義	分類	
注意機能 所定の時間，外的刺激や内的経験に集中する個別的精神機能 ●含まれるもの：注意の維持，注意の移動，注意の配分，注意の共有の機能．注意集中．注意散漫．	注意の維持 所定の時間，集中する精神機能	目的をもった感覚的経験 -注意してみること -注意して聞くこと -そのほか目的のある感覚 知識の応用 -注意を集中すること -思考
	注意の移動 1つの刺激からほかの刺激へと注意を移す精神機能	
	注意の分配 同時に2つ以上の刺激に注意を向ける精神機能	
	注意の共有 2人以上の人が同じ刺激に注意を向ける精神機能	

話に夢中になると自分の降りるべき駅や自分の子どもに注意を配ること（分配あるいは転導性注意）が困難になってしまう．隣に座っている人に話しかけられてもすぐにそちらに注意を向けること（注意の移動）ができないといった状況も考えられる．これらの注意障害は相互に関連し合っている．

また，注意には容量（キャパシティ）があり，容量は覚醒の度合いと情報処理の速度で規定される．したがって，覚醒の度合いが低い時には容量は小さくなり，何かに集中することは困難となる．逆に覚醒が十分でも，情報が過多になれば情報の処理スピードは遅くなり，容量は小さくなる．すなわち，現在の状況にあった情報量をコントロールしなければ注意を効果的に向けることは困難となる．

注意障害はそれだけで生活上の困難につながるが，ほかのあらゆる認知機能の基礎となっており，注意を向けられないと記憶することや行為の遂行も困難となる．

次に注意障害をもつ人と接したときにみられる特徴を述べる．

a．注意の維持

注意の維持に障害があると何かの課題について途中で投げ出したり，ほかのことをし始める，単純作業などでは時間とともにミスが増える，修正を促しても修正できない，疲れやすいなどの状況がみられる．

b．注意の選択

注意の選択に障害があると文字が読めない（失語などではなくても読むことに注意を向けられない），探し物ができない（途中で何を探しているかわからなくなる）などの状況がみられる．

c．注意の移動

注意の移動に障害があると食事をとっているときにほかの話をするとそちらに注意が向いて食べるのをやめてしまうなどが観察されるかもしれない．しかし，病院では注意の移動を避けることが多いため，入院中に問題が明らかにならないことも多い．

d．注意の分配

同時に2つ以上に注意を向けることであり，日常生活ではよく用いられている機能である．したがって，障害があると○○しながら△△することができない状況になる．テレビを見ながら歯磨きをすると歯磨きがおろそかになる，テレビを見ながら食事をすると食事がおろそかになるなどが観察される．日常生活のなかで顕著に表れるのは調理の時である．食材を切ることと煮物をするなどを同時に行うと鍋をこがしそうになったりする．

■ 生活場面での着目点

日常生活場面では，その人の行動が状況を認識した行動であるかについて観察することが重要である．対人関係場面においては初めて会うほかの患者の家族に対して，まるで以前から友人であるような行動をとったり，自分の家族なのに初めて会う人のような挨拶をしたりすることもある．また，時間をわきまえず，夜中に電気をつけ，帰る準備を始めるといったこともある．病院であることを認識せずに，なぜここにいるのかと質問を繰り返したりする．このような言動が改善しているのか，持続しているのか，増長していないかなどに着目してアセスメントすることが必要である．

注意障害の様相は損傷部位によって特徴がある．

右大脳半球損傷の場合，半側空間無視や記憶障害，状況認識の欠如，感情や情緒のコントロールの欠如など複合的な障害を伴うことが多い．半側空間無視や身体失認などがあり，覚醒の度合いが低い場合，ぼーっとしていて注意散漫な印象を受ける．また逆に状況認識が不十分であるにもかかわらず不適切な判断で行動してしまうというせっかちな印象を受けることもある．判断や感情のコントロールが不適切であるため，自分の望むような状況を現実にしてしまう妄想（家族が待っているから今すぐ帰る．迎えが来た）などもみられる．

左大脳半球の損傷では失語症を伴うことも多く，特に言語や状況の理解に課題があり，よくわからなくて注意できない状況にみえる．病気によって起こる体験一つひとつへの戸惑いがみられる．

注意障害に加えて感情のコントロールや自発性（発動性）の低下があると，注意障害が増幅してみえる．非常に注意が散漫であり，促してもひとつのことに注意が向かない，きょろきょろしていて挙動不審に見えるなどである．また，抑制がきかないので周囲の状況を判断せずに自分にとって興味が向くことをその場で考えずに行ってしまうこともある．来客中なのにほかの患者の行動が気になり，そちらに突然話しかける，待っているように言われてもエレベーターが開いたら乗り込んでしまうなどの行動がみられる．

❷ よくある看護問題と看護援助

注意障害に関連した看護診断は［急性混乱］［慢性混乱］［状況解釈障害性シンドローム］であろう．加えて，ゴードンが独自に考案した［注意集中力不足］をあげることができる．

また，注意障害は自分で周囲の環境に注意を払えないため，安全の視点から［転倒転落リスク状態］や［身体損傷リスク状態］を考慮しなくてはならない．

注意障害は同じ混乱でも，「ぼーっとしている」状態と「興奮」した状態がある．ぼーっとしている場合には自分自身で何かに焦点を当てて行為を始めることができない．また非常に疲労し

やすい状況が考えられる．したがって日課を提示し，今は何をする時間かを意識させ，刺激を与えるなど行為を開始する合図が必要である．また興奮した状態は自己中心的であることが多く，自分の興味の赴くままに行動する傾向がある．この場合はその人の言動を否定すると怒り出すこともある．

注意障害をもつ人へのアプローチは，伝達や指示・依頼はシンプルにすること，影響を与える可能性のある刺激をなるべく減らすことである．そのためには指示を統一し，周囲の環境調整を行う必要がある．その際，その人の強みや弱みを十分に把握しておくことも重要である．聴覚の刺激に反応しやすい，文字の理解より図の理解が得意であるなど，その人の強みを生かしたアプローチが有効となる．

病院でも自宅に帰ってからも，1日のリズムを確立できるよう整えることが先決である．見当識障害を合併している人が多く，時間の間隔や日付の感覚など時間の経過についての状況判断が難しくなる．そのため，カレンダーや時計を視界に入るように設置する，1日の日課表を本人と確認しながら作成し，常に確認できる位置に貼るなどが有効である．

伝達や指示は，たとえばMRIの検査に行く場合には「検査に行きましょう」と言い，理解を確認してから「車いすで行きましょう」など一つひとつプロセスに沿って行うと混乱が少ない．「検査に行くので車いすで行きますよ，トイレはいいですか？」などと矢継ぎ早に指示をすると混乱してしまう．

> **当事者・家族体験3：2つ以上のことは同時にできない！**
> ひとつのことをしていると，別のことが考えられないのだ．掃除をしながら洗濯をするなど今までは自然にできていたことができなくなった．注意の配分ができないので，どちらも中途半端になってしまうのだ．また，急に別のことを思いたち，そちらに取りかかってしまうと今までしていたことを忘れてしまう．現在は時間がかかってもひとつずつ終わらせることにしている．

「当事者・家族体験3」をみると，この人は自分でも分析しているように注意の配分（分配）がうまくいかず2つのことを同時に進められずに困っている．現在は自分で解決方法を見いだしているが，はじめは自分に何が起こっているかわからずに混乱していたことが推測される．したがって次のような配慮をする．

- 混乱をなるべく防ぐよう，周囲の刺激を調整して抑える．
- ひとつのことに取り組めるように環境を調整する．
- 異なる刺激にすぐに注意が行ってしまうようなときは集中できる時間を把握し，集中できなくなったら，再度焦点を戻すように喚起する．
- 疲労に考慮し小さなステップで達成できるような目標を設定し，目標を達成したら休息するよう促す

注意障害の人は何度も同じように指示され，指摘されるため，それがストレスになってさらなる混乱を招いたり，興奮したりすることがある．したがって，日課表や手順表などから自分で確

認するよう促すなどの配慮が必要である．また，できないことを自覚するとストレスが高まってしまい，さらにできなくなることもある．現在自分でできることを見極め，難易度が低いことから徐々に難しいことへとステップアップできるようなプログラムを作成し，成功体験をたくさんつくることがADLの自立につながる．

(2) 記憶障害
❶ アセスメントの視点
■ 分類と特徴

記憶障害は，注意障害と同様に日常生活において気がつかないところで大きな影響を及ぼす．注意障害が原因となり，記憶障害となることも少なくない．脳損傷の場合，損傷前の記憶は保たれることが多いが，発症以降の出来事が覚えられなかったり，その時その時で何をしているかがわからなくなったり，以前にあったことを思い出したり，新しいことを学習したりすることが難しくなる．

記憶は，①情報を取り入れる，②情報を整理し組織化する，③情報を貯蔵する，④貯蔵したものを取り出すというプロセスからなる．そのどのプロセスがうまくいかなくなっても問題が生じる．会話していてもその内容を取り込めないため（聞き流しの状態）（①），意味のあるものを把握し，意味のあるまとまりとしてとらえられず（②），適切に情報をしまっておくことができないことから（③），取り出すことができない，または誤ったものを取り出してしまう（④）．

記憶のこのようなプロセスに関連し，記憶にはものの名前や言葉の意味といった「意味記憶（暗記記憶）」と経験をすることによって得られる「方法記憶（経験記憶）」がある．脳が正常だったときに経験したことの方法記憶は保たれることが多く，脳にダメージを受けると意味記憶が障害されることが多い．手続きを抜きにしてただ覚えることが困難となるためと考えられる．

記憶の障害はICFにおいては表12のように定義・分類される．記憶の時間的なスパンと貯蔵されたものを取り出す再生に分類される．

■ 生活場面での着目点

また，神経疲労の状態では意図的に記憶する，記憶を取り出すなどにさらに困難を生じる．したがって，覚醒の度合いや注意障害や疲労の状態などについても観察する必要がある．

記憶障害についてアセスメントするためには，その人がよくわかっていると思われる出来事の経時的なイベントについて話を聞く．

たとえば，以前から病院に通院している人の場合，以下のように尋ねることで，過去の記憶の内容を把握することができる．

- かかりつけの病院はどこか？
- かかりつけの医師は誰か？
- その病院にはどのような病気で通院していたか？
- 通院し始めたのはいつで，最近はいつ行ったのか？

また，短期間の記憶については，今回の入院後の経過について自分で語ってもらうなどで把握する．これらの情報により時間的な問題を把握することができる．人の名前や顔，ものの名前な

■ 表12 ICFにみる記憶障害

心身機能		活動・参加
定義	分類	
記憶機能 情報を登録し，貯蔵し，必要に応じて再生することに関する個別的精神機能 ●含まれるもの：短期記憶，長期記憶，即時記憶，近似記憶，遠隔記憶の機能．記憶範囲（メモリースパン），記憶の再生，思い出すこと．早期と学習に関する機能．たとえば，語健忘，選択的健忘，解離性健忘において障害される機能 ●除かれるもの：意識機能，見当識機能，知的機能，注意機能，知覚機能，思考機能，高次認知機能，言語に関する精神機能，計算機能	**短期記憶** 30秒程度の一過性の，失われやすい記憶に関する精神機能．長期記憶に保存されないと情報は失われてしまう **長期記憶** 短期記憶からの情報を長期間蓄えることを可能にする記憶システムに関する精神機能，過去の出来事に関連する自伝的記憶，および言語と事実に関する意味的記憶の両者を含む **記憶の再生** 長期記憶に蓄えられた情報を早期，意識化する個別的精神機能	**基礎的学習** -模倣 -反復 -技能の習得 **知識の応用** -問題解決 **一般的な課題と要求** -単一課題の遂行 -複雑課題の遂行 -日課の遂行

どは身近なものを利用して知ることができる．また日常生活に関連して，昨日の出来事や朝の食事内容などで確認する．

❷ **よくある看護問題と看護援助**

記憶障害についての看護診断は，[記憶障害][非代償性記憶喪失]（ゴードン独自のラベル）[状況解釈障害性シンドローム]である．また，その人の状態により，記憶障害によって困難となるICFの活動・参加の状態による制約が看護介入の焦点となる．

記憶障害への支援は，自分の記憶に頼らない方法で情報をとどめておく手段を獲得することを助けることである．記憶障害のある人は「自分は覚えにくい」とすぐに自覚できるわけではない．また，多くの場合，発症前の記憶能力は正常であり，これまでの生活のなかで記憶をとどめる努力をしていたわけではない．したがって，記憶を補う方法を身につける必要がある．

そのため，看護援助としては何かを指示した際に頷いたりしていても，その場で「メモをしておきましょう」などと促し，情報を単に頭に記憶するだけではなく意図的に記憶できるように強化する取り組みを繰り返して行う必要がある．しかし，メモをすること自体を忘れてしまうため，そばにいて確認しながら行うことが望ましい．メモをすることが困難である場合は理解を確認することが重要である．話した内容を繰り返してもらうなどで確認する．何度も繰り返すことで記憶は強化されるため，日課表を用い，1日のはじめに確認するだけでなく，何かを行う前，行った後に次の事を確認するなど意識的に繰り返すと効果的である．重要な日程を意識づけるためにはカレンダーも有効である．

メモを書くように促すところから始め，自分の記憶の不確かさを認識できたら小さなメモ帳を携帯し，言われたことや覚えておかなくてはならない事項をメモしておけるようにするとよい．メモは1頁にいくつも書くのではなく覚えるべき事項をひとつずつ書く，あるいはボードのようなものに貼り，終了したらはがすなどの工夫も必要かもしれない．現在では携帯電話やスマート

フォンなど身近にある器機などのアラーム機能を用いることもできる．しかし操作方法を覚えることが難しい場合もあり，その人の能力に応じた方法を検討することが重要である．

> **当事者・家族体験4：話の内容が変わる！**
> 　記憶が断片的になっているのか，ところどころ内容が変わってしまうことがよくある．話を聞いているとそんなことがあったのかと思うこともあるが，明らかにありえないと思える誇張された内容を話すこともある．

「当事者・家族体験4」では作話がある可能性が考えられる．作話は嘘をついているのではなく，得られた情報を適切に整理してひとまとまりにすることが困難で，情報が混乱したまま貯蔵され，誤った情報として思い出されるものである．誤った情報を埋めようとするために極端な内容に変化する．しかし本人にとっては現実のものとしてとらえられているため，他者とのコミュニケーションの問題につながりやすい．したがって情報を適切に整理することを補うように支援する．

> **当事者・家族体験5：盗まれた!?**
> 　受傷後，大事なものもそうでないものもどこにでも何気なく置くようになり，毎日のように探しものをする羽目になった．そのうち「盗まれた」と言うようになった．まず最初に疑われたのは家族である．

通常，人はどこに何を置いたかということを記憶にとどめておけるが，「当事者・家族体験5」はそれが困難となった状態である．ものを置いたり探したりということは頻繁に経験することであるが，実はその都度，ものと場所を結びつけて記憶している．これが困難になると，ものをどこかに置いた直後に新たな興味を引くことが起こると，その興味を優先し，何をどこにおいたかは忘れ去られてしまう．

　記憶障害への対応は「覚える努力」を強化することである．何かものを置いたら，自分で「携帯電話は電話機の横」と声に出すなど，その人に合った強化方法を探る．

(3) 遂行機能障害
❶ アセスメントの視点
■ 分類と特徴

　遂行機能障害について，橋本は「物事を論理的に考え，計画し，問題を解決し，推察し，実行することができない．そして，それを評価・分析できない状態」[8]と述べている．このことから，遂行機能とは何かの目的をもって実行するだけでなく，それを評価して次に備える機能であり，より高度な機能であるといえる．人は何気ない生活のなかでも，「今日は仕事で会議があるから，その前にこの準備をして，会議ではこんな点を強調しよう」，「今日は息子の誕生日だからケーキを買ってきて，大好きなものをつくってあげよう」などとさまざまな計画を立て，準備をする．調理には，今日は何をつくるか，そのためには冷蔵庫を見て，何が不足していて何を買ってこな

くてはならないか，買い物はどこでするか，何時頃に行ってきたらよいか，料理ができあがる時間を想定して料理に取りかかる時間を考えるなどが含まれる．このような一連の計画的な行為がスムーズに行えなくなるのが「遂行機能障害」である．

ICFで遂行機能に関連する分類項目を表13に示す．ICFの心身機能では遂行機能という言葉は使用されておらず，実行機能として狭義の高次脳機能が定義されている．

■ 表13　ICFにみる遂行機能

心身機能		活動・参加
定義	分類	
高次脳機能 前頭葉に特に依存する個別的精神機能であり，意志決定，抽象的思考，計画の立案と実行，精神的柔軟性，ある環境下でどのような行動が適切かを決定すること，などといった複雑な目標指向性行動を含む．しばしば実行機能と呼ばれる ●含まれるもの：観念の抽象化と組織化の機能．時間管理，洞察，判断，概念形成，カテゴリー化，認知の柔軟性 ●除かれるもの：記憶機能，思考機能，言語に関する精神機能，計算機能	**抽象化** 具体的な現実，個別的な対象，実際の事例に則りながらも，それらとは別のものとして，一般的観念や質および特徴を想像する精神機能 **組織化と計画** 部分を全体に構築し体系化する精神機能．実施や行動の方法を発展させることに関わる精神機能 **時間管理** 時間軸に沿って物事を順序づけ，出来事と活動に時間を割り当てる精神機能 **認知の柔軟性** 戦略を変更し，心構えを変更する精神機能．特に問題解決に関わるもの **洞察** 自己と自分の行動を認識し，理解する精神機能 **判断** さまざまな選択肢を判別し，評価する精神機能．たとえば，自分の意見をもつこと **問題解決** 一致しない，または対立する情報を，同定，分析，統合し，解決に持ち込む精神機能	**技能の習得** -基本的な技能の習得 -複雑な技能の習得 **知識の応用** -問題解決 -意志決定 **一般的な課題と要求** -単一課題の遂行 -複雑課題の遂行 -日課の遂行 -ストレスとそのほか心理的要求への対処 **歩行と移動** -さまざまな場所での移動 **交通機関や手段を利用しての移動** -交通機関や手段の利用 -運転や操作 **必需品の入手** -物品とサービスの入手 **家事** -調理 -調理以外の家事 -一般的な対人関係 -基本的な対人関係 -複雑な対人関係
思考機能 心の観念的要素に関連する個別的精神機能 ●含まれるもの：思考の速度，形式，統制，内容に関する機能．目標指向性思考の機能．非目標指向性思考の機能．論理的思考の機能 ●除かれるもの：知的機能，記憶機能，精神運動機能，知覚機能，高次脳機能，言語に関する機能，計算機能	**思考の速度** 思考過程の速度を支配する精神機能 **思考の形式** 思考過程を首尾一貫した論理的なものに組織化する精神機能 **思考の内容** 思考過程に存在する観念と，概念化されつつある内容に関わる精神機能 **思考の統制** 思考の意志的統制を可能にし，そのことを自覚する精神機能	

遂行機能障害は主に前頭葉損傷によるとされているが幅広い症状があり，対応もはっきりしたものが示されていないのが現状である．遂行機能障害の原因は多岐にわたり，注意障害，記憶障害，病態失認などによるものもある．たとえば，ICF分類に示された時間管理は記憶障害により時間の感覚が失われていては管理できない．注意障害があれば，興味を持続することが困難であり，何かを計画してもすぐにほかのことに興味が移ってしまう．

■ 生活場面での着目点

患者が目的をもった行為を行っている場面を観察してアセスメントを行う．遂行機能障害は，発症前に行っていた仕事が思うようにできなくなるなど，退院後に明らかになることも多く，退院後の社会生活の困難につながってしまう．このため，入院中から意図的に日常生活を想定して家事を行ってもらうなどのアプローチをする．

ベッドサイドでよくみられる遂行機能障害に伴う行動は「行為を始める，あるいは終える時期を早める，状況にふさわしくない行為を選択する，無意味な考えや方策を捨てられない」などを含む[9]．この行動パターンと症状を組み合わせると下記のようになる．

【行動を始めることの障害】→発動性の低下
　無感動，無関心，意欲・興味・動機などの欠如，持続性・活動性・自発性の欠如

【行動を終えることの障害】
　誤った行動や観念への保続＊（中止や変換がうまくいかない），脅迫観念，情緒不安定，怒りなど感情の噴出，不安とうつの繰り返し，妄想など

＊保続には，何かを書いてもらうと同じ物を書き続けるといった行為だけでなく，「今日は家に帰る日だ」と言いはるような思考的なものもある．行為を持続しているようにみえるが次の指示をしても中止ができないため，全体的な計画的な行為は遂行できない．

【状況への適切な反応と行動の障害（自己制御の障害）】→行動と感情のコントロールの障害
　自己中心性，衝動性，作話，社会的ルール・エチケットの欠如，判断力欠如，考えないままに行う反社会的行動

❷ よくある看護問題と看護援助

遂行機能障害で考えられる看護診断は［状況解釈障害性シンドローム］［思考過程混乱］［無力］［社会的相互作用障害］［非効果的役割遂行］などであるが，ぴったり当てはまるものが見当たらない．それは遂行機能自体が多岐にわたり，その人それぞれに起こりうる問題が異なることが原因であろう．

遂行機能障害をもつ人に対しては，複合した対応が必要となる．一般的な対応は次のとおりである．

- その人の障害の状態に合わせた個別的なケア計画を立案する
- あきらめず繰り返して訓練を続ける
- 障害を補うために，その人の残存機能や得意なことを利用する
- 集中力や持久力，疲労の度合いを観察し，効果的に生活や訓練が行えるよう時間や負荷を調整して問題行動の引き金とならないよう調整する
- 毎日の生活リズムを規則正しくして繰り返すことで遂行できることを増やし達成感を得る

- 学習することや課題は簡単なものから始め，スモールステップで達成できるようにする
- その人のペースを尊重し，せかすことがないよう進める
- 調子が悪いときに無理をさせたりせず，関わる者も余裕をもつ

さらに，遂行機能障害のタイプから介入を考えることもできる．

【行動を始めることが困難な場合】
- 行動を開始できる決まった合図や手がかりを設け，反応を想起させる．
  　　　例：アラーム，視覚的なサイン，カレンダーの書き込み
- 一緒に生活する家族などに本人が抱えている問題を理解してもらい，その人の行動を予測し，対応できるように支援する．

【行動を終えることが困難な場合】
- 不適切な発言や行動について，時にははっきりと不適切であり不快であることを示すことで行動の頻度を軽減する．
- 家族への対応

【行動と感情のコントロールができない場合】
- 自分の障害を理解できるよう，何かを行う前にこれからの予定を計画してもらい実践する．この実践の評価をともに行い，できていたこととできていなかったことを話し合う．このことで次の行動の修正点を明らかにする．
- 何かの行為を指示するときにはあいまいな指示は避け，具体的で端的に指示する．

遂行機能障害は回復に時間がかかり，家族も簡単なこともすぐにはできない患者の姿にイライラしたり，対応に苦慮したりすることが多く，非常にフラストレーションがたまる．退院前から遂行機能障害の徴候を見落とさないようにして，早期から家族にも患者の状態が長期に続く可能性があること，いろいろな行為を分解してひとつずつ進めることが必要であることを説明し，有効な指示の与えかたや対応方法を検討し指導する．また，同時に家族の思いを傾聴し，退院後の相談場所を確保することも検討する．

> 当事者・家族の体験6：1日中食事の支度をしている
> 　今までは調理は得意だった．事故後それがまるでダメになったしまった．メニューを考え必要なものを準備するのが大変なのである．調理中に足りない材料に気づくとそのたびにコンロの火を止め買い物に行く．その繰り返しで夕食づくりに5時間も要した．

「当事者・家族体験6」は食事をつくるという一連の計画的な作業がうまくいかない例である．感情的なコントロールの欠如はもともとないか，改善されたと考えられる．段取りがうまくいかないだけでなく，準備する必要があるものを忘れるという記憶障害もあることが予測される．このような場合は，メニューを考えるときに必要な材料や手順を必ずメモし，買い物に行く前に足りない材料がないかを確認し，手順を読み上げながら次の行為に移るなど一連の動作を繰り返し経験していく．上記のケースでは，自分が以前は得意だったものができなくなったことを自覚しており，今後の繰り返しの訓練で改善または少しずつ時間を短縮することが可能かもしれない．

(4) 脱抑制（行動と感情のコントロールの障害）

❶ アセスメントの視点

■ 分類と特徴

　行動と感情のコントロールの障害は，社会的行動障害ともいわれている．行動や感情を抑制することができない状態であり，「状況への適切な反応と行動の障害（自己制御の障害）」として遂行機能障害に関連する．

　ICFで行動と感情のコントロールに相当する分類は表14のとおりである．

■ 生活場面での着目点

　アセスメントでは患者の表情や言動を観察するが，感情を噴出したり，衝動的になったりするときのトリガーとなる問題がないか観察する．たとえば，家族が帰ったあと，前日の睡眠が十分でない時，疲労がみられる時，特定の人と話をする時などである．

■ 表14　ICFにみる行動と感情のコントロール

心身機能		活動・参加
定義	分類	
活動と欲動の機能 個別的なニーズと全体的な目標を首尾一貫して達成させるような，生理的および心理的機序としての全般的精神機能 ●含まれるもの：活力レベル，動機づけ，食欲に関する機能，渇望，衝動の制御 ●除かれるもの：意識機能，気質と人格の機能，睡眠機能，精神運動機能，情動機能	**衝動の制御** 突如何かをしたいという強い衝動を制御し，それに抵抗する精神機能	**知識の応用** -思考 -問題解決 -意志決定 **一般的な課題と要求** -単一課題の遂行 -複雑な課題の遂行 -日課の遂行 -ストレスとその他の心理的要求への対処 **一般的な対人関係** -基本的な対人関係 -複雑な対人関係 **特別な対人関係** -よく知らない人との関係 -公的な関係 -非公式な社会的関係 -家族関係 -親密な関係 **仕事と雇用** -見習研修 -仕事の獲得・維持・終了
精神運動機能 身体レベルでの運動的および心理的事象を統制する個別的精神機能	**精神運動統制** 行動の速度や反応時間を統制する運動機能で運動的要素と心理学的要素の双方を含む．たとえば，精神運動抑制（行動や会話が遅くなる，仕草や自発性が減じる）や，精神運動興奮状態（行動や認知的活動が過剰となり，内的緊張の高まり，不穏，落ち着きのなさなどを示す）	
情動機能 こころの過程における感情的要素に関連する個別的精神機能 ●含まれるもの：情動の適切性，情動の制御，情動の幅の機能．情動の不安定性．情動の平板化 ●除かれるもの：気質と人格の機能．活力と欲動の機能	**情動の適切性** 状況に見合った感情を生む機能．たとえばよい知らせを聞いたときの幸福感	
	情動の制御 感情の経験と表出を制御する精神機能	
	情動の範囲 愛情，憎しみ，不安，悲しみ，喜び，恐れ，怒りなどと行った感情を喚起される経験の幅に関する精神機能	

行動と感情のコントロールの障害では，意欲や自発性が低下したり，逆に抑制できず（脱抑制），感情を噴出させてすぐに怒り出す（易怒性）など社会生活の上で問題を生じることにつながる．

【意欲や自発性の低下による症状・状態】
- 表情がぼんやりしている，もしくは表情がかたい
- 周囲の状況に興味がない
- 放っておくと何もしない
- 話しかけても口数が少ない，人と話したがらない
- 何かしたいという発言がない

【脱抑制の症状・状態】
- 事前に十分に考えることなく行動する
- その場にそぐわない発言や行動をする
    - 静かな場所にもかかわらず大声で話す，笑うなど不適切な反応を示す
    - 他者の会話に平気で割って入る
    - 人の話を最後まで聞かずに自分の話したいことを話す
- じっとしていることができず，落ち着きがない
- ちょっとしたことでイライラし，それを修正できない
- イライラの限界を超えると怒りが噴出する
- ちょっとしたことで泣いてしまう，落ち込んでしまう
- 自分を否定するような言葉に耳を傾けることができない

このように通常の言動のなかで観察される症状は何かのきっかけから生じやすく，イライラなどを増強しやすいその人それぞれの原因を把握するとよい．

❷ よくある看護問題と看護援助

看護診断では［慢性混乱］［状況解釈障害性シンドローム］［対他者暴力リスク状態］［感覚過負荷］（ゴードン独自のラベル）などがあげられる．

看護診断からもわかるように混乱した状態をいかに沈静するかが重要である．通常，混乱する，激昂する（すなわちキレる）などが起こるときは原因と考えられる外的な刺激が一定であることが多い．その人にとって反応が過剰になる原因の刺激を見つけ，刺激を低減することが有効である．多くはその人が最も気にしていることや思い悩んでいる問題である．刺激は言葉だけでなく，一定の相手や状況であることもある．また，精神的に疲労している時や興奮状態にある時もイライラしやすいため，休息を適切にとらせるようにする．

一度キレてしまうと自分でコントロールすることが困難で，興奮し続けてしまう．このような場合は，注意をほかに向け，環境や状況，話題を変えることによって沈静化を図る．イライラやキレやすい状況が頻繁になるとさらに容易にキレるパターンができてしまうため，なるべく穏やかに過ごせるように環境を整える．

ここで言う環境の整備とは，本人の許容できる範囲に刺激をコントロールできるよう配慮することである．話しかける内容や，人数，指示する事柄などをわかりやすいものとする．また，社

会的なルールを明確にして枠にはめるように関わる．環境整備の主なものを以下にあげる．
- ルールやスケジュールを一定にしてわかりやすくする．
- ルールなどについて周囲の人が統一した説明をする．
- 困っている時には自然に手助けしたり，声を掛けるなどのサポート体制をつくる．
- 混乱したときに的確にアドバイスしてくれるような安心できるキーパーソンを見つける（つくる）．
- その人ができる自尊心を満足させるような活動を見つける．

行動と感情のコントロールが困難な人は自分の状況を理解できないことも多い．そのため，本人の自覚を促すことが必要である．しかし，自分で何となく問題と感じているからこそ反応してイライラする場合もある．そのような時には叱るのではなく，あらかじめその人の不適切な行動を正すような標語などを紙に書いて貼っておき，その紙を本人とともに確認するなどのセルフモニタリングを促す．

また，キレやすい人を相手にする家族や介護者も対応を工夫する必要がある．本人が興奮しやすい話題や場面になったと感じたら，話題を変えるなどして取り合わないことも必要である．正しくないと思って無理に修正しようとするとなおさらこじれることもあるため，お互いにクールダウンして冷静に受け止めるようにする．

逆に意欲や発動性が低下している場合には，周囲がスケジュールややるべき内容を決めて行動を一定にし，時間になったら始めるきっかけづくりを行う．

> **当事者・家族体験7：パソコンがフリーズ！我慢できない！**
> もともとパソコンソフトを自分で作成するなど電気製品は得意としていた．ある日，パソコン操作中，フリーズを起こし今までのソフトが使えなくなった．自分の思うようにならないパソコンに腹を立て，目の前にある椅子を持ち上げパソコンを破壊．結果として新しいパソコンを購入することに．自分ができなかったとの理解はできず以前のパソコンの性能の悪さを言い続ける．しかし操作に問題があるため新しいパソコンも故障．修理に出すが時間がかかると言われ，我慢できずまた新しいパソコンを購入．今まで貯めた貯金を次々崩す．仕事は退職したが，生活費の心配はまったくしていない．

「当事者・家族体験7」は，自分のできないことを棚上げにしてもの（パソコン）に当たり散らしている．このような場合はほかに注意を向けることが難しい．家庭内でパソコンに詳しく，本人が頼れる存在がいるとうまく転換できるかもしれない．

> **当事者・家族体験8：正義感を抑えられない**
> 感情のコントロールが難しくなり，怒りっぽくなる後遺症の人が多い．それにはきっかけがある．多くの場合は周囲の人の言動である．マナーが悪い人がいると，そばに走り寄り大声で乱暴な言葉で注意する．相手が反論するようであればさらに怒りがエスカレートするのである．家族はもしも逆ギレされてはたいへんとひやひやしている．

「当事者・家族体験8」は正義感を振りかざしてしまうタイプで，もともと正義感が強い人によくみられる．相手の反応などにかまわず主張するため，なだめるのが難しい．

■ 引用文献
1) 並木幸司，青木理枝，古木ひとみ・他：高次脳機能障害の評価．高次脳機能障害ポケットマニュアル（原寛美監修）．pp.37-64, 医歯薬出版, 2005.
2) 立神粧子, Yehuda Ben-Yishay・大橋正洋監修：前頭葉機能不全その先の戦略 Rusk 通院プログラムと神経心理ピラミッド．p.59, 医学書院, 2010.
3) M.M. ハイネン・他：看護実践における ICF の活用：看護診断要素の分類．インターナショナルナーシングレビュー, 29(4)：67-76, 2006.
4) 中木高夫：NANDA-I 2009-2011 準拠 看護診断を読み解く．pp.79-90, 学研, 2010
5) M. ゴードン, 看護アセスメント研究会訳：ゴードン看護診断マニュアル（原書第 11 版）．pp.30-56, 医学書院, 2010
6) 田崎義昭・齋藤佳雄, 坂井文彦改訂：ベッドサイドの神経の診かた改訂 16 版．失語「症」, 失行「症」, 失認「症」の診かた．pp.247-265, 南山堂, 2004.
7) 前島伸一郎・鈴木真由美：病棟・生活場面での高次脳機能障害の評価．リハビリナース, 1(3)：230-235, 2008.
8) 橋本圭司：高次脳機能を鍛える．pp.48-50, 全日本病院出版会, 2008.
9) B. Johnstone, H. H. Stonnington, 松岡惠子・他訳：高次脳機能障害のリハビリテーション―リハビリテーション専門家のための実践ガイド―．新興医学出版社, 2004.

■ 参考文献
1) 石合純夫：高次脳機能障害学．医歯薬出版, 2003.
2) B. Johnstone, H. H. Stonnington, 松岡惠子・他訳：高次脳機能障害のリハビリテーション―リハビリテーション専門家のための実践ガイド―．新興医学出版社, 2004.
3) 小山珠美・所　和彦：脳血管障害による高次脳機能障害ナーシングガイド　改訂版．日総研, 2005.

2 - 日常生活行動に対する看護

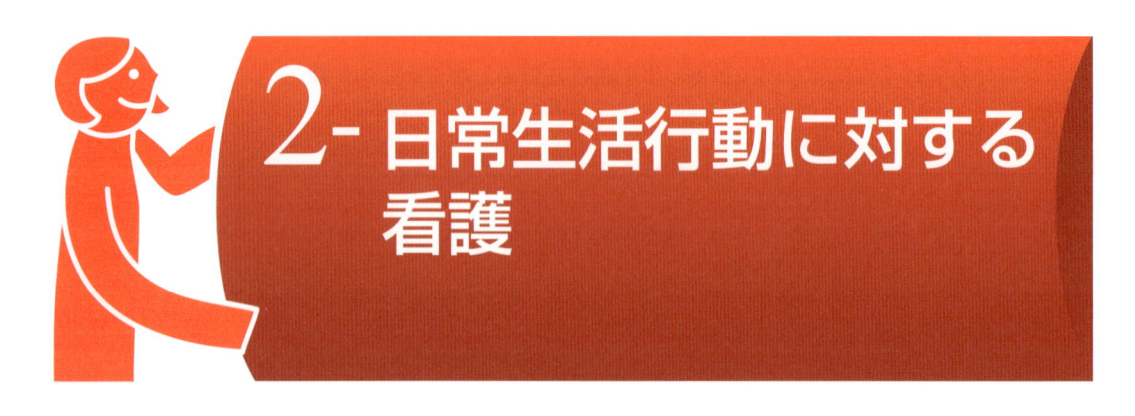

1 食事

　高次脳機能障害をもつ人は，失行，半側空間無視，注意障害，前頭葉機能障害（脱抑制・発動性の低下），記憶障害などにより，摂食や食事動作の障害を生じることが多い．

1) アセスメントの視点

　食事について以下の項目のほか，摂食・嚥下障害アセスメントシート（表1）を用いて情報収集を行い，アセスメントする．

アセスメントの視点	情報収集項目	背景となる障害 （疑われる高次脳機能障害）
①受傷前の摂取状況はどうだったか	・1日の食事パターン ・食事の食べかた ・嗜好	
②受傷後の変化はあるか	箸や食器などの使いかた （例） ・箸やスプーン，フォークなどの使いかたがわからない ・箸1本で食べようとしたり，スプーンやフォークの柄で食べようとする ・手づかみで食べようとする ・スプーンやフォークで頭を掻く ・食器を食べようとする	失行
	食事動作 （例） ・左側の食器や食べ物に気づかず，手をつけようとしない ・左側の食べ物を残す ・頭部や頸部，視線が右側に傾く	半側空間無視

	・右隣の人の食事に手を出す ・食事を見ても反応しない，食べかたがわからない，食べ物を口まで運ぶことができない	認知障害
	自分の食事をすることへの集中 （例） ・ほかの患者が気になったり，話に夢中になったりして食事が進まない ・テレビや環境音などが気になり，食事に集中できない，食事に時間がかかる ・よそ見，会話，呼吸によって飲み込むタイミングがずれてむせる	注意障害
	窒息や誤嚥などのトラブルの有無，食事量・内容 （例） ・食べ物を口に入れたまま飲み込まない ・次々と食べ物を口へ詰め込む ・自分の食事だけでは物足りず，ほかの患者が残した食事を食べてしまう ・ほかの患者の食事を食べてしまう ・食べても満腹感が得られず，空腹感を常に訴える ・食事摂取量が少ない ・決まった物しか食べない ・1皿ずつ平らげ，各皿を均等に食べることができない	嚥下失行 脱抑制 遂行機能障害
	食事時間 （例） ・食事の時間に食堂へ出て来られない ・食事を目の前にしても動作が進まない ・食べたことを忘れてしまい，食後に「食べていない」「これから食事に行く」などの発言がみられる ・ほかの患者を食事時間以外に食事に誘い，混乱させることがある	発動性の低下 記憶障害
	異食行動の有無 （例） ・食べ物とそれ以外のものとの区別ができない ・異食行動（洗剤，歯磨き粉，マット，クッションなどを食べてしまう）がある ・異常に水分を欲し，花瓶の水を飲む，氷枕の中の水を飲むといった行動がみられる	食物の認知障害 認知障害
③栄養状態はどうか	・BMI ・血液検査（TP，Alb） ・水・電解質バランス	

④障害を理解し、対応しているか	・本人の疾病に対する対応の仕方 ・家族の疾病に対する対応の仕方	

■ 表1 摂食・嚥下障害アセスメントシート

【評価方法】該当に○をつける　　　　にチェックがある場合は正常とみなす

評価日		年　　月　　日	年　　月　　日
評価者			
食事形態・摂食用具			
食事介助の有無		あり・なし	あり・なし
【先行（認知期）】何をどのくらいどのようにして食べるか決定する	口へ運ぶ量(カレースプーン 2/3 以上)	多い・普通・少ない	多い・普通・少ない
	口へ運ぶスピード	早い・普通・遅い	早い・普通・遅い
	詰め込む量	多い・普通・少ない	多い・普通・少ない
	吹き出し	あり・なし	あり・なし
	集中力がなく摂取に時間がかかる	あり（　分）・なし	あり（　分）・なし
	食事の途中でしゃべる	よくしゃべる・正常範囲	よくしゃべる・正常範囲
	食べたことを忘れる	あり・なし	あり・なし
	そばにあるものを食べてしまう	あり・なし	あり・なし
	異食行動	あり・なし	あり・なし
	口頭指示理解	不良・良好	不良・良好
【準備期】食べ物を口から取り込み、咀嚼運動によって食塊形成する	食べ物が口唇からこぼれる（右・左）	あり（右・左・両方）なし	あり（右・左・両方）なし
	よだれ	あり・なし	あり・なし
	歯牙欠損・虫歯（　本）	あり（　本）・なし	あり（　本）・なし
	義歯（部分・総義歯）	あり（　本）・なし	あり（　本）・なし
	義歯が合わない	あり・なし	あり・なし
	食べる時の姿勢	悪い・よい	悪い・よい
	よく噛まないで飲み込む	あり・なし	あり・なし
【口腔期】食塊を口腔から咽頭へ移送する	口の中に食べ物が残る（右・左）	あり（右・左・両方）なし	あり（右・左・両方）なし
	もぐもぐしている時間	長い・普通・短い	長い・普通・短い
	唾液の分泌	少ない・普通・多い	少ない・普通・多い
【咽頭期】食塊を食道へ送り込む	よくむせる	あり・なし	あり・なし
	咳き込む	あり・なし	あり・なし
	のどに残っている感じ	あり・なし	あり・なし
	食べ物が鼻からでる・鼻水が出る	あり・なし	あり・なし
	飲み込みの時間	遅い・普通	遅い・普通
【食道期】食塊を胃へ送り込む	時間がたってから食べ物が口の中に逆流する	あり・なし	あり・なし
	のどにつかえている感じがする	あり・なし	あり・なし
	しゃっくりがでる	あり・なし	あり・なし
	嘔吐がある	あり・なし	あり・なし

神奈川リハビリテーション病院

2) よくある看護問題

#1　窒息リスク状態，中毒リスク状態
食べ物を詰め込み過ぎることでむせ込み，窒息を生じることがある．異食行動や水中毒を生じることがある．

#2　摂食セルフケア不足
種々の高次脳機能障害により食事動作に介助を要することがある．

#3　栄養摂取消費バランス異常：必要量以下・電解質平衡異常リスク状態
摂食障害や拒食，自発性の低下により食事摂取量が減少すると栄養状態が低下し，体重減少や電解質異常を生じることがある．

#4　脱抑制に関連した栄養摂取消費バランス異常：必要量以上
欲求のコントロールができないことで，ジュースや菓子などを多量に摂取し，体重が増加することがある．

3) 看護援助

食事は活動の原動力となり，他者と食事を一緒にすることによって社会性を保つことができる．食事は楽しみのひとつでもあるので，生活リズムに合わせ，食事の時間，場所などを定め，食事環境を整えることが重要である．

(1) 窒息リスク状態，中毒リスク状態

窒息や誤嚥の危険性がある場合には，食堂では入り口に近い観察しやすい席に座ってもらい，緊急時にすぐ対応できるようにする．注意障害などにより，次々と食べ物を口へ詰め込んでしまう場合は，窒息に注意し，少しずつ食べられるように小さなスプーンに変えたり，食事の形態を患者の嚥下能力の状態に合わせる．水分でむせがみられる場合は，とろみ剤を用いて調整したり，口の中に一度にたくさん入らないようにストローやスプーンを使用する．

認知障害・満腹中枢の障害などにより，食べ物以外のものを食べてしまう危険がある場合は，患者の手の届くところに洗剤などを置かない，保管の際は鍵をかけることを励行する．また，患者の持ち物やベッド周辺，病棟内の環境を整備し，行動を見守る．

水分の過剰摂取によって体内の電解質バランスを崩し水中毒を起こす患者もおり，その場合は水分制限をするが，水を飲みたいあまりに氷枕の留め金を外して中の水を飲んでしまうということがある．身体を冷却する場合は氷枕を使用せずに保冷剤を使用する．水道の蛇口から直接飲んでしまう時には，蛇口のつまみをはずす，蛇口のつまみにカバーをかけるなど，患者の周囲の環境整備を行う（図1，2）．

〈水分摂取制限のある患者への対応例〉

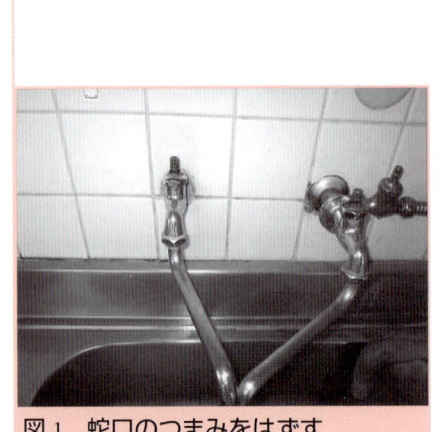

図1　蛇口のつまみをはずす

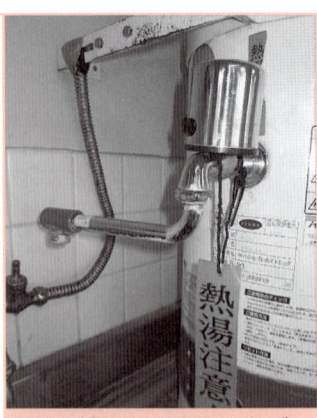

図2　蛇口のつまみにカバーをかける

〈指先の動作が困難な患者への対応例〉

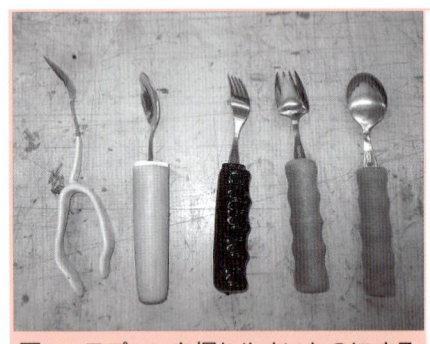

図3　スプーンを握りやすいものにする

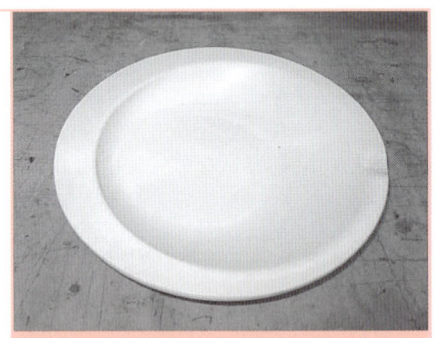

図4　すくいやすいお皿にする

(2) 摂食セルフケア不足

　失行がある場合は，患者の使い慣れた道具を使用して，手を添えて動作訓練を繰り返し行う．また，手順や道具の使いかたがわからないだけでなく，細かな動作がしにくい人に対しては，スプーンを握りやすいものにする，手から離れにくくする，お皿をすくいやすいものにするなど自助具の工夫をする（図3, 4）．

　半側空間無視がみられる場合は，食事開始前にメニューを指差して説明し，食べ物が認知できるようにする．食事中にも見落としがあったり，忘れているようであれば声掛けをする．

　注意障害により食堂でほかの患者と一緒に食べると気が散って食事が進まない場合は，ベッドサイドでひとりで食べさせたり，周囲の患者の影響を受けないように座席を考慮する．窓からの景色を気にしてしまう場合はカーテンを閉め，テレビを消すなど食事に集中できる環境を整える（図5）．

　記憶障害がみられる場合は，記憶の代償手段として，食べたことをメモしておくように説明する．患者名とメニューが記載された食札は下膳時に回収せずに，患者が保管できるようにしてお

〈周囲を気にする患者への対応例〉

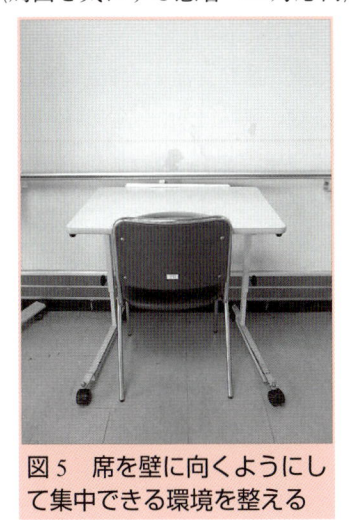

図5 席を壁に向くようにして集中できる環境を整える

〈食べたことを忘れる患者への対応例〉

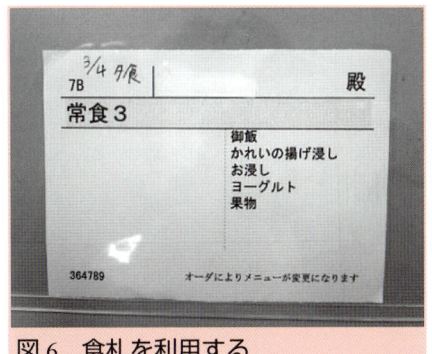

図6 食札を利用する

き，患者が「食べていない」と訴えた時に食札とメニュー表を一緒に見比べて食べたことを確認する（図6）．そのほか，次の食事まで食器を片づけないでとっておくことや，食事をデジタルカメラや本人の携帯電話の写真に撮るなど，本人の記憶を補うための方法を家族へ指導する．

(3) 栄養摂取消費バランス異常：必要量以下・電解質平衡異常リスク状態

　発動性の低下がみられる場合は，食事が始められるように誘導し，時間を決めて最初は自力摂取を促し，必要に応じて介助して食事摂取量が確保できるようにする．また，食べやすい食事形態などの工夫や嗜好に合わせたメニュー，少量で高エネルギー量が摂取できる補助食品を検討する．

　可能であれば，家族に患者の好きな料理を持参してもらうこともよい．配膳された食事量を多く感じて食事が進まない時は，1回の食事量を減らし，間食を取り入れる．

　経口摂取が困難な場合には経鼻栄養を検討する．

(4) 脱抑制に関連した栄養摂取消費バランス異常：必要量以上

　脱抑制がみられる場合は，規則正しい生活とする．体重増加に注意し，間食は控えるよう指導する．空腹感を訴えて落ち着かない場合は，1日1〜2回（たとえば10時，15時），家族から預かったお菓子やゼリーなどを間食として摂取させることがあるが，低エネルギー量のものとする．ほかの患者が残した食事を食べてしまうこともあるので，配膳車の扉は容易に開かないようにする．食後は速やかに食堂から居室に誘導するなど，食べ物を患者の周囲から遠ざける．

4）他職種との連携

患者の食事摂取状況を観察し，食事のエネルギー量や形態，補助食品の選択，嗜好に合わせたメニューなどを栄養士と情報交換して工夫する．また，外泊や退院に向けて，栄養士に家族や患者への栄養指導を依頼する．退院後も栄養補助食品の継続使用が必要であれば，MSWに購入先の紹介を依頼する．

5）事例展開

A氏．30歳代．
［受傷時］　GCS：E1V1M4
［診断名］　外傷性脳損傷（びまん性軸索損傷，外傷性くも膜下出血）後遺症，多発骨折
［障害名］　高次脳機能障害（記憶障害，見当識障害，注意障害，脱抑制，固執）

（1）食事に関するアセスメント

情報	アセスメント	看護問題
［入院時］ 意識レベル JCS 3，GCS E4V2M5 ADL：車いすを使用し全介助．嚥下障害なし．食事は経鼻経管を実施． 栄養チューブを自己抜去することがある． 口腔ケアは吸引器を使用しながら全介助で実施．	意識障害によって，経口摂取には至っていない．経鼻栄養チューブを自己抜去することで，誤嚥性肺炎，粘膜の損傷などの危険性がある．	＃1　誤嚥リスク状態
［入院後2週間］ 飲むゼリーの経口摂取を開始する． むせ込みはなく，問題がないと評価され，嚥下食の摂取を開始する．口に入れすぎたり，早食いの傾向がある．水分はとろみ剤を使用して摂取する．	注意障害のため，口に食物を入れすぎる傾向があり，窒息の危険性がある．	＃2　窒息リスク状態
［入院後1カ月］ ADL：一部介助 常食の摂取を開始する．むせ込みはみられない． 食事に集中できず，ほかの患者と話をしてしまう． MMSE：15点/30点 WAIS-Ⅲ：全検査IQ 58，言語性IQ 65，動作性IQ 56	注意障害のため，食事に集中できず，適切な摂食行動ができていない．	＃3　摂食セルフケア不足

(2) 看護展開

<看護問題> ＃2 窒息リスク状態

<目　　標> 適量の食事を摂取し，むせ込みがない

計画	実施	評価
O-plan ①意識レベル ②見当識，注意力，記憶力 ③食事摂取状況 　1口の量，むせ込みの有無 　口腔内に食物が入った状態で話をしていないか T-plan ①食堂の入り口近くの席にする ②吸引器を準備しておく ③一口量が多い場合は，少なくするよう声を掛ける ④ペースが速い場合は，ゆっくり食べ，口に詰め込まないよう声を掛ける ⑤口腔内の食物がなくなったことを確認して次の食物を入れるように声を掛ける ⑥窒息時は口の中の食物をかき出し，必要時，吸引する	食堂で食事をする時は，入り口近くの席にした．時々，口腔内に食物が残っていても，次々と食物を口へ運び，詰め込みすぎることがみられたため，ゆっくり食べるように声を掛けた．声を掛けると，嚥下してから食物を口に入れていた．	注意を促す声掛けを行うことで危険行動を回避できた．また，食堂の入り口近くの席にすることで観察が行き届いた．

<看護問題> ＃3 摂食セルフケア不足

<目　　標> 食事に集中し，一定時間内に完食できる．

計画	実施	評価
O-plan ①意識レベル ②見当識，記憶力 ③食事摂取状況 　摂取の速度，所要時間，食事摂取量 ④食事への集中 　周囲をキョロキョロと見回していないか 　話をしていて食事が進まないことがないか 　窓の外を見てボーッとしていないか ⑤食事中の環境 　テレビがついていないか 　席の配置，周囲の患者の状態 T-plan ①食事時にはテレビを消す ②ほかの患者とは離れた席にし，壁側や窓のない方向に向くようにする ③不必要な話し掛けをしない ④集中していない時は食事をするように声を掛ける	食事中にはほかの患者と話ができないような席の配置としたところ，食事に集中することができていた．10分ほど経つと，周囲を気にする様子がみられたため，食事をするよう声掛けを行った．声を掛けると，再び食事をはじめ，一定時間内に完食できるようになってきた．	食事環境を整えたことで，食事に集中することができた．また，注意の持続は十分ではないが，声掛けすることで注意を促し，一定時間内の完食を達成することができた．

2 排泄

　排便行動は大脳の働きにより意識的に調節できるが，外傷や疾病などにより脳がダメージを受けると，排泄を上手に調節できなくなり，尿失禁や便秘，便失禁などの問題が生じる．また，失行，半側空間無視，注意障害，記憶障害などの症状がみられる患者では，排泄行動の自立が妨げられることが多い．排泄の自立が妨げられると，自尊心の低下など心理的な側面に影響し，社会参加の阻害要因ともなる．

1) アセスメントの視点

アセスメントの視点	情報収集項目	背景となる障害 (疑われる高次脳機能障害)
①受傷前の排泄状況はどうだったか	・排泄習慣（回数，頻度） ・排泄物の性状 ・排泄を容易にするための工夫（トイレが洋式か和式か，水分摂取，腹部マッサージ，緩下剤の使用など） ・排尿困難，頻尿，失禁の有無 ・便秘の有無 ・排泄方法 ・排泄動作の自立度	
②受傷後の変化はあるか	尿意・便意の有無，尿意・便意の伝えかた (例) ・尿意・便意の訴えがなく失禁している ・尿意・便意はあるがナースコールで知らせることができない ・そわそわしたり，もぞもぞしたりする ・失禁していても知らせることができない ・ナースコールを押し続ける	認知障害 記憶障害 固執
	排泄時間，間隔 (例) ・排泄したことを忘れてしまい，適度な時間，間隔で排泄できない ・排泄にこだわり，何度もトイレへ行く ・排泄にこだわり，ほかのことに着手できない	記憶障害 固執
	トイレへの移動 (例) ・トイレが何のための場所かわからない ・トイレ以外の場所で排泄する	認知障害

		・トイレの場所に行くことができない ・自室とトイレとの途中で迷う	地誌的障害 記憶障害
		排泄動作 (例) ・トイレが何をする所かわからず,排泄動作が開始できない,トイレを使用できない	認知障害
		・どのような順序で排泄を行うかわからない	遂行機能障害
		・トイレで衣服の着脱ができない(どのように脱げばよいかわからない)	失行
		・衣服を脱ぐ動作が性急・粗雑でうまく脱げない ・そわそわしたり,もぞもぞしたり,落ち着きがなくなる ・排泄が終わるまで便座に座っていることができない	注意障害
		・便座に座り続ける ・新しい場所,慣れない場所では排泄できない	固執
		後始末の仕方 (例) ・トイレットペーパーの使用方法がわからない ・使用したトイレットペーパーを便座の外へ捨ててしまう ・排泄の後始末の方法がわからない	失行
		ベッド上またはベッドサイドでの尿器・便器・ポータブルトイレの使用状況 (例) ・尿器・便器・ポータブルトイレの使用方法がわからない	失行
③食事,水分の摂取状況はどうか	・水分の摂取状況 ・食事・間食の摂取量		
④排尿,排便の量・回数および困難の有無	・排尿の回数,1回量,残尿の有無,失禁の有無 ・排便の頻度,1回量,便の性状,排便に伴う腹部症状・怒責の有無		
⑤障害を理解し対応しているか	・排泄行為の障害に対する本人の理解度と対応方法 ・排泄行為の障害に対する家族の理解度と対応方法		

2) よくある看護問題

　＃１　尿失禁
　＃２　排泄セルフケア不足
　＃３　便秘

3) 看護援助

(1) 尿失禁

　尿失禁がある時は，尿意と表出方法，排尿回数，尿量，パターンを把握して，水分摂取が適正に行われるように指導し，排尿自立への援助を行う．尿意はあるが間に合わない，がまんできなくて尿もれするなどの場合は，失禁対策用具（パッド，トレーニングパンツ，オムツ，カテーテル，尿器・安楽尿器など）の選択を検討するとともに，時間を決めてトイレへ誘導し，習慣化していく．具体的には以下のような援助を行う．

- 看護師または家族と一緒にトイレに行く時間を決め，約束事とする．
- １日のスケジュール表にトイレに行く時間を具体的に入れる．
- スケジュール表や約束事を視覚的に理解できるようにベットサイドに掲示する．
- 「○○時にトイレに行きます」「次は○○時に行きましょう」とあらかじめ時間を示し，時間がきたら看護師が声を掛ける，あるいは患者が看護師に確認するよう促す．
- トイレに行った時間や「次は○○時にトイレに行きましょう」というメモを本人に渡す．

(2) 排泄セルフケア不足

　排泄行動の自立に向けて，以下のような援助を行う．

- トイレに行く時にはナースコールを押して看護師が来るまで待つように説明する．
- ナースコールを押す方法を覚えられない場合は，繰り返し説明し，ナースコールの押しかたを図や写真で示す．
- トイレの場所がわからない場合は，トイレの場所に目印を付ける，トイレまでの道順を図や写真などで示す．
- トイレの使用方法，排泄の手順，トイレットペーパーの使用方法および処理の仕方に関する図または写真をトイレに掲示する．
- 排泄にこだわっている場合は，トイレに行く時間を患者とともに決めて，排泄のあったことを紙面に残す（○時 「排尿あり」）．患者が後から，「その看護師が勝手に決めた」「看護師が同意を求めた」などと訴えてくることもあるため，ひとりでは対応しない，あるいはスタッフの対応を統一して関わる．または，担当看護師・看護師長・医師など，その患者が信頼を寄せている人が窓口とになって対応する．
- トイレに行ったことを忘れてしまう場合には，行った時間をチェックできるように表を作成

する．
- 排泄チェック表にメモをとることを習慣づけるように促し，1日分の排泄回数を確認する時に活用する．
- 退院に向けた援助として，自宅で安全に排泄できる環境づくりを家族に依頼する．

(3) 便秘

停滞した便を排出しやすくするために以下の援助を行う．
- 毎朝，朝食後に便座に座ることを習慣化する．
- 自然排便がないことで苦痛がある場合には，水分摂取量が十分であるかを確認し，緩下剤や浣腸，坐薬などの使用を検討する．
- 計画を実施して2週間程度経過した後に，水分・食事量，腹部所見，便の排泄状況を評価して，緩下剤の使用を減らしていくようにする．また，浣腸，坐薬なども漸減し，自然排便へと導いていく．

便の停滞が改善した後は，便意を伝える手段を提示する．また，介助者が患者の行動や仕草から便意を読み取る．

4) 他職種との連携

- 排泄行為に関する各職種の対応を統一する．
- OT，PTが行う便座への移乗・排泄動作の訓練内容を情報収集し，病棟における排泄援助に活用する．
- OT，PTと連携し，安全な便座への移乗・排泄動作の方法を家族に指導する．
- 家族へOT，PTによる訓練への参加を勧め，対応方法についての指導をOT，PTに依頼する．

5）事例展開

B氏，30歳代，男性．
職業：フリーター
20××年の冬，屋外でのスポーツ活動中転倒し救急搬送される
搬送時の意識レベル GCS：E2V2M4，JCS 100
頭部CTの結果，左急性硬膜下血腫と診断され，開頭血腫除去術と外減圧術を施行する
急性期の治療が終了し，高次脳機能障害の評価およびリハビリテーションの目的で転院となる
［診断名］外傷性脳損傷
［障害名］高次脳機能障害（脱抑制，感情コントロール困難，固執，記憶障害），左片麻痺
［既往歴］なし

（1）排泄に関するアセスメント

情報	アセスメント	看護問題
［入院時］ 意識レベル JCS 2 T＝36.0℃，P＝72回／分，BP＝110/60 mmHg，SpO₂ 97% ［ADL］ 食事：全粥，刻み食（1,400kcal）を経口摂取する 排泄：トイレと尿器・オムツ使用 　　　尿意・便意があり，頻回に訴えるが，トイレに行っても出ないことが多く，入院当日は10回トイレに行くが，排尿がみられたのは5回のみ 移動：車いす（自走可能）と杖歩行 コミュニケーション：言語・ジェスチャーで可 MMSE：15/30 点 WAIS-Ⅲ：全IQ 78，言語性IQ 58，言語性IQ 68 ［家族構成］ 両親・兄と4人家族 家族は自営業 キーパーソン・主たる介護者：母	左片麻痺と高次脳機能障害により，トイレまでの移動に介助を要する状態である．排泄への固執と記憶障害があり，適正な排尿パターンが確立していない．これにより完全にトイレでの排泄に至っていない．またほかの日常生活や訓練に悪影響を及ぼす可能性がある．	＃1　排泄セルフケア不足

(2) 看護展開

<看護問題>　#1　排泄セルフケア不足
<目　　標>　日常生活での排泄行為が確立する

計画	実施	評価
O-plan ①排泄行為の実施状況，介助内容 ②そのほかの日常生活活動の実施状況 ③排泄行為自立への意欲 ④排尿パターン ⑤失禁の有無 ⑥水分摂取量，食事摂取量（食事に含まれる水分量） ⑦泌尿器科での膀胱機能検査 T-plan 1）排泄の援助 ①リハビリパンツとし，トイレで排泄する ②排尿パターンを把握し，約束を決めて時間での排尿を促す ③尿意を訴えたら車いすでトイレに移動する ④車いすは自走駆動で移動する ⑤トイレへの移動は看護師のひとり介助によりピポットターンで立位を保持する ⑥OT・PTと情報交換し，ADLの拡大へ向けてアプローチする 2）トイレへの固執を改善する ①以下の時間でトイレに行く 　起床時6時30分，毎食後，10時，15時，20時30分，2時または3時 ②本人の見えるところにスケジュールを掲示する ③次回のトイレ誘導時間を「次は○時に行きましょうね」と伝える ④トイレに行った時間をメモするように促す E-plan ①自分でできることは実施し，ADL拡大を目指すことを説明する ②家族に協力の必要性を説明し，介助方法を指導する	膀胱機能検査では150 mL前後で尿意を感じ，排尿指示に従うことができる．残尿50 mL未満であり，問題はみられなかった． 飲水量は800 mL前後，食事に含まれる水分量は1,500 mLであり，15時以降，夕食後の水分を控えている． 入院当初は，食事や更衣よりも先にトイレを訴え，訓練中も尿意の訴えを繰り返すため訓練に支障を生じていた．「失禁してしまうのではないか」という不安がみられたため，受容的に接した． 夜間不眠となり，日中眠気を訴え，訓練に集中できずトイレへ通うという悪循環であった．夜間の睡眠時間を確保するために，睡眠薬の変更を行った．それにより患者の覚醒レベルも変化したため，対応を変更した． 排尿の誘導時間を設定したところ，尿意の頻回な訴えは改善した．尿意の訴えが多い時もあるが，我慢することができている．また，入院当初はトイレへ行ったことを覚えていられない様子もみられたが，短期記憶が軽度改善したことにより，伝えた内容を覚えたり，時間の約束ができるようになった．また，メモをとることを意識し，排泄チェック表の記入ができるようになった． リハビリパンツを使用しているが，失禁はなくトイレで軽介助で排尿できている．	排尿パターンを把握し，トイレへ行く時間を設定して，スタッフで統一した関わりを行った結果，排泄への固執は改善した．また，排泄時間をメモすることにより，トイレに行く時間を確立することができた．以上のことから期待される成果は達成できた．

3 清潔

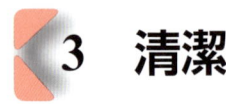

　失語，失認，失行，半側空間無視，記憶障害，注意障害，遂行機能障害などの症状がある患者では，清潔動作にも看護介入を必要とすることが多い．患者の清潔行動（口腔ケア，洗面，整髪，髭剃り，入浴）について，下記の項目をアセスメントし，個々の状態に合わせた援助方法を立案していくことが重要である．

1) アセスメントの視点

アセスメントの視点	情報収集項目	背景となる障害 （疑われる高次脳機能障害）
①受傷前の清潔行動はどうだったか	・清潔習慣 ・洗面，入浴などの動作レベル	
②受傷後の変化はあるか	洗面，入浴に用いる用具の使用状況 （例） ・用具を渡してもすぐに置いてしまう ・歯ブラシ，歯磨き粉の使用方法がわからない ・歯ブラシの柄を，ブラシ部分を上にして持つことができない ・歯磨き粉をブラシ部分に付けられない ・歯ブラシを櫛のように使う，歯磨き粉を顔に付ける ・含嗽ができない ・シャンプー，石鹸，シャワーなどの使用方法がわからない	失行
	洗面や入浴の一連の動作 （例） ・歯を磨き終わった後に歯磨き粉を付けるなど，歯磨きの手順がわからない ・実施した結果に対して無頓着である ・同じ部分のみ磨いたり，拭いたりして制止するまでやめない ・身体を洗い続ける	遂行機能障害 固執
	清潔行動 （例） ・左側を磨き忘れる，洗い忘れる，拭き忘れる ・髭剃りや歯磨き，爪切り，整髪，洗面などを右側しか行わない	身体失認 半側空間無視

	・用具の配置場所を忘れてしまう ・歯磨きや入浴したことを忘れる ・洗面が終わっても水道の蛇口を閉めない	記憶障害
	清潔・整容動作への集中 （例） ・用具の準備が不足する ・歯磨きなどひとつのことが続けられない ・入浴に集中できず気が散りやすい ・髭の剃り残しがあっても気づかない ・同時に複数のことに注意が向けられない	注意障害
③清潔行動の必要性が理解・判断できるか	・身体の汚れ，悪臭があっても気づかない，訴えてこない ・清潔行動に対する意欲がない（促さないと洗面や入浴などを行わない） ・促すと応じるが，動作が鈍く，途中で止まってしまう	発動性の低下，意欲の低下
④清潔が保持できているか	・口腔，頭髪，身体の状態	
⑤障害を理解し，対応しているか	・本人の対応の仕方 ・家族の対応の仕方	

2) よくある看護問題

♯1 清潔セルフケア不足

種々の高次脳機能障害によって，受傷前のような頻度，時間，方法で清潔セルフケアが実施できなくなる．

♯2 感染リスク状態

自分の身体の衛生状態に注意が向かないことや，清潔行動を拒否することで清潔の保持ができないと感染のリスクが生じる．嚥下障害を伴う場合は，口腔内の不衛生が誤嚥性肺炎のリスクとなる．また，陰部の不衛生が尿路感染のリスクとなる．

3) 看護援助

清潔行為は毎日必ず行うことであるため，できるだけ早く自立できるようにする．それには，手順や使用物品を統一して繰り返し行うことが重要である．できない場合は，手順を分解し，看護師が患者に手本を示して動作を真似してもらう，あるいは手を添えたり指示によって行えるよ

うに促す.

(1) 清潔セルフケア不足

　認知障害や失行により，洗面時の歯ブラシや歯磨き粉が何なのかわからない，使いかたがわからない場合は，ベッドサイドの目に留まりやすい場所に，イラストや写真，文字で使いかたを表示する．義歯を使用している場合は，自ら義歯を外して洗浄することが可能となるように繰り返し指導する．髭剃りは，患者に髭剃り器を持ってもらい，看護師が手を添えて一緒に行う．水溶性の整髪剤は，整髪剤と認識できずに誤飲してしまう危険性があるため使用せず，ブラシや櫛のみで整髪を行う．入浴時にシャンプー，ボディーソープ，シャワー，浴槽がわからない場合，使いかたがわからない場合は，手順を示しながら説明する．

　遂行機能障害により方法，手順がわからない場合は，手順を表示したうえで，繰り返し一緒に行いながら習慣化してひとりで実施できるように援助する．一部分でも実施できるようになったら，それを認めて，そばで見守りながらできることが増えるように状況に合わせて介助する．

　半側空間無視により歯磨きを右側しか行わない場合は，左側の磨き残しを伝え，左側を意識するように繰り返し声掛けする．髭剃りでは，剃り残した部分を手で触ってもらい，顔全体の髭剃りができるように促す．

　発動性の低下や注意障害により清潔動作がスムーズに実施できない場合は，ほかの患者と時間をずらして一対一で繰り返し援助を行う．入浴時，自ら洗髪や身体を洗うことに取りかかれない場合は声を掛ける．注意が持続せずに途中でやめてしまう場合は，十分にできていなくても自ら行えるように声を掛け，自分でできるところまで行ってもらう．できることが増えてきたら，できないことや不十分なことに対してのみ声掛けを行い，できていることを認めて意欲が向上するようにする．

　固執により口腔ケアを制止するまでやめない場合や，1日に何回も歯磨きをする場合は，歯磨きの実施回数を患者と一緒に決めて，その回数以上にならないよう声を掛ける．歯磨きチェックボードをつくり，歯磨きを実施したら一緒にマグネットを移動し，実施したことを確認できるようにする．また，次の行動，たとえば訓練やお茶の時間を伝える，時計を示し「○時までに終了しましょう」とタイムスケジュールの調整を一緒に行うなど，行動を修正するきっかけを与える．また，対応する看護師を代えるなど環境調整を行う．

　入浴したことを忘れてしまう場合は，シャンプーや身体を洗ったことを，髪やタオルに触れて濡れているのを知ることで理解にできるようにする．

(2) 感染リスク状態

　清潔行動を拒否する場合は，患者が信頼している看護師や家族から声掛けを行う．患者の状況により実施直前に声を掛ける，または朝，1日のタイムスケジュールを確認するなかで歯磨きや入浴（陰部洗浄）の時間を伝え，スケジュール表に時間を記入しておくなど対応を考える．

4) 他職種との連携

浴槽を用いた入浴動作訓練をOTが実施し，評価に基づいて家族に援助方法を指導する．

整容動作（整髪ブラシ，髭剃り，歯ブラシなど）については，OTが訓練室で行っている方法について情報収集し，病棟での患者指導に活かす．また，デバイスを作製し，それを使用する練習と評価を行う．声掛けや介助方法について家族に指導する．

5) 事例展開

C氏．10歳代，男性．専門学校生．
受傷時意識レベル GCS：E1V2M4，JCS 100
バイク走行中に車と接触して受傷し，救急搬送される
頭部CTの結果，左急性硬膜下血腫と診断され，開頭血腫除去術と内外減圧術を施行する
高次脳機能障害の評価およびリハビリテーション目的で転院となる
［診断名］外傷性脳損傷後遺症
［障害名］高次脳機能障害（失行，失認，遂行機能障害，注意障害，記憶障害，全失語），口唇周囲と手掌の過敏反応あり

(1) 清潔に関するアセスメント

情報	アセスメント	看護問題
［入院時］ 意識レベル GCS：E4V1M5，従命不可 ［ADL］ 食事：経鼻チューブで経管栄養実施（1,400 kcal） 排泄：膀胱留置カテーテル挿入中，オムツ使用 移動：歩行不可 清潔：歯磨き・髭剃り・洗面・入浴すべて全介助 コミュニケーション：全失語により言語・ジェスチャーとも従命不可．人がそばに寄るだけで拒否反応を示し，払いのける動作がある MMSE：実施困難 WAIS-Ⅲ：実施困難	意識障害，失行，失認，遂行機能障害などにより，清潔行為の必要性の理解および実施ができず，全介助が必要な状態である． 全失語で，説明の理解は困難であり，人がそばに寄ることも拒否していることから，清潔を保持しにくい状態にある．膀胱留置カテーテル挿入中であることから尿路感染の危険性がある．また，危険回避行動が困難なため，清潔行為の実施時には転落や外傷の危険性がある．	＃1 清潔セルフケア不足 ＃2 （尿路）感染リスク状態

(2) 看護展開

＜看護問題＞　#1　清潔セルフケア不足
＜目　　標＞　歯磨き，髭剃り，整髪，入浴を一部介助で実施できる

計画	実施	評価
O-Plan ①清潔行為の実施状況 ②そのほかのADLの実施状況 ③清潔行為に影響を及ぼす要因 ・意識レベル ・言葉の理解状況 ・失行，失認，遂行機能障害の状態 ・注意，記憶の状態 ・意欲 T-Plan ①歯磨き ・3回／日，オーラルサクション歯ブラシを使用して全介助で行う ②洗面 ・朝・夕，タオルを使用して洗面を全介助で行う ③髭剃り ・母親の面会時に，母親に手を添えて行ってもらう ④入浴 ・坐位保持困難なため週2回エレベーターバスを使用し，看護師2人で全介助する ⑤OTと情報交換しながら，患者自身にやってもらうところを増やしていく ⑥状況変化時や必要に応じてカンファレンスを実施し，スタッフ共通理解のもとに援助する E-Plan ①OTから訓練中の入浴動作・反応について情報を収集し，家族に安全な実施方法を説明する	歯磨きは，1日3回，食後に看護師2〜3人による全介助で実施している．時々，説明を理解し，ガーグルベースンを使用して含嗽できることがある．また，ひとりで歯磨きを実施できる時もある．洗面は嫌がって実施できない．タオルを渡すと，その場にすぐに置いてしまう．朝・夕，看護師がタオルを使用して洗面を行っている．髭剃りは，髭がほとんどないため，毎日行う必要はないが，母親の協力は得られている．入浴は，週2回エレベーターバスにより行っている．洗髪の流れで介助により洗面をすることができる．	歯磨きは，口唇周囲の過敏反応により抵抗が強く，毎回自力での実施は困難である．日によりできる時もあるため，できる時は洗面所で行うよう促し，習慣化していく． 洗面は，口唇周囲の過敏反応により，自力ではできない．入浴時には口唇周囲の知覚過敏が軽減するため，機会をとらえていく．

4 更衣

　衣類はその人らしさをもっともよく表し，また社会生活を送るためにも，時と場所に合わせてふさわしい衣服を身に着けることや，衛生面でも清潔な衣類に更衣することなどは重要である．高次脳機能障害をもつ人は，注意障害，脱抑制や発動性の低下などの前頭葉障害，失行，記憶障害などから，場所やその場の状況に合わせて適切な衣服を身に着けるということが難しくなることがある．また，ひとつの衣服に固執して，同じ服を着続けたり，更衣する意欲がもてなかったりすることがある．

1) アセスメントの視点

　患者にどのような症状があり，衣服の着脱と管理までの一連の更衣動作のうち，なにができて，なにができないのかを把握する必要がある．その際，全介助から自立までを（5：ひとりでできる，4：声掛けでできる，3：見守り，助言があれば修正しながらできる，2：一緒に行えばできる，1：できない）の5段階で評価する．これは通常着ている服で評価するとよい．

アセスメントの視点	情報収集項目	背景となる障害 （疑われる高次脳機能障害）
①受傷前の更衣動作はどのようであったか	・更衣動作の自立度 ・衣服の好み，趣味 ・衣服の管理（清潔保持，保管など）	
②受傷後の変化はあるか	衣服の選択状況 （例） ・季節や気候がわからず，どの服を選択してよいのかまったくわからない ・色や柄などの選択はできるが，着替える時間やタイミングがわからない ・ひとつの衣服にこだわる ・ほかの衣服に着替えることを頑なに拒む	認知障害 遂行機能障害 固執
	収納場所からの衣服の取り出し （例） ・衣服の収納場所がわからない ・衣服を収納場所から取り出せない	記憶障害・認知障害 失行

	衣服の着脱 （例） ・衣服の認知ができない ・衣服の取り扱いがわからない ・着脱する方法がわからない ・上着も下着も何枚もの衣服を一度に脱ごうとする ・ボタンや紐に気づかず，外したりほどいたりせずに無理に脱ごうとする ・ズボンを頭にかぶる ・服の前後・上下・左右を間違える ・ボタンとボタン穴が正しく合わせられない ・袖を誤った方向に引っ張る ・右側から着ようとする ・右側のみ着る ・左側の衣服に乱れがある ・複数のボタン穴にひとつのボタンを通そうとする	認知障害 失行 構成障害 半側空間無視 保続
	汚れた衣服の取り扱い （例） ・脱いだ服を置いたままにして，再び着用してしまう ・汚れた衣服と清潔な衣服の区別ができない ・衣服の汚れに気づかない ・汚れた衣服の区別はできるが，洗濯かごにいれる時間やタイミングがわからない	注意障害・認知障害 遂行機能障害
	洗濯された衣服の収納 （例） ・収納場所がわからない ・いろいろな場所にしまい込む ・衣服の種類別に収納することができず，すべて同じところに入れる ・収納方法がわからない ・衣服をたたむことができず，丸めて押し込むように入れる ・衣服を一定の場所に収納することができず，ベッド上に積み上げたり，椅子の背，カーテンレールなどにかけている ・収納の時間やタイミングがわからない	認知障害・記憶障害 失行 遂行機能障害
③更衣動作に影響を及ぼす心身の状態がないか	・運動機能（麻痺） ・コミュニケーションの障害 ・意欲，気力，活力の低下	
④障害を理解し，対応しているか	・本人の対応の仕方 ・家族の対応の仕方	

2) よくある看護問題

#1　更衣セルフケア不足
①同じ服を着続ける
②衣服を適切に選ぶことや着脱する順序がわからない
③衣服の管理ができない

同じ服を着続ける場合，その服にこだわる何らかの理由（ある衣服に・更衣する時間や場所に・関わってくれる人に）があると思われるが，遂行機能障害によって着替えの時間的な管理がうまくできない場合や，着脱が難しい衣服であるために着替えを面倒に感じる場合などでも更衣が適正に行えないことがある．

3) 看護援助

清潔な衣服を身につけることができるように援助する．また，衣服はその人らしさを表現するものであるため，時と場所に合った適切な衣服を選択できるように援助を行う．

(1) 更衣セルフケア不足

①同じ服を着続ける場合

固執によって同じ衣服を着用し続けている場合は，何に固執しているのかを見極めることが大切である．しかし，そればかりに介入していくと，固執がさらに助長されて激怒したり，援助拒否につながることがあるため，話題を変えたり気分転換を図ることが有効である．どのような対応が効果的であるかは実際に介入してはじめて明らかになるため，介入した結果を評価しながらその人に合った援助方法を見出していく．たとえば次のような援助方法が考えられる．

- こだわっている事柄が何かを観察し，否定しないで受け入れるように話を聞く．
  （例）便失禁を知られたくなくて更衣を拒否していたが，下剤のコントロールで便失禁がなくなると更衣に応じた．
- 話題を変えることで固執している事柄から離れるように関わる．
  （例）入浴可能な時間であれば「お風呂に行きましょう」と声掛けすることで気分が変わり，入浴後の更衣ができた．
- 誘因となったきっかけを確認し，それを避けるように関わる．
  （例）朝食の後に着替えをする習慣の患者に対し，別の時間に更衣を促したところ拒否されたが，朝食後に促したら更衣できた．
- 気分転換できる物や人を明らかにして落ち着く環境を設定する．
  （例）女性看護師では嫌がり拒否するが，男性看護師や訓練士だと介入がスムーズに行えた．
- キーパーソンなど信頼している人を中心にして介入するように協力を得る．
  （例）配偶者や子どもからの声掛けだとスムーズに更衣できた．

脱抑制によって介護者を無視することがあるが，このときに医療者が威圧的な関わりや否定的な態度をとってしまうと，患者の暴力的な言動を悪化させるため，わかりやすく丁寧な言葉で説明し，否定せずに対応する．関わりを通して援助方法を探す．固執の場合と同様，介入結果を評価しながら援助方法を見出していく．次のような援助方法が考えられる．

- 怒りや無視につながるものが何か観察し，対応する．
  （例）靴が気に入らず，患者が愛用している靴に替えることで次の行動を行うことができた．
- 否定的な態度や不快感を与える態度をとらない．
  （例）「着替えましょう」という声掛けから，「就寝時間になりましたので，着替えていただけませんか」という声掛けに変えたところスムーズに行動できた．
- 話題を変え，興奮状態を取り除く．環境や場所，関わる人を替える．
  （例）男性看護師が更衣を促すと怒り出したが，女性看護師に交代したら促しに応じた．
- その人が納得できる方法で説明し，無理強いしない．
  （例）言葉で説明した際には理解できなかったが，服を見せながら「着替えます」と促すと行動できた．

②衣服を適切に選ぶことや着脱する順序がわからない場合

個々の患者の状況に合わせて関わりながら援助方法を探していく．次のような援助方法が考えられる．

- 失語があり訴えられない場合には，症状に合わせたコミュニケーション手段を用いる．
  （例）パジャマやTシャツを見せて，着脱のしぐさをしながら伝える．
- どの服に着替えたらよいかわからない場合には，衣類一式を準備する．
  （例）患者が把握できる場所に必要な衣類を着用順に1セット出す（図1）．
- 着用方法がわからない場合には，ベッドに上着を背中側が上になるように広げる．衣類が平面化することにより位置感覚がつかみやすくなる（図2, 3, 4）．
  （例）「ベッドに広げてみましょう」と促す．
- 更衣する時刻がわからない場合には，時計を見ることを習慣化する．窓の外の景色を見るように促したり，予定表を提示したりして更衣時刻を把握できるようにする（図5, 6, 7）．
  （例）窓の外の朝日を見ながら「朝になりました．着替えましょう」などと声掛けを行う．
- 半側空間無視がある場合には，無視側を認知したり意識したりできるように，リボンやワッペンをつけるとよい．上着がズボンからはみ出していたり，襟が整っていないなど着衣に乱れがある時には鏡を見るように促し，意識できるようにする．
- 最初は複雑なボタンのついた服やファスナーのある服，襟や袖が狭く，頭や手足を通しにくい服は避け，着脱しやすいTシャツやトレーナーなど伸縮性がある材質で，1サイズ上のものを選ぶ．
- 無気力で衣服や更衣に関心がもてない場合には，患者のお気に入りの服を選び，意欲をもてるようにし，更衣できたときにはほめたり励ましたりすることで，患者の成功体験を増やし，達成感を得られるように関わる．
  （例）患者のお気に入りのキャラクターの入ったTシャツやお気に入りの色や形の服を準備

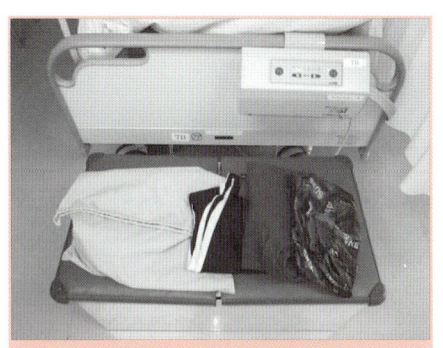

2- 日常生活行動に対する看護　　81

図1　衣装ケースの上に着替え一式を準備する

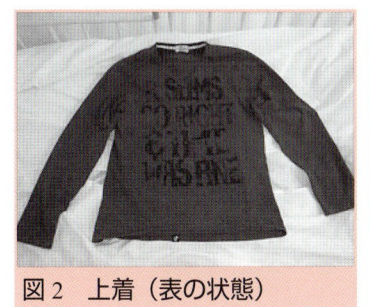

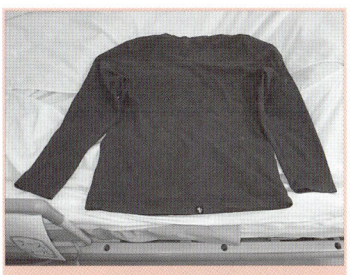

図2　上着（表の状態）

図3　ベッドに背中側を向けた状態にして上着を準備する

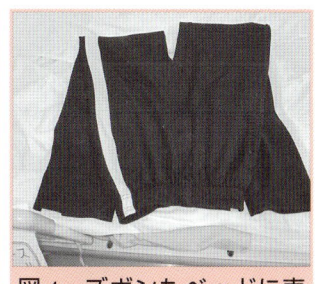

図4　ズボンもベッドに表にして準備する

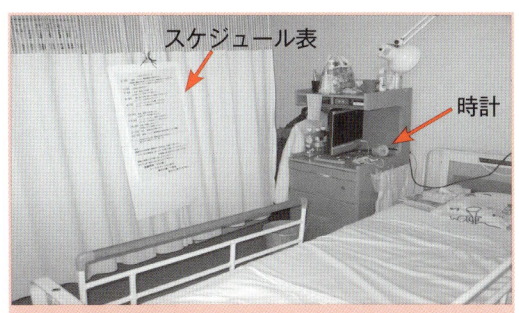

図5　常に視界に入るところにスケジュール表や時計を置く

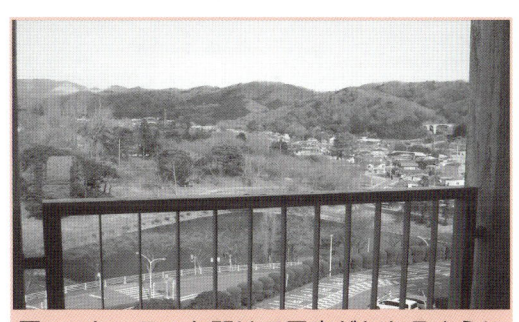

図6　カーテンを開けて昼夜がわかるようにする

```
 7:00    起床　訓練着に着替える　トイレ，洗面する
 7:50    朝食　食堂に行く　歯磨きしトイレに行く
 8:45    朝の会　食堂に行く　スケジュールに沿って訓練へ
10:00    お茶を飲む　食堂に行く
11:50    昼食　食堂に行く　スケジュールに沿って訓練へ
13:00    風呂（月・木）
15:00    お茶を飲む　食堂に行く
17:50    夕食　歯磨きをしトイレに行く
19:00    更衣（寝衣に着替える）
```
図7　スケジュールの例

したところ，更衣できるようになった．

③**衣服の管理ができない場合**

脱抑制や注意障害，記憶障害などがあると，自分が着たい服が見つからない場合にイライラしてしまい，興奮状態を引き起こすことがある．次のような援助方法が考えられる．

- 服が収納場所から取り出せない場合は，視覚的に収納場所がわかるようにラベルを貼付する（図8，9）．
  （例）決まった場所に決まった衣類を収納できるようにして，「ここに靴下がはいっていますよ」と声掛けすることで，患者と衣服を確認しやすくなる．

- 清潔な衣類の区別ができない場合には，視覚的にわかりやすい洗濯袋やかごを用意して，脱衣時にすぐ入れられるようにする．
  （例）「汚れものは洗濯かごに入れていきましょうね」と声掛けすることで，患者が衣服を確認しやすくなる．

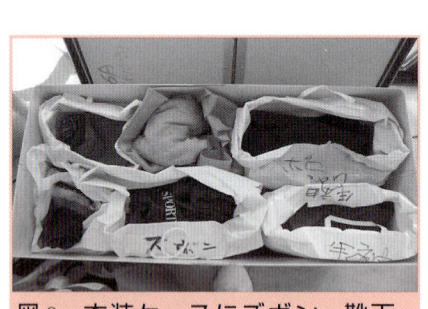

図8 衣装ケースにズボン・靴下・上衣で紙袋を使用して区別している

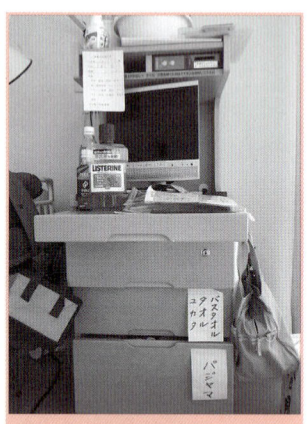

図9 どこに何が入っているかメモで表示する

4）他職種との連携

PTやOTと関節可動域や動作の確認を行い，更衣動作がスムーズに行えるように進めていく．また，心理療法士や言語療法士などとは患者の心理状態やコミュニケーション能力などの情報を共有して，患者に効果的な働きかけができるようにする．

5) 事例展開

D氏. 70歳代.
[診断名] 脳挫傷（左前頭葉，側頭葉），急性硬膜下血腫，外傷性脳損傷後遺症，左鎖骨骨折
[障害名] 高次脳機能障害（軽度の感覚性失語，見当識障害，記憶障害，注意障害）

(1) 更衣に関するアセスメント

情報	アセスメント	看護問題
[入院時] 見当識障害，注意障害，記憶障害が著明で混乱が強い． 思い込んだことの修正は困難である．場所や人，物の認知ができず，病室や場所がわからない． MMSEなどは検査を拒み，評価できていない． D氏が何を言っているかはわかるが，ほかの人が話した内容は理解できていない様子である． [ADL] 基本的にひとりで行えるが，いつどこで何をしていいのかわからない． 更衣：更衣したことを記憶しておらず，訓練や何かあるごとに更衣をしている． どこに何を収納したのか記憶できず，衣服を探しまわって更衣に必要な衣服が準備できない． 汚れた衣服の区別ができず，同じ衣服を着続けている． 更衣を促すと，怒りだしたり拒否をする． 廊下などで衣服を脱ぎ始めてしまう．	見当識障害により時間や場所の把握ができず，記憶障害や注意障害により衣服の収納場所や更衣を行ったことを覚えていない．衣服の判別ができないために，適正に更衣が行えていない．また，失語症により状況の把握が困難であり，更衣動作をさらに阻害させる要因となっている．	# 更衣セルフケア不足 ①適切な時間に更衣できない ②清潔な衣服への更衣ができない ③適切な場所で更衣ができない

(2) 看護展開

<看護問題>　　#　更衣セルフケア不足
　　　　　　　　(1) 適切な時間に更衣ができない
　　　　　　　　(2) 清潔な衣服への更衣ができない
　　　　　　　　(3) 適切な場所で更衣ができない

<目　　標>　　(1) 朝と夜に更衣ができる
　　　　　　　　(2) 清潔な衣服への更衣ができる
　　　　　　　　(3) 適切な場所で更衣ができる

計画	実施	評価
O-Plan ①更衣の実施状況 ・衣服を収納場所から出して準備することができるか ・朝・夕の適切な時間のみに更衣しているか ・自室のカーテンの中で更衣しているか ・汚れた衣服と清潔な衣服を区別して取り扱っているか ・洗濯から戻ってきた衣服を一定の場所に収納することができるか ②そのほかの ADL の実施状況 ③見当識障害，記憶障害，注意障害の改善状況 ④ D 氏の言動，表情，医療者が話した言葉の理解度 T-Plan ①更衣する時間をベッドサイドに表示する ②時間が把握できるように時計を置いたり，外の景色（朝日や夕日）を見ることを促す ③更衣の時間がきたら声を掛ける ④看護師が衣服を管理し，次に着替える衣服一式をセットする ⑤自室で更衣ができる環境にする（プライバシーが守られる場所で声を掛ける） ⑥洗濯袋を用意して，脱衣時にすぐ入れられるようにする ⑦どこに何を収納するか決めて，ラベルを貼る	看護師が衣服を管理したところ，1日に何度も更衣を繰り返すことはなくなり，夜は寝衣へ，朝起きたら洋服へと清潔な衣服に更衣するようになった． 自室に時計を置いても，時間になったから自ら着替えをするという姿はなく，声掛けが必要であった． 衣服を見せながら自室で更衣を促していったところ，廊下で脱ぎ始めることはなくなった．	看護師が衣服を管理したことで，服を選ぶことの混乱がなくなり，清潔な衣服を着ることができるようになった．また，更衣の時間を示して声をかけることで，適切な時間に更衣することが可能となった． しかし，まだ時間の観念が確実ではなく，継続的な声掛けが必要である．

5　移動

　高次脳機能障害をもつ人は，身体的な障害はないにもかかわらず，注意障害や遂行機能障害，認知障害，発動性の低下，脱抑制，記憶障害などによって目的の場所にスムーズにたどり着くことができないことがある．また，自分が高次脳機能障害であるということや入院しているという認識がないと，無断で離院したり，離棟したりすることもある．このため，個々の患者にみられる高次脳機能障害の症状を把握し，患者の安全を守ることが重要である．

1) アセスメントの視点

　個々の患者の背景にある高次脳機能障害の症状を把握して，場所の認知や目的地までの移動能力と所要時間などの一連の動作を，全介助から自立までの5段階（1：できない，2：一緒に行えばできる，3：見守り・助言があれば修正しながらできる，4：声掛けでできる，5：ひとりできる）で評価する（表1）．また，入院時に離院・離棟アセスメントシートを用いて情報収集を行う（表2）．

アセスメントの視点	情報収集項目	背景となる障害 （疑われる高次脳機能障害）
①受傷前の状況はどのようであったか	・移動方法，手段 ・活動範囲	
②受傷後の変化はあるか	目的地への到着状況 （例） ・自分が入院していることがわかるか ・自分が現在どこにいるのかわかるか ・どこに行こうとしているのか，何をしようとしているのかがわかるか ・途中で気になることがあり，そちらに注意を向けているうちに，どこに行こうとしているのかわからなくなり，そのまま留まってしまう，あるいは別のところに行く ・途中でほかの人についていき，目的地につけない ・促されてもその場所から動こうとしない ・左側を無視する，気づかないことによって道を曲がれない，道を間違える	見当識障害，認知障害 記憶障害，地誌的障害 記憶障害 注意障害，記憶障害 固執 半側空間無視

	移動の様子 （例） ・移動時にはナースコールで看護師を呼ぶように伝えても忘れてしまう	記憶障害
	・車いすへの移乗，操作の手順がわからない	遂行機能障害，記憶障害
	・補装具・装具の付けかたがわからない ・車いすを適切な位置へ設置できない	構成障害
	・車いすを駆動中，人や物にぶつかる ・車いすを駆動中，右側に寄っていく ・ぶつかっても方向を変えずに進もうとする ・車いすの左側ブレーキをかける／はずす，フットレストの上げ下げを忘れる ・ブレーキやフットレストを忘れたまま座ったり，立ち上がったりする	半側空間無視
	・障害物に気づかない	注意障害
	・歩行中，話しかけると立ち止まる（同時に２つのことができない） ・初めの一歩が出ない，途中で足がすくむ	失行
③離院・離棟のリスクはあるか	・過去の離院・離棟の経験 ・医療者がどう関わっても激怒し離棟を繰り返す	脱抑制
	・自分の気持ちやしたいことを他者に伝えられない ・他者の話を聞いたり説明を聞いたりしたことを理解できない ・アセスメントシートの項目（表2）参照 ・離院・離棟につながりやすい状況（表3）の項目参照	失語
④移動を妨げる要因はないか	・麻痺や関節可動域の制限	
⑤障害を理解し対応しているか	・本人の障害に対する理解度・対応 ・家族の障害に対する理解度・対応	

■ 表1　移動の評価

1：できない（駆動ができず，全介助が必要である）
2：一緒に行えばできる（一緒に付き添っての誘導が必要である）
3：見守り・助言があれば修正しながらできる（記憶障害や注意障害などがあって，途中でどこへ行こうとしているかわからなくなり別のところへ行ってしまうが，ヒントなどの助言があれば目的地まで移動できる）
4：声掛けでできる（何時にどこに移動すればよいか判断できないが，声を掛けられれば目的地まで移動できる）
5：ひとりでできる（時間通りに目的地まで移動できる）

■ 表2　離院・離棟アセスメントシート

定期的に評価日を設定し，主治医とともにアセスメントする．

分類		内容	※評価—ひとつでも○があれば要注意　評価日（月日）　/　/　/　/　/　/　/
離院・離棟歴		過去の入院で離院・離棟したことがある	
認知障害	病識の欠如	何のために入院しているかがわからない	
		発言と行動の乖離がある	
		外泊後の帰宅願望が強い	
		面会後の家族追従または帰宅願望が強い．	
	見当識障害	時間がわからない	
		場所がわからない（トイレ，訓練室，病棟がどこにあるかわからずに迷う）．	
	理解力低下	コミュニケーションがうまくとれず，意思疎通が図れない	
		身体の安全確保ができない　自分の置かれている状態が安全か否か判断できない　危険に晒されていても理解できない	
情動面と行動の障害	不穏	感情・気分にむらがあり，落ち着きがない	
	脱抑制	物事に衝動的で抑制がきかない　ちょっとしたことをきっかけに怒りやすい	
		署名⇒	

神奈川リハビリテーション病院　看護局

2) よくある看護問題

＃1　病識がないことにより離棟や離院のおそれがある
＃2　固執や脱抑制により移動を拒否する
＃3　記憶障害，地誌的障害，半側空間無視があることで道に迷う
＃4　身体損傷リスク状態

3) 看護援助

(1) 病識がないことにより離院や離棟のおそれがある

家族に対し，離院・離棟の可能性があることを医師から十分に説明し，離院・離棟防止対策の同意書に署名を得たうえで，医師や家族とともに対策を考える．次のような援助方法がある．

■ 表3　離院・離棟につながりやすい状況

①入院当日
・前病院と思いこみ，歩き回ってしまう．
・家族が帰った後，置いていかれたように思って後を追う．
・知らないところにいる不安から出て行こうとする．
②外泊
・外泊から帰院した直後や外泊前などの週末は，落ち着かない状態になりやすい．
・初回外泊後はとくに離棟の可能性が高い．
・家族が帰った後，置いていかれたように思い後を追う．
③家族の面会
・家族との話の中に帰宅願望を強くする内容があった（学校・友達・会社関係）．
・約束の面会日に家族が来ないと，待つことができず，探しにいこうと出てしまう．
④その他
・訓練・トイレ・会社・自宅などへ行こうとする．
・朝食前後・昼食前後・訓練終了後・夕食前後など，看護師の業務が繁雑になる時間帯に落ち着かなくなり，患者の行動範囲が広がる．

- 患者が安心でき落ち着ける場所になるように身の回りの環境を患者とともに整える．
  （例）慣れ親しんだものを床頭台やベッドサイドなど身近に置く（図1）．
- 部屋の前にネームプレートや目印になる人形を置いて，居室の確認をする（図2）．
- トイレ・浴室のマーク付きののれん・ポスターなどを掲示し，一緒に場所の確認をする（図3，4）．
- 週日は機能訓練に取り組み，週末は外泊し家庭で過ごすなど，生活にめりはりをつける．
- ナースコールや職員に関する情報を絵や写真でわかりやすく掲示する（図5）．
- 離院・離棟の予防用具を活用する．
- 患者の名前，顔写真に加え，性格などを記載した「特徴書」を作成し，病院玄関の守衛室や

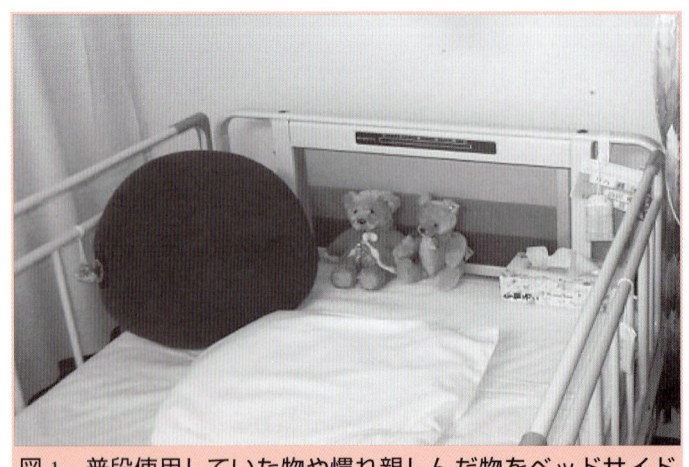

図1　普段使用していた物や慣れ親しんだ物をベッドサイドに置き，落ち着ける空間に調整する

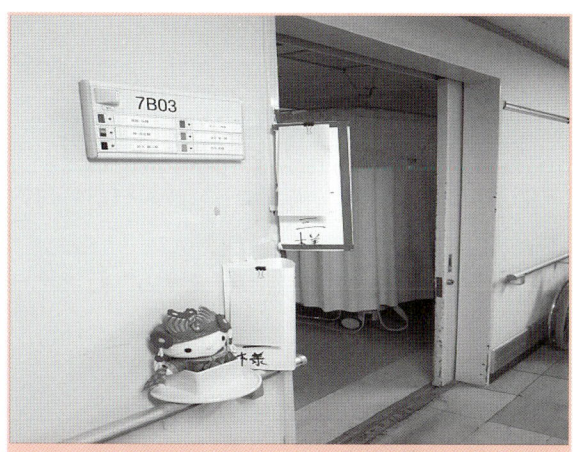

図2　部屋の前に目印になる人形を置いたり，ネームプレートを掲げる

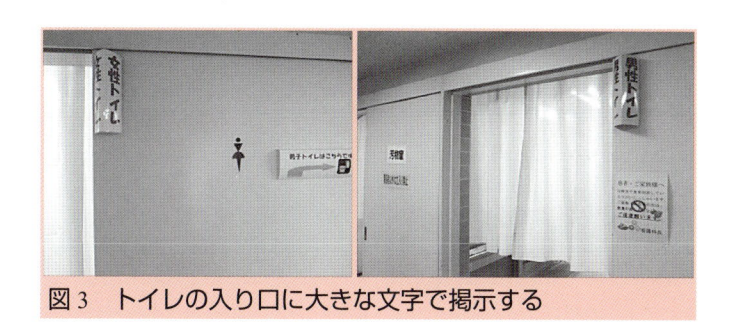

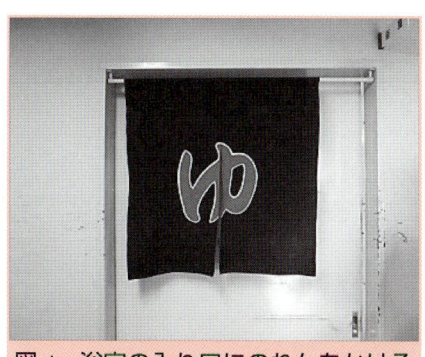

図3　トイレの入り口に大きな文字で掲示する

図4　浴室の入り口にのれんをかける

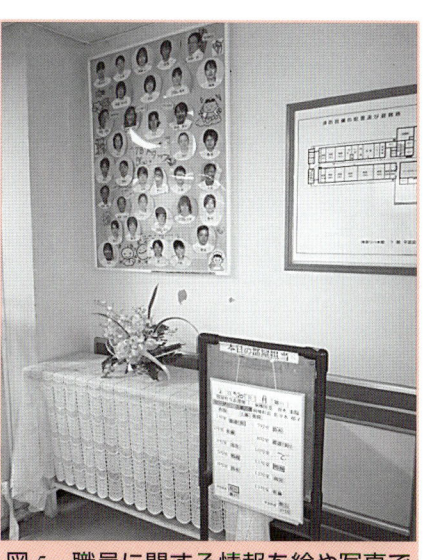

図5　職員に関する情報を絵や写真でわかりやすく掲示する

各病棟に配布しておく．
- 患者にGPSセンサー，GPS付き携帯電話，アクセスコールの発信器（図6，7）を所持してもらい，「大切なお守りなので，肌身離さず持っていてくださいね」と説明する（発信器とは伝えない）．
- 1時間ごとに所在確認（図8）することや時間ごと（7時，12時，17時，21時，1時）の服装チェックなども検討する（図9）．
- 病棟入り口や廊下などに離棟しにくい構造上の工夫をする（図10，11）．

(2) 固執や脱抑制により移動を拒否する

患者が固執していることに看護師もこだわって関わり続けていると，さらに固執が助長され興奮状況になり援助拒否につながる．脱抑制の時には医療者が威圧的な関わりや否定的な態度をとることにより，暴言や暴力につながることがある．患者が理解しやすい表現を用いて話題転換や気分転換を図り，肯定的に関わっていく．

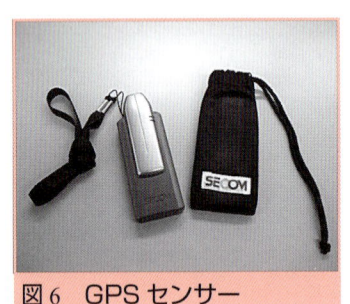

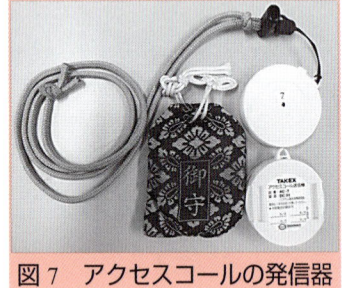

図6 GPSセンサー

図7 アクセスコールの発信器

図8 1時間ごとに所在と服装チェック

図9 時間ごとに服装チェック

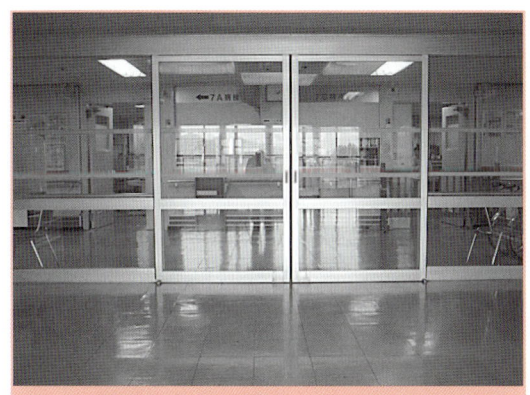

図10　透明スライド扉にして見た目では出入り口とわからないようにしている

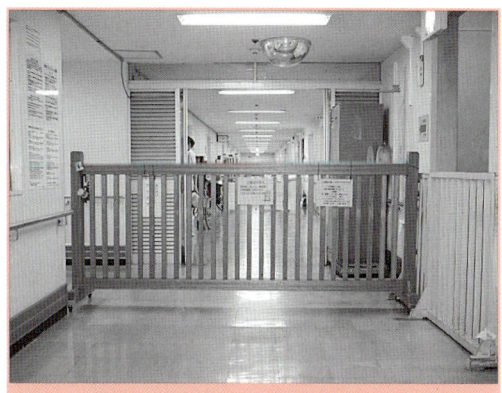

図11　廊下の途中に木柵を設置してそのままでは出られないようになっている

　どの対応が有効なのかはわからないので，関わりを通して援助方法を探る．次のような援助方法がある．
- こだわっていることは何かを観察し，否定せずに受容的な態度で話を聞く．
  （例）常に仕事のことを考えて「調整が必要だから」と怒りながら離棟を繰り返していた患者に，男性看護師が部下役になり，対応することで落ち着いた．
- 執着している事柄から気持ちが離れるように話題を変える．
  （例）「息子のために食事をつくりに帰らなくてはいけない」と廊下をうろうろしていたが，夕食時間となり，食堂に誘導すると夕食を食べ，気持ちがリセットされて病棟で過ごせた．
- 誘因となったきっかけを確認し，それを避ける．
  （例）犯罪に関するニュースを見て「家の状況が心配だから帰りたい」と言い出したため，バラエティ番組を見るようにすると行動が落ち着いた．
- 気分転換できることや人物を明らかにして，落ち着ける環境にする
  （例）男性看護師だと落ち着かないが，女性看護師が対応すると落ち着く．
- キーパーソンなど信頼している人を中心に介入してもらうように協力を得る．
  （例）看護師や医師では激怒し離棟を繰り返していたが，妻と話をすることで落ち着いて行動できた．
- 怒り，無視につながる事柄を観察し，攻撃的な強い口調や指示，命令，禁止的で威圧的な関わりを避ける．
  （例）飲水量が足りない患者にお茶を勧めると怒り出し，「帰るから」と言うが，大好きなコーヒーを勧めたところゆっくり過ごせるようになった．
- 否定的な態度や不快感を与える態度をとらない．
  （例）「やっていただけますか？」「薬を飲んでいただけますか？」と依頼する口調で話すと，自ら行動できた．
- 話題を変えて興奮状態を取り除く，また，人や場所などの環境を変えるようにする．

（例）病室にいると落ち着かないが，ナースステーションで看護師といると落ち着く．
・物事を行う時には患者が納得できるように説明し，無理強いをしない．
　　（例）カレンダーに家族が来る日を記入してもらい，離棟行動が見られるときには一緒にカレンダーを見て確認すると納得できた．

（3）記憶障害，地誌的障害，半側空間無視があることにより道に迷う

　はじめは患者に対しどのような対応が有効なのかわからないため，関わりを通して援助方法を探る．
(1) 掲示されたものを見て行動する習慣をつけるよう促す
　書面や絵，マーク，色など患者の理解できるものを利用する（図12）．字が読めない場合は，絵や色をたどって目的地へ行けるように誘導し，ひとりで行く成功体験をつくる．
　　（例）訓練室へ行く順路を視覚的に示す．
　　　訓練ごとに順路を示す矢印の色を変えて表示する．色をたどっていくと，着いたところが目指す訓練室となるように掲示する．立位，座位の視線の位置の左右・中央に掲示する．
(2) メモを見る，携帯電話を活用することを習慣化する
①病院－自宅間の往復の順路をメモにする．
　・公共交通手段の乗継経路，その後の順路について，目印となるものなどを一緒に作成する．
②自宅まで同行し，経路のポイントとなるところで，印象的な風景を携帯電話のカメラ機能を用いて撮影する．撮影した写真を携帯電話に保存する．
(3) 困った時の対応手段を獲得できるようにする
①「迷ったら確認する」の意識づけを繰り返す．
　・メモを見る，携帯電話で確認する，人に聞くなどの訓練を行う．
　　（例）自宅へ帰る途中，道に迷ってしまったが，携帯電話で確認することが習慣化できていたために，家族に連絡することができた．家族が電話で誘導し，自宅へたどり着くことができた．

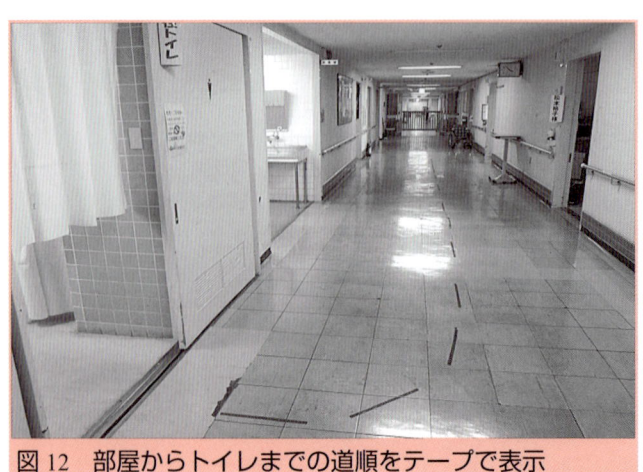

図12　部屋からトイレまでの道順をテープで表示

②手がかり手段のメモ，書面をもっていることを忘れてしまう場合は，メモや書面をパスケースに入れて首から下げておく．
- 入院中，訓練に行く時に迷ったらパスケースの中の書面を見る習慣をつける．

(4) 身体損傷リスク状態

半側空間無視が認められる場合，身体損傷のリスクを防ぐために，意識を無視のある側に向かうように掲示物の活用や誘導，声掛けを行う．はじめはどのような対応が有効なのかわからないため，関わりを通して援助方法を探る．

(1) 環境を整える
①ベッドの周囲，部屋を整理し，余分なものは置かないようにする．
②患者が使い慣れている物を使用する．使用する順番を示すポスターを掲示したり，パンフレットなどにして活用できるようにする．ポスターや指示書は，患者が理解できるものにする．

(2) 段階的に反復して行う
- 手本を示し，模倣してもらう→一緒に行う→口頭指示によって行ってもらう→手順書を見て行ってもらうというように段階的に進める．

(3) 空間無視がある側に意識および顔が向くように声掛けし，行動を促していく
①トイレやベッドへの移動時，歩行時，車いす移動時には，床にテープで停止位置の目印をつける．
②車いすのブレーキを意識させる．
- ブレーキを見落とす場合は，ブレーキの柄を目立つようにする．視界に入る長さに延長するなど，PTやOTに依頼する．
- 視覚的に意識できるように，ベッド，トイレの便器の前に，「ブレーキをかけましょう」という絵入りのポスターを掲示する．
③車いすのフットレフトを意識させる．
- フットレストを上げずに立ち上がってしまうことがあるため，ベッドやトイレの便器の前などに掲示を行う．
④杖歩行の場合，視界に入る一定の位置に杖ホルダーを設置する．
⑤麻痺側上肢を意識させる．
- 車いす乗車時には，麻痺側にクッションやカットテーブルを設置し，麻痺側の上肢を載せて安全な位置におくとともに，視界に入るようにする．
⑥確認作業を声に出して行い，注意を促す．

4) 他職種との連携

移動動作がスムーズに行えるように，PTやOTと関節可動域や歩行状態の確認をする．また，患者のコミュニケーション能力を向上させ，効果的に働きかけられるように心理療法士や言語療法士と情報を共有していく．

5) 事例展開

E氏．40歳代．
［診断名］脳挫傷（右前頭葉），急性硬膜下血腫，びまん性軸索損傷，外傷性脳損傷後遺症，右上腕骨近位粉砕骨折（鎖骨骨折，肩峰骨折，肩甲骨骨折），左鎖骨骨折
［障害名］高次脳機能障害（見当識障害，記憶障害）

(1) 移動に関するアセスメント

情報	分析	看護問題
［入院時］ 場所を尋ねると「リハビリテーション病院」と答える． 「帰ってやらなければいけないことがたくさんある」「携帯電話を家に置いてきた．着信がたくさん来ているはずだから，帰って確かめないといけない」など，いろいろな理由をつけて家に帰りたがる． 財布などを入れたビニール袋を持ち，病棟内をうろうろとさまよいながら歩き回る． 「お前ら（両親）が強制的に入院させている」「早く退院させろ」と言い，両親に暴力を振るっている． ［ADL］ 歩行可能． MMSE：19点/30点 WAIS-Ⅲ：全IQ 74	なぜ自分が入院しなくてはならないかということが理解できておらず，帰宅願望が強い．歩行能力に問題がなく，離棟の危険性が高い．	＃　離棟のおそれがある

(2) 看護展開

<看護問題>　# 離棟のおそれがある
<目　　標>　離棟することなく過ごせる

計画	実施	評価
O-Plan ①行動の様子 ②行動パターン ③病識，帰宅願望の程度，精神状態 ④離院・離棟アセスメントシートで評価する T-Plan ①気分が落ち着く環境に整える ②特徴書を作成し，病院玄関の守衛室や各病棟に配布する ③アクセスコールを所持してもらう ④1時間ごとに所在確認する ⑤7時，12時，17時，21時，1時に所在確認・服装チェックを実施する ⑥家族へ離院・離棟対策について説明し，同意を得る	アクセスコールの所持により，看護師に無断で病棟外に出ようとしたときは，病棟を出る前に行動を制止することができた．しかし，アクセスコールを外して病棟外に出てしまうこともあり，すぐに捜索し，所在確認をした．また，両親の面会時はけんかになり，落ち着かない様子でうろうろする姿がみられた．両親に面会時の対応や声掛けについて指導を行い，安定できるように一緒に行動を見守った．帰ってやらなければならないことを一緒に書面にて整理した．携帯電話の操作は時間を決めて行った．これらによりうろうろすることはなくなった．	未然に防ぐことができたこともあったが，アクセスコールを失くしてしまうことや外してしまうことにより病棟外に出てしまうことがあった．アクセスコールを確実に所持しているのかの確認を行い，身につけることを認識できるように関わっていく． 患者が気にかけていることについて，ひとつずつ整理し対応することにより行動が安定するようになった．

6 コミュニケーション

　他者との意思疎通にはコミュニケーション能力が必要であるが，高次脳機能障害をもつ人は失語症などの障害がなくても，自分の思いをまとめられず相手に伝えられないことや，相手の意思をとらえられず，双方に誤解が生じて人間関係がうまく結べないことが多い．コミュニケーションは社会生活に欠かせないものだけに，患者のストレスは大きい．このため，入院時にさまざまなコミュニケーション場面を観察して，意思疎通をスムーズに図れるように援助することが大切である．

1) アセスメントの視点

　コミュニケーションは，相手の話を聞いて理解するという受け取りと，自分の意思を相手に伝えるという発信で成り立つ．失語症に限らず，注意障害，記憶障害，遂行機能障害，認知障害などによってもコミュニケーションはとりにくくなるため，それらの障害の有無や程度を確認することが必要である．

　アセスメントは，言語的なコミュニケーションをとる（会話）場面だけでなく，あらゆる日常生活場面や各種検査（MMSE，WAIS-Ⅲ）のデータなどから総合的に行う．

アセスメントの視点	情報収集項目	背景となる障害 （疑われる高次脳機能障害）
①受傷前のコミュニケーション状況はどうであったか	・受傷前の社会性や社交性（人づきあいの状況） ・他者とのコミュニケーショントラブルの有無・内容	
②受傷後の変化はあるか	話題や相手の話への集中 （例） ・会話に集中できず，ソワソワする ・会話の途中で疲れてしまう ・話を聞きながらメモを取るというような同時に2つのことができない ・何の話をしているのかわからなくなり，相手を無視したり，ほかのことに注意が向いてしまう	注意障害，記憶障害
	会話に対する意欲 （例） ・疲れやすく会話もしないで，一日中ボーッとしている ・表情に乏しく，動作が緩慢	意欲・発動性の低下

	聞き取りや表出の問題の有無 （例） ・相手の話が理解できない ・集団での会話，テレビや新聞で取り上げられている内容を正しく理解することができない ・自分の言いたいことが言えない ・返事や反応が的確ではなく，とんちんかんな受け答えになる ・話の要点が絞れず，回りくどい表現になったり，徐々に話がそれてしまう ・左側から話しかけても応じない	失語症 記憶障害 思考の混乱 半側空間無視	
	状況に応じた会話 （例） ・言葉や文章を文字通りにしか理解できない（間接的な意味が理解できない） ・相手の感情を理解できない ・会話の内容がその時の話題や雰囲気，タイミングにあっていない ・状況を考えず発言や行動をしてしまう ・些細なことにこだわる ・ユーモアがない，ユーモアがわからない	右脳の損傷	
	自分をコントロールしながらのコミュニケーション （例） ・一方的に自分の言いたいことだけを話す ・少しの時間でも待てずに，腹を立て大声を出す ・同じことを繰り返し話し，会話が成立しない ・聞き手の立場に立った表現ができない ・共感性が低い	脱抑制，固執	
③コミュニケーションに影響する神経心理学的問題はあるか	・知能検査（WAIS-Ⅲなど） ・失語症の検査		
④障害を理解し，対応しているか	・ジェスチャーや表情などの非言語的コミュニケーションを用いているか ・他者との関係をとるときに，自分の特性を理解して注意を払っているか ・本人が自分のコミュニケーションや対人関係の取りかたをどのようにとらえているか ・患者のコミュニケーションに対する家族の理解度や思い		

2) よくある看護問題

＃1　言語的コミュニケーション障害
＃2　社会的孤立

3) 看護援助

(1) 言語的コミュニケーション障害

a．発信の障害に対する援助

①聞きかたを工夫する
- 話の要点を絞れない，遠回りになり徐々に話がそれてしまう場合は，聞き手側が話題を戻すように関わり，傾聴する．
- せかさず，ゆっくり，辛抱強く聞く．

②意図を読み取る
- 壁に頭をぶつける，拒否をする，奇声を上げるなどの独自の表現を行う場合は，体動や発声時に行動を観察し，本人の訴えを正しく把握する．
- 身振り，指差しなどの表現から伝えたいことを推測する．

③表出を誘導する
- 使いやすい表現手段を見出す（単語での発語，絵・文字・文を指差す，絵・文字・文を書くなど）．
- 漢字，ひらがな，カタカナ，英語，ローマ字など理解できる表記，言語を探す．
- 言いたい言葉がなかなか見つからない場合，わかっていても先回りして言ってしまわない．なかなか言えそうにない時は，「はい」「いいえ」で答えられるように質問を工夫したり，いろいろな手がかりを与える．
- 言いたい言葉と違う言葉が出てしまう場合（話の流れから誤りがわかる場合）は，状況から伝えようとした言葉を推測し，訂正せずにそのまま続ける．状況から察してもわからない場合は，文字や絵で書き示して確認する．
- 伝えたいことが正しく把握できているか，「～ですね」と反復提示して確認する．
- 書字面では，日記や献立をノートに書いたり，簡単なメモをとるよう促す．

b．受け取りの障害に対する援助

①環境を整える
- 注意障害がある場合は，静かな環境を設定し，注意喚起して聞く準備ができてから話しかける．

②話しかけかたを工夫する
- 相手に合わせた適切な速度で話しかける．
- 短く，わかりやすい言葉ではっきり話す．

- 具体的な内容で話す．話題を急に変えない．
- うなずきや首振りをしていても理解が不十分なこともあるので，理解の程度を確認しながら話を進める．
- 一度で理解できない時は，繰り返し話す．また，伝えかたを工夫する．

③言語以外の手段を用いる
- 情報を補っていくための方法として，顔の表情などを手がかりとして利用したり，絵，写真，ジェスチャーを使って話す．
- 実物を示したり，実際にその場に行って話す．

c．コミュニケーションを補助する手段を用いる
- 文字盤（一般的な50音文字盤，キーボード付文字盤，透明文字盤）やコミュニケーションボード（よく使う単語を掲載したボード，イラストで示したボード），コミュニケーションノート（ノート形式，紙芝居形式），手紙，パソコン，意思伝達装置（トーキングエイド）などを用いる．
- 家族や周囲の人とは連絡帳で情報の共有を図る．

(2) 社会的孤立
a．対人関係の形成を促進する
①環境を整える
- 最初に，ひとりで静かに過ごせる場所，または集団のなかで穏やかに過ごせる場所を提供する．個室がよいか，2人床，4人床，6人床などの病室がよいか本人に選択してもらう．
- はじめは部屋の扉を閉めている状態から扉を開放していく状態へと段階を経ながら進める．30分，1時間と時間を決めて扉を開放し，延長していく．カーテンの場合も開閉を同様に行う．
- 日常生活音によって混乱する場合は，静かな環境から日常的な音を徐々に聞かせ，音に対する反応を整理しながら，音に慣れるようにしていく．
- 活動の場を，病院，市街地，店舗，学校，会社などへと徐々に広げていく．
- 屋内から屋外へ出られるように，反応を見ながら徐々に誘導を行っていく．
- 自家用車，タクシー，バス，電車，飛行機などの乗車を段階的に試みて，反応を整理しながら公共交通機関を利用できるようにする．

②他者の協力を得る
- 家族，友人などの協力を得て，他者と同じ空間にいることの反応を観察する．空間を共有する人を1人，2人から徐々に増やしていき，集団のなかで過ごせるようにする．
- 男性／女性に対する反応を観察し，反応の少ない性別の人と関わるようにする．
- 高齢者／成人／小児／乳幼児との関わりを観察し，関わりを深めていけるようにする．
- 家族のなかでの対人関係づくりができるように対応する．その後，友人との関係づくり，初対面の人との関係づくりができるように，他者の協力を得る．

b．対人関係の阻害因子を軽減する

①拒否や興奮，感情コントロールが困難な場合
- 好む環境を本人に選択してもらい，調整する．
- 時間を置き，人を変えて関わる．

②相手に対して拒否反応を示している場合
  a．阻害している因子を整理する．
    - どんな言葉に反応を示すのか
    - 相手との以前の関係性，好み
    - 子どもの声，泣き声，高齢者の声など，音に対する反応
  b．怒り，恐れにつながるものが何かを明らかにして関わる．
    - 攻撃的な強い口調や指示，命令，禁止語の使用，威圧的な関わりをしないようにする．
  c．記憶障害などで忘れてしまう場合は，紙面に提示して理解できるようにする．

4）他職種との連携

- コミュニケーションに関する各職種の対応を統一する．
- 対人関係においては，同じ訓練担当者が同じ時間帯で関わる．
- 性別による反応の違いが大きい場合は，性別を限定して関わる．
- 訓練時，ほかの患者，訓練担当者の年齢によって反応の違いが大きい場合は，訓練時間や担当者を調整する．
- 小児，乳幼児の声，泣き声に反応する場合や，若い女性に興味を持ち，訓練に集中できないなどの場合は，部屋を変える，時間帯を変更するなどして対応する．
- 言語訓練，心理療法訓練への家族の参加を促し，訓練担当者と連携をとりながら対応方法を指導する．

5) 事例展開

F氏，20歳，女性．学生．
［受傷時］GCS：E2V2M3
［診断名］外傷性脳損傷
［障害名］高次脳機能障害，左片麻痺
［既往歴］なし
［現病歴］
交通事故で受傷し，救急搬送時の意識レベルはJCS 100であった．頭部CTの結果，左急性硬膜下血腫と診断され，開頭血腫除去術と内外減圧術を施行した．急性期の治療が終了し，高次脳機能障害の評価およびリハビリテーション目的で入院となった．

(1) コミュニケーションに関するアセスメント

情報	アセスメント	看護問題
［入院時］ 意識レベル：JCS 3 T 36.6℃，P 70回/分，Bp 110/60 mmHg，SpO₂ 99% 身長163 cm，体重47.85 kg，BMI 18.3 ［ADL］ 食事：全粥・刻み食（1,400 kcal），経口摂取 排泄：トイレ，尿器，オムツ使用 移動：車いすと杖歩行可 コミュニケーション：言語・ジェスチャーで可．他者の話を聞くことが難しい．一方的に話をしてしまい，気になったことを繰り返し話し続ける．対人関係を形成しにくい MMSE：15点/30点 WAIS-Ⅲ：全IQ 89，言語性IQ 56，動作性IQ 79 ［家族］両親兄と4人家族 ［キーパーソン・主たる介護者］母	一方的に話をしてしまう．保続があることでコミュニケーションが困難である．また，感情コントロールができないことにより，対人関係をうまく築くことができない．	# コミュニケーション障害，感情コントロールがうまくいかない（脱抑制・固執）ことにより対人関係を形成できない

(2) 看護展開

<看護問題> ＃ コミュニケーション障害，感情コントロールがうまくいかない（脱抑制・固執）ことにより対人関係を形成できない

<目　　標> 感情をコントロールしてコミュニケーションがとれる

計画	実施・結果	評価
O-Plan ①どのようにコミュニケーションをとっているか ・相手の話を聞いているか ・感情をコントロールしながら会話しているか ・一方的な話しかたになっていないか ・同じことを何度も繰り返していないか ②主な訴えの内容 ③会話をする時の表情，態度，仕草，反応 ④言語障害とその治療・検査に対する患者・家族の反応 ⑤家族の思い，期待 T-Plan ①会話に集中できる場を設定する ②話すための時間を十分にとり，会話をせかさない ③挨拶を言葉で示すように促す ④「はい」「いいえ」で答えられるように質問形式を工夫する ⑤適切な表現ができない時は，ヒントを与える ⑥患者同士で交流できる場を設定する ⑦「後先や状況を考えず発言をしてしまう，少しの時間でも待てずに腹を立て大声を出してしまう，些細なことにこだわり続ける」などの時は，怒ったりせず，何が問題か整理できるように誘導する ⑧興奮している時は，場所や話題を変えて興奮が収まるのを待つ ⑨発言の合間に「一時停止」するように促す E-Plan ①家族に対し，ゆとりある関わり，傾聴する姿勢をとることを指導する	入院時より「はい」「いいえ」で答えられるよう質問形式を工夫する，ヒントを与えて患者の訴えを引き出す，メモで対応するなどの関わりを統一した．F氏は混乱することなく，医療者とコミュニケーションをとることができた．しかし，他者との交流はできず，相手の話を聞くことができなかった．また，人の話に興味を示さず，自らの訴えを繰り返す状況が続いていたため，時間を空けて，伝えたいことを整理しながら，何に興味をもっているのかを考慮し，F氏の興味を引くように働きかけた．これにより興奮することが少なくなり，落ち着いた状態で会話ができるようになった．	統一した関わりを行っていくことにより，コミュニケーションをとる条件が整えられた． 感情をコントロールできるようにするためには，問題の整理をするよう促し，興奮時は対応する人を代える，時間を空けるなどの関わりが効果的であった． 傾聴の姿勢を示しながら関係性を築くことを心掛けていくことで，コミュニケーションをとることができるようになった．

■ 文献

1) 小山珠美, 所 和彦：脳血管障害による高次脳機能障害ナーシングガイド. 日総研出版, 2001.
2) 大橋正洋：脳損傷のリハビリテーション高次脳機能障害支援 病院から在宅へ，そしてその先へ. 医歯薬出版, 2011.
3) 神奈川リハビリテーション病院：脳外傷リハビリテーションマニュアル. 医学書院, 2001.
4) 石鍋圭子, 野々村典子：専門性を高める継続教育 リハビリテーション看護実践テキスト. 医歯薬出版, 2008.
5) 野嶋佐由美, 渡辺祐子：家族看護 特集リハビリテーションにおける家族看護. 日本看護協会出版会, 2007.
6) 石合純夫：高次脳機能障害学. 医歯薬出版, 2007.
7) 奥宮暁子, 金城利雄, 石川ふみよ：リハビリテーション看護. メディカ出版, 2010.
8) 毛束真知子：絵でわかる言語障害—言葉のメカニズムから対応まで, 学習研究社, 2002.
9) 久保健彦編：言語聴覚療法シリーズ16 AAC. 建帛社, 2000.

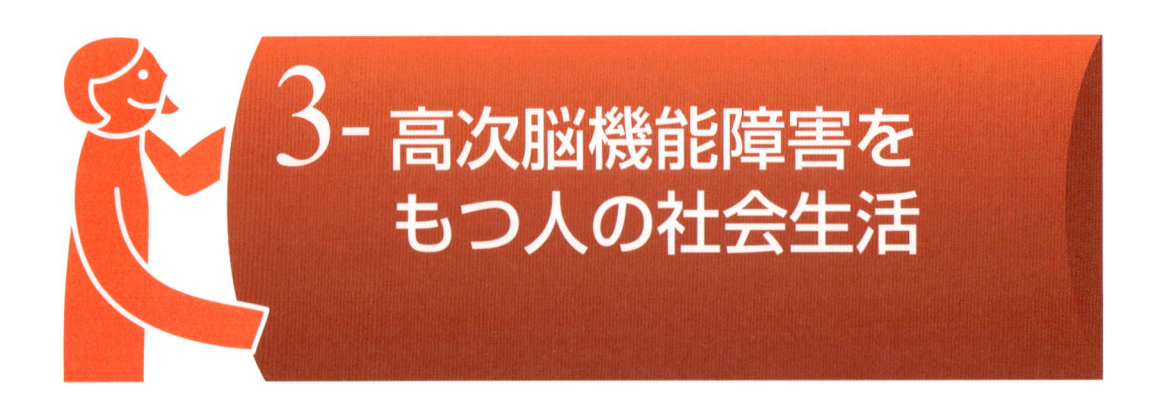

3 - 高次脳機能障害をもつ人の社会生活

　高次脳機能障害は，外見上，障害が目立たないことや患者自身も障害を十分に認識できていないことが多く，入院生活だけでなく在宅生活や社会活動の場面（職場や学校，家庭生活，社会生活）で問題が生じやすい．入院時より社会生活のなかで予測される問題をとらえ，社会復帰へ向けて環境調整をしていくことが重要である．

1) アセスメントの視点

アセスメントの視点	情報収集項目	背景となる障害（疑われる高次脳機能障害）
①受傷前の社会生活の状況はどうか	・就学，就業していたか ・学習態度，学業成績などの就学状況 ・職種，業務内容，勤務形態，仕事ぶりなどの就業状況 ・家庭，学校，職場，地域における活動状況 ・家庭，学校，職場，地域における対人関係 ・精神・心理的状態	
②社会生活を困難にする要因はどの程度あるか	・新しいことが覚えられない ・同じ間違いを繰り返す ・約束を守れない，約束を忘れてしまう ・作り話をする ・同じことを何度も繰り返し聞いてくる ・約束の時間に間に合わない ・頼まれたことが約束どおりにできない ・頼まれたことを途中で投げ出してしまう ・初めてのことを依頼するとできない	記憶障害 遂行機能障害

	・一つひとつにこだわり修正がきかない	固執
	・場面が切り替わると混乱しやすい	
	・すでに場面が切り変わっていても「さっきこう言ったよね，言っていることが違うじゃない？」と執拗に責める	
	・我慢できない，じっとしていられないなど感情のコントロールができない	脱抑制，衝動性，感情制御不良
	・ほかの人の気持ちを汲むことができない	
	・思うようにならないと怒鳴ったり，医療従事者や家族に暴力を振るったりする	
	・他人に付きまとって迷惑な行為をする	
	・他者から言われないと何もしない	発動性の低下
	・自分の障害について自覚がない	病態失認
	・何も問題がないと受け止めており，「どこも悪くないから退院して会社へ復帰する」「外泊時に車を運転したい」などと言う	
③退院後の在宅生活の準備・調整が整っているか	・家族の障害に関する理解度 ・家族の受け入れ状況 ・家族の援助方法に関する理解度 ・外泊訓練を実施するうえでのサポート状況や問題点 ・在宅生活を開始するうえでの人的・物的環境の準備状況	
④学校や職場での準備・調整が整っているか	・学校や職場の人々の障害に関する理解度 ・学校や職場での受け入れ状況 ・教師・友人，同僚などの対応方法に関する理解度 ・復学・就学・復職・就業するうえでの人的・物的環境の整備状況	

2) よくある看護問題

#1 対人関係がうまくいかない
#2 復学・復職が困難

　高次脳機能障害をもつ人は，記憶障害，社会的行動障害（固執），脱抑制があることで社会生活において対人関係がうまくいかないことが多い．また，病識の欠如があることで社会生活に適応できず復学・復職困難をきたしやすい．

3) 看護援助

入院生活だけでなく退院後も患者自身が主体的に社会のなかで活動できるよう，学校や職場の協力による体験実習を行い，評価・調整しながら継続的に支援していく必要がある．以下，神奈川リハビリテーション病院で行っている看護援助について記載する．

(1) 入院時から退院前までの援助

❶ 疾病・障害に関する説明

入院時には主治医から家族に対し，疾病・障害について説明する．神奈川リハビリテーション病院では，入院後4週・8週・12週のクリニカルパス会議後に，医師から家族に対し患者の状況と今後の方針について説明する．

❷ 外泊の調整

家族のサポート能力を把握し，入院直後から患者・家族を交えて面談を行い，家族の受け入れ状況を把握する．入院期間中に外泊訓練を行ううえで，サポート状況を把握し，外泊に向けての問題点を検討して外泊時に困らないように調整する．

❸ 家族に対する教育指導

入院期間中に，患者の家族を対象とした家族講座「トーク＆トーク」（月1回，90分）への参加を促す．「トーク＆トーク」（図1）の目的は，家族が高次脳機能障害について理解し，家族間の交流のきっかけを提供することである．医師，看護師，PT，OT，臨床心理士それぞれの立場から，脳損傷による障害および対応についての講義を行う．医師からは，主に高次脳機能障害の症状，リハビリテーション，高次脳機能障害の患者への対応のヒントについて説明する．

家族からの質問は，以下のような内容が多く，家族が患者の対応に困惑していることがうかがえる．

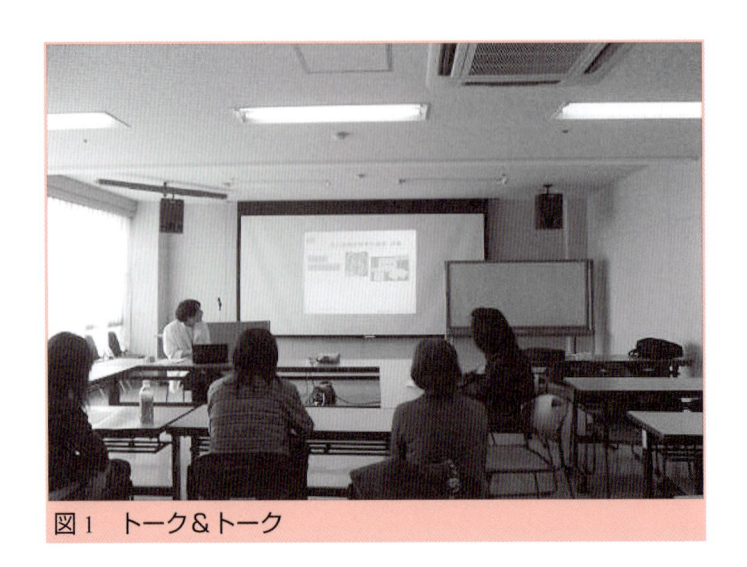

図1　トーク＆トーク

- 病気を認識するのは本人が一番後だといわれているが，最終的に到達するのか
- 「復職したい」との訴えに，今はまだできないことを伝えるが，うまく納得してもらう方法はないか
- 退院後は患者を24時間みていなければいけないのか
- 同じ質問を繰り返ししてくるが，どう対応したらいいか
- 患者の進歩がなく，記憶があいまいでもどかしいが，どうなのか
- 突然怒り出すことに対し，どう対応していけばよいか

入院直後は混乱していた家族も，家族講座で質問したり，体験などの思いを語り合うことによって，患者を理解することができ，家族講座は情報交換の場となる．

❹ 介護指導

看護師は入院時の主治医からの説明に同席し，患者・家族の抱えている問題を明らかにし，外泊へ向けての準備や退院後の生活を想定した環境調整を図る．入院時の看護計画における教育指導計画を患者・家族に提示し，同意を得る．

入院後4週・8週・12週の時期に，クリニカルパス会議で脳損傷クリニカルパス用紙（表1）を用い，他職種との情報交換を行う．各クリニカルパス会議で話し合われたリハビリテーションの目標に沿って看護計画を修正，展開する．在宅生活に向けては，家族に対して疾病・高次脳機能障害に関する知識の提供，ADLの介助方法の指導，社会資源に関する情報提供，地域へ情報（看護サマリー）提供を行う．

❺ 学校・仕事・在宅復帰の準備・調整

復学や復職，在宅への復帰に向けて入院期間中にできることを準備調整する．看護師は，患者の状態を把握し，患者・家族の意向を確認したうえでMSWと連携しながら学校や職場との調整を行う．

復学に向けては，入院中に外泊しながら試験登校をすることがある．週1日から週2〜3日と登校回数を増やし，学校生活に慣らしていく．試験登校にはMSWが同行する場合もある．試験登校では，通学方法，学校内の移動手段，サポート体制，学校の設備などを評価する．学習についていけるか，対人関係での問題はないかなどについて，学校側と情報を共有する．外泊から帰院した後は，心身の変化がないかを把握する．

復職に向けては，職業リハビリテーション部門で職業能力を評価する．就職や復職に向けた支援の開始条件には，①医学的に安定していること，②生活が安定していること，③通勤ができること，④体力があること，⑤就職・復職する意識があること，⑥仕事ができること，⑦人間関係が適切にとれることがあげられている[1]．就職や地域生活へ向けて訓練・相談を行う．

(2) 外来通院時期の援助

❶ 通院グループ訓練（通院プログラム）

高次脳機能障害をもつ患者は，外見上健常者と見分けがつかず，ADLは自立しているが社会参加が困難なことが多い．神奈川リハビリテーション病院では，通院グループ訓練（通院プログラム）を行っている．

■ 表1　脳損傷クリニカルパス　初回入院（機能訓練）12週コース

	当日顔合わせ 月　　日	1 wk ミーティング 月　　日	4 wk ミーティング 月　　日
時間	入院当日〜入院3日目	入院4日〜入院7日目	入院8日〜4週まで
全体の流れ	□入院評価期間	□初期情報交換期間	□評価・訓練期間
医師 担当 （　　　）	□入院時評価・診察 □病棟リスク管理指示 ○離院・離棟への対策 ○転倒への対策 □食事方法への指示 □投薬方法への指示 □各種対策への同意書 □リハビリテーション処方 □入院時検査依頼 □入院時治療計画の説明 □服薬指導依頼 □栄養指導依頼 □介護指導入院の適応判断 □リハ総合実施計画書（初回）	□リハ処方追加変更 □リスク管理指示変更 □予後予測 □病棟環境をわかりやすく指示 □リハスケジュールの調整 □朝の確認訓練指示	□リハ処方追加変更 □リスク管理指示変更 □病棟環境の評価 □退院へ向けてのプラン検討 □リハ総合実施計画書（1ヵ月） □外泊訓練準備
看護 担当 （　　　）	□日常生活自立度評価 □入院時看護計画の説明 □入院時情報収集・説明 ○食事方法 ○内服方法 ○適切なスケジュール表，メモの確認 ○離院・離棟の既往，帰宅欲求 □離院・離棟への対策の説明 □転倒の対策の説明 □病棟内オリエンテーション □介護指導目的入院	□離院・離棟対策評価 □転倒対策評価 □病棟環境をわかりやすくする ○スケジュール表の設置 ○自室に目印の設置 ○道順をテープで明示 ○スケジュールをわかりやすくする ○朝の確認訓練への参加 ○適切なスケジュール表，メモの確認 □外泊情報収集	□離院・離棟対策評価 □転倒対策評価 □病棟環境再評価 □スケジュール表1日ごと・1週間ごとの評価 ○メモ帳 ○朝の確認訓練 □日常生活自立度評価 □外泊訓練準備 □評価資料作成 □送迎，声掛けの行動評価
調整科	□リハスケジュール調整 ○適切な訓練連絡票の提供 □会議日程確認・調整		
相談科（MSW） 担当 （　　　）	□福祉経済制度紹介 □課題整理	□訓練状況の把握 □家族面接 □課題解決策検討	□評価資料作成 □家屋評価日程調整 □外泊準備（制度運用・地域関係機関との調整）
理学療法（PT） 担当 （　　　）	□身体機能評価 □車いす適合チェック □移動手段チェック	□家屋情報収集 □リラクゼーション □運動療法	□評価資料作成 □外泊訓練準備 □リラクゼーション □運動療法
作業療法（OT） 担当 （　　　）	□身体機能評価 □日常生活関連動作評価 □日常生活動作評価	□家屋情報収集	□評価資料作成 □外泊訓練準備
言語療法（ST） 担当 （　　　）	□担当者決定（　　　　）	□簡易言語機能評価	□評価資料作成
心理（PT） 担当 （　　　）	□高次脳機能評価 □スケジュール表作成	□心理検査導入 　（神経心理学的検査など） □環境適応状況観察 　（スケジュール管理など） □認知リハビリテーション □心理評価/カウンセリング	□心理検査実施 □環境適応状況観察・調整 　（スケジュール管理など） □評価資料作成 □認知リハビリテーション □心理評価/カウンセリング
体育（RG） 担当 （　　　）	□担当者決定（　　　　）	□身体機能評価	□評価資料作成
機能（VR） 担当 （　　　）	□作業能力評価 　（身体機能・高次脳機能） □本人と面接		□評価資料作成 □担当者決定（　　　　　）
更正ホーム 担当			
通院 プログラム			
薬剤部 担当 （　　　）	□内服法・内容確認	□内服法・内容修正	
栄養部 担当 （　　　）	□食事法・内服確認 □栄養スクリーニング	□食事法・内服確認 □栄養アセスメント	

3- 高次脳機能障害をもつ人の社会生活

No.　　　　　　　　　　　　　　　疾患名

	6 wk ミーティング 　　　月　　　日	8 wk ミーティング 　　　月　　　日	退院予定日 　　　月　　　日
時間	4週目〜6週目まで	6週目〜8週目まで	8週目〜退院日まで（12週）
全体の流れ	□評価・訓練期間	□評価・訓練期間	□退院指導期間
医師 担当 （　　）	□評価結果の情報提供 　（ご本人，ご家族への） □リハ処方追加変更 □障害者手帳意見書作成 □外泊訓練指導	□リハ処方追加変更 □リスク管理指示変更 □病棟環境の評価 □在宅へ向けての家族指導 □退院後の利用資源確保 □退院先の指導 □リハ総合実施計画書（2カ月）	□家庭環境の確認 □社会資源の確認 ○復学/復職 ○福祉就労 ○通院リハ ○介護保険 □リハ総合実施計画書（3カ月） □診療情報提供書の作成 □退院診療計画書の説明
看護 担当 （　　）	□看護目標調整 □家屋環境評価 □ご家族の理解度評価 □外泊情報収集 □介護指導スケジュール作成 □病棟24時間介護経験	□離院・離棟対策評価 □転倒対策評価 □病棟環境再評価 □外泊情報収集評価 □日常生活自立度評価 □退院後フォロー先確認 □社会資源の決定 ○社会環境訓練の検討・評価 □家庭環境の確認 ○安全管理	□家庭環境の確認 ○安全管理 ○定期的な日課の確認 ○援助者の確認 □日常生活自立度評価 □退院時看護計画の説明
調整科			□退院予定日連絡
相談科（MSW） 担当 （　　）	□在宅への阻害因子検討 □地域資源の情報収集 □家屋環境評価・家庭訪問	□在宅社会資源の確認 □病院・更正施設間調整 □施設判定書依頼	□家族・地域との最終調整
理学療法（PT） 担当 （　　）	□家屋環境評価・家庭訪問 □家族指導 □装具選定 □外泊訓練指導 □リラクゼーション □運動療法	□家屋改造指導 □家族指導 □車椅子作成 □社会環境訓練 □リラクゼーション □運動療法	□家族指導 □ホームプログラム指導 □リラクゼーション □運動療法
作業療法（OT） 担当 （　　）	□日常生活関連動作評価 □日常生活動作評価 □家屋環境評価・家庭訪問 □家族指導 □外泊訓練指導	□ホームプログラム指導 □家屋改造指導 □介護用品選択 □家族指導 □日常生活動作評価	□日常生活関連動作評価 □日常生活動作評価 □家族指導
言語療法（ST） 担当 （　　）	□家族指導	□ホームプログラム指導	
心理（PT） 担当 （　　）	□在宅環境評価 □家族指導 □認知リハビリテーション □心理評価/カウンセリング	□在宅環境評価 □ホームプログラム指導 □認知リハビリテーション □心理評価/カウンセリング	
体育（RG） 担当 （　　）		□ホームプログラム指導	
機能（VR） 担当 （　　）		□職場環境調整	
更正ホーム 担当		□施設入所適応検討 □施設見学立会い	□入所申し込み
通院 プログラム		□プログラム適応検討 □プログラム見学	□プログラム日程決定
薬剤部 担当 （　　）	□服薬指導	□在宅での内服法確認	
栄養部 担当 （　　）	□栄養指導	□在宅での食事法確認	

利用対象は，以下の条件を満たす者である．
（ⅰ）高次脳機能障害があること
（ⅱ）歩行，車いすに関わらずADLがほぼ自立していること
（ⅲ）就労・就学を目標としていること

週2日，1日2〜3時間で，4カ月を1クールとしている．プログラムは，障害や社会制度について学習するコーディネーターセッション，対人技能訓練・職業技能訓練からなるソーシャルスキルトレーニング，運動・陶芸などの余暇を提供するアクティビティの提供の3つが柱となっている．

❷ 当事者団体の取り組み（共同事業室）

国による高次脳機能障害支援モデル事業の実施に伴って，病院内で家族会による相談事業が行われている．家族会の会員が来室者や電話での相談に対応している．家族会は，家族同士が悩みや体験を共有することや新加入者への情報提供，社会への情報発信などを行っている．

❸ 社会保障制度に関する情報提供

　a．障害者総合支援法

障害の程度やニーズに基づき，介護給付，訓練給付を受けることができる．高次脳機能障害は障害者手帳が必須ではなく，自立支援医療受給者証や診断書でも受給可能である．各市町村窓口で相談する．

　b．障害者手帳

以下の手帳の交付を受けることができる．
- 身体障害者手帳：身体障害がある場合
- 精神障害者保健福祉手帳：高次脳機能障害に伴う認知面の障害がある場合
- 知的障害者手帳（療育手帳）：受傷，発症が18歳未満で知的能力の低下がある場合

4）他職種との連携

以下，神奈川リハビリテーション病院での取り組みについて述べる．

(1) 入院初日の顔合わせ

入院初日に，主治医，看護師，PT，OT，臨床心理士，MSWと患者が顔合わせを行い，患者の入院時の状況や入院目的，リハビリテーション処方箋内容を確認し，情報を共有する．

(2) クリニカルパス会議

脳損傷クリニカルパス（表1）に沿って，入院後4週・8週・12週クリニカルパス会議で，主治医，看護師，PT，OT，ST，職能科職員，体育科職員，臨床心理士，MSWによる評価結果や経過を報告することで情報を共有し，方向性や治療方針を決定する．

このほか，医師をはじめとする各職種の代表が参加するクリニカルパスリーダー会議を毎週実施し，患者のリハビリテーションの方針や現状での問題点について話し合う．

(3) 家屋調査

自宅退院に向けて，PT, OT, 看護師，MSW などが自宅を訪問し，住宅改修の必要性や改修場所を検討するとともに，自宅のトイレや浴室を用いた日常生活援助方法を指導する．

(4) 朝の会

生活リズムを整える目的で，朝の訓練前の 15 分間，患者と各訓練を担当するセラピスト（PT, OT, ST），看護師とで朝の会を設けている．患者の参加を確認後，日付の確認，簡単な体操を実施し，スケジュール表で 1 日の訓練を確認する．その後，患者は，セラピストと訓練室へ向かう．訓練室だけで訓練をするのではなく，病棟でも協働しながら訓練を行っている．

(5) 余暇活動の支援

屋内および屋外でのレクリエーションを，他職種と連携して実施している．屋内レクリエーションは，七夕や秋のコンサート，クリスマス会など季節ごとに行っている．また，訓練のない時間に，バラエティー番組などの DVD 鑑賞会（図 2）を月 2 回行っている．これにより，それまで反応が少なかった患者に笑顔が見られたり，落ち着かなかった患者が集中して鑑賞するなど，効果がみられている．

屋外レクリエーションは，患者のリハビリテーションの一環として行われ，月 1 回外出の機会を提供するものである．喫茶店でお茶やケーキを注文し，日常訓練とは異なる環境を楽しんでもらうことで，社会環境適応訓練・対人交流の一助とする．

(6) 社会環境訓練

退院を見据えて，社会生活を送るための実地訓練を行う．PT, OT の付き添いでバスや電車の交通機関の乗りかた，切符の購入や乗車カードなどへのチャージ（入金）方法，買い物や電子マネーの使用方法などを体験する．

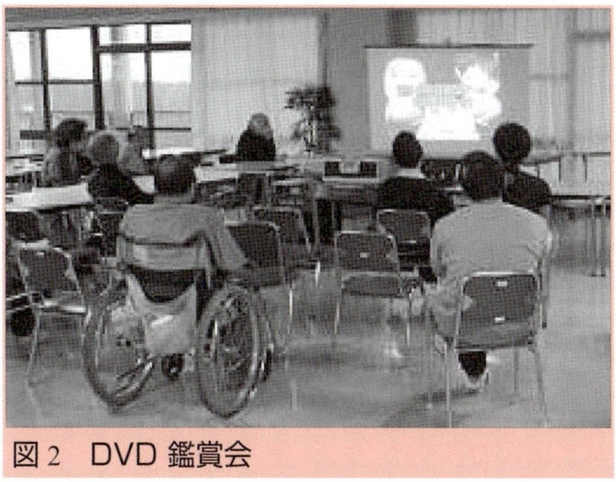

図 2　DVD 鑑賞会

(7) 学校・職場との調整

患者・家族から学校・職場の情報を確認し，他職種と連携を図りながら学校・職場とコンタクトをとる．学校・職場の人々に訓練を見学して患者の状況を見てもらうように要請したり，面接を行ったり，外泊の機会を活用して学校や職場に復帰したときの体験を行うことで，患者の受け入れがスムーズにいくよう支援する．

(8) 地域・福祉との調整

最終的に復学や復職が可能と考えられるケースでも，すぐに復帰が難しい場合は，地域の福祉施設への通所や，就労支援を目的とした職業リハビリテーションとして，外来通院によるグループ訓練に参加してもらう．

以上のように，入院中から退院後の社会生活を想定し，リハビリテーションの目標を共有して患者が落ち着いて生活できる環境や支援体制づくりを，他職種との連携のもとに推し進めていくことが大切である．

5) 事例展開

事例1

G氏，40歳代，男性．
［診断名］外傷性脳損傷（両前頭葉，側頭葉に広範囲挫傷）後遺症
［障害名］高次脳機能障害（記憶障害，固執，脱抑制）

(1) 社会生活に関するアセスメント

情報	分析	看護問題
［入院時］ 　意識レベル：GCS　E4V4M6 　ADL：自立している，FIM　108 　認知機能：MMSE　24点/30点 　知的機能：WAIS-Ⅲ　全IQ 78 　　　　　　言語性IQ 93，動作性IQ 67 　前病院で離棟が2回あり，入院時も「帰りたい」と何度も訴えている 　家族：キーパーソンは妻（毎日面会に来る予定） 　　妻は「外泊の受け入れは可能だが，ちょっとしたことで急に怒り出したり，こだわりが強くて精神的ストレスを感じている」「外泊時にどのように対応してよいかわからない．本当は家に帰ってきてほしくない．外泊になると私がとっても疲れる」と言う	固執や脱抑制があり，対人関係の構築や維持が困難である．妻は対応方法を理解できていないために，介護役割の遂行に困難を生じる危険がある．	＃　家族役割緊張リスク状態

(2) 看護展開

<看護問題>　＃　家族役割緊張リスク状態

<目　　標>　1．自ら感情コントロールができ，落ちついて過ごすことができる
　　　　　　2．家族の受け入れ準備が整う

計画	実施	評価
<O-Plan> ①言動，表情 ②固執，記憶障害，脱抑制の程度，興奮状態の有無 ③自分の状態に関する理解度 ④家族の面会，外泊の有無 ⑤家族の障害や対応方法に関する理解度 ⑥家族の受け入れ状況 <T-Plan> ①約束・ルールを守れるように働きかける ②興奮した時は，時間を空ける，場所を変える，対応する人を代えるなどの対応をする ③家族に週2回面会を依頼する ④毎週末の外泊を計画する <E-Plan> ①患者の障害と対応方法について家族に説明する	週末ではないのに外泊するつもりになっており，説明しても納得せず怒り出すことが多いため，主治医からも患者へ説明する．月～金は訓練があること，訓練後外泊を考えることを患者と約束する．初回の外泊では，「自由に風呂に入れてよかった」と表情が穏やかであった．バス・電車の交通機関を利用して外泊を施行した際は，最寄駅で妻に待機してもらい，帰宅時間や家を出た時間を家族と連絡しあうことで，無事に外泊することができた．家族は「外泊のたびに落ち着いて過ごせるようになった」と言っている．	外泊予定はないのに帰るつもりになっていることに対しては，ルールや約束を守ることで生活のリズムをつくり，週末に外泊するようにしたことで，離棟することはなかった．家族の協力を得て面会や外泊を進めていったことで，穏やかに過ごせるようになり，そのことで家族も患者を受け入れていくことができた．

事例2

H氏．10歳代．女性．高校生．
[診断名] 脳炎後遺症
[障害名] 高次脳機能障害（失語症），失調症，症候性てんかん

(1) 社会生活に関するアセスメント

情報	分析	看護問題
[入院時] 　意識レベル：GCS E4V4M6 　ADL：はほぼ自立している　FIM 103 　　　時々尿失禁することがあり，トイレ誘導を要する 　認知機能：MMSE 21点/30点 　知的機能：WAIS-Ⅲ 全IQ 47 言語性IQ 56, 動作性IQ 45 今回2回目の入院であり，前回の入院時は尿失禁やもの忘れが多かった 自分がどのような病気か理解できていない 訓練以外は自室で過ごしていることが多い 家族：「復学は厳しいと思います」	ADLはほぼ自立しているが，ときおり尿失禁がある．病識の欠如があり，知的能力も低下しているために，復学が困難であると考えられる．	＃　病識の欠如があり，復学が困難である．

(2) 看護展開

＜看護問題＞　#　病識の欠如があり復学が困難である．
＜目　　標＞　退院後の生活がイメージできる

計画	実施	評価
O-Plan ①表現方法，言動の変化 ②障害に関する理解度 ③復学の意思，希望 ④家族の反応や受け止め ⑤サポートシステム（教師，友人，友人の父母など） T-Plan ①家族の話を傾聴する ②治療や処置に対する情報を提供する ③家族の面会を勧め，精神的な支えとなるよう支援を求める ④トーク＆トークへ参加を促す ⑤外泊を行い，課題や問題を見出す ⑥外泊を繰り返し，問題の修正を行う ⑦長期的外泊（5日間）を実施する ⑧午前中は学校へ試験通学する ⑨学校ではマンツーマンで講義を受ける ⑩学校での課題や問題を見出す ⑪地域の福祉施設見学を行う E-Plan ①退院後のことで疑問や不安があったら，遠慮なく相談するように説明する ②復学の希望が実現するかどうか，試験通学を行って確認するよう説明する ③外泊時に課題が見つかったら，申し出るように説明する	復学に関して患者の意思を確認したところ，「学校へ行きたい」と泣き出したため，主治医から復学について，メリットとデメリットがあることを説明してもらった． 退院後の生活について主治医，看護師，MSWから患者・家族へ説明を行い，確認した． 外泊を行い，試験通学した結果，集中力は続かず，座学は厳しい状態であることがわかった． 福祉施設を見学するが，特に問題はみられず，週2〜3回活用していく予定となった．	試験通学の結果からすぐに復学は難しいことがわかり，地域の福祉施設の活用を行うこととなり，退院後の生活が具体化した．

■ 文献

1) 生方克之，大橋正洋，滝澤　学・他：地域生活の現状と課題．総合リハビリテーション，35(9)：881-886，2007．
2) 安部順子：高次脳機能障害．総合リハビリテーション，38(8)：723-727，2010．
3) 立神粧子：「脳損傷者通院プログラム」における前頭葉障害の定義．総合リハビリテーション，34(5)：487-492，2006．
4) 橋本圭司：わが国における現状と課題．総合リハビリテーション，37(1)：4-10，2009．
5) 大橋正洋，土屋辰夫，青木重陽・他：脳損傷のリハビリテーション高次脳機能障害支援　病院から在宅へ，そしてその先へ．医歯薬出版，2011．
6) 神奈川リハビリテーション病院脳外傷マニュアル編集委員会：脳外傷リハビリテーションマニュアル．2001．
7) 橋本圭司：高次脳機能障害　どのように対応するか．PHP研究所，1996．

4- 脳血管障害患者への看護

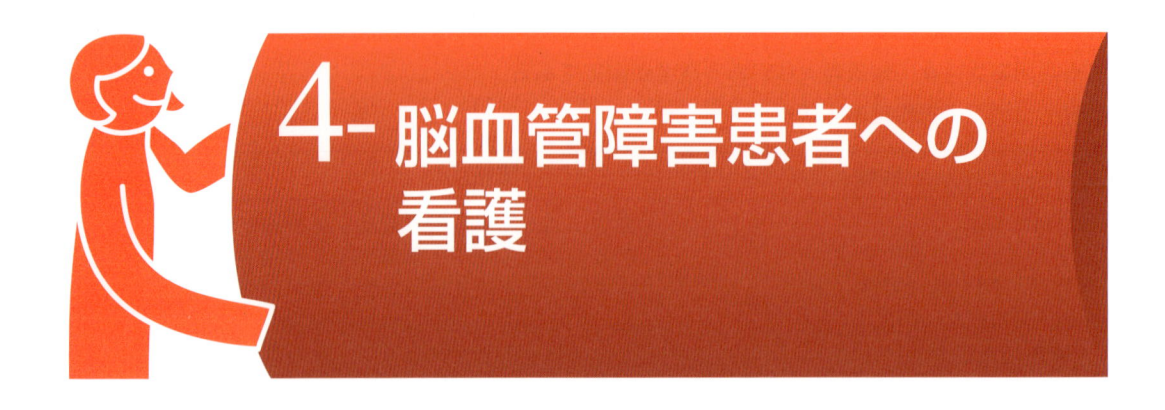

はじめに

　脳血管障害とは脳梗塞，脳出血，くも膜下出血の総称である．脳卒中データバンク2009[1]によれば，脳血管障害の内訳は脳梗塞75.4%，脳出血17.8%，くも膜下出血6.8%と報告されており，脳血管障害の入院時の神経症状は表1のとおりである．脳血管障害によって起こる高次脳機能障害は巣症状である失語，失認，失行，半側空間無視のほか，注意障害，記憶障害，遂行機能障害，行動と感情のコントロールの障害なども併存することが多い．特にくも膜下出血ではさまざまな高次脳機能障害が併存する割合が高くなる．

　本項では脳血管障害の回復過程において高次脳機能障害の看護をどのように行っていくかについて述べる．

■ 表1　脳血管障害における入院時神経症状（第5位まで抜粋）

	第1位	第2位	第3位	第4位	第5位
アテローム血栓性脳梗塞	片麻痺 (57.4%)	構音障害 (32.7%)	意識障害 (15.4%)	失語 (8.7%)	感覚障害 (8.3%)
心原性脳塞栓症	片麻痺 (55.3%)	意識障害 (37.3%)	失語 (19.9%)	構音障害 (18.3%)	半側空間無視 (5.7%)
ラクナ梗塞	片麻痺 (58.1%)	構音障害 (37.2%)	感覚障害 (14.4%)	歩行障害 (7.1%)	意識障害 (3.4%)
脳出血（脳動静脈奇形を除く）	片麻痺 (49.6%)	意識障害 (39.2%)	構音障害 (17.6%)	失語 (9.3%)	感覚障害 (9.3%)
くも膜下出血	頭痛 (47%)	意識障害 (41.8%)	嘔気・嘔吐 (24.4%)	片麻痺 (6.7%)	四肢麻痺 (3.7%)

（小林祥泰編：脳卒中データバンク2009．p.33，中山書店，2009．より）

1 脳血管障害の病状経過

1) 脳血管障害急性期の状態

(1) 脳梗塞

　脳梗塞の範囲が大脳半球の広範囲に及ぶ場合や，脳幹部の梗塞などでは生命の危機が考えられる．脳梗塞はラクナ梗塞，アテローム血栓性脳梗塞，心原性脳塞栓症に大別される．

　ラクナ梗塞は梗塞の範囲が小さく，症状も重篤でないことが多いので高次脳機能障害が出現することは少ない．

　心原性脳塞栓症の場合，症状からおおよその梗塞巣の部位が特定できる．しかし，脳浮腫がピークとなる発症後2～3日目までは症状が進行する場合がある．血圧の変動が激しくなることも考えられ，血圧低下による再梗塞や，血圧上昇により梗塞部位の再開通による出血性梗塞となることも考えられる．

　脳梗塞の急性期の治療としては，2005年より血栓溶解療法が保険適応となり，頻繁に行われるようになった．脳卒中治療ガイドラインでも血栓性の脳梗塞においては経静脈的投与による血栓溶解療法は，3時間以内で「グレードA：強く勧める」，6時間以内で「グレードB：行ったほうがよい」治療法となった．しかし，発症から3時間以内に病院に到着し，また治療が開始できるのは全体の2～3％であり，すべての人が受けられる標準的な治療とはなっていない．また，脳血流がすでに低下している場合や急に血流が再開することによる副作用として脳出血のリスクが高いことも知られている．このことから，血栓溶解療法を行った場合には特に症状の悪化に注意する必要がある．

　脳梗塞による高次脳機能障害はその部位により巣症状としての失語，失認，失行，半側空間無視などが多く認められる．血流支配域による臨床症状は表2のとおりである．これに加え，急性期には意識障害を伴った注意障害や記憶障害を認めることが多く，はっきりとした症状は把握しにくい．表2からわかるように，中大脳領域の脳梗塞では高次脳機能障害を認めることが多く，また重症となりやすい．

(2) 脳出血

　脳出血の原因は高血圧や脳動静脈奇形（AVM）によるものがある．AVMによる脳出血は若年者に多い特徴がある．ここでは脳出血の7割以上を占める高血圧性脳出血について主に述べる．

　脳出血は出血部位により頻度や症状が異なる．被殻出血が最も多く45～50％，次に視床出血20～30％，橋出血，小脳出血，皮質下出血がそれぞれ10％程度である．脳出血の部位と症状について表3に示す．

　脳出血は出血部位と出血量が病状に影響する．出血量が多く手術可能な部位の場合，手術療法

■ 表2 血管別にみる脳梗塞の特徴と症状

血管	症状
頸動脈領域	
内頸動脈	対側の顔面，腕，下肢の麻痺 対側の顔面，腕，下肢の感覚障害 優位半球：失語 非優位半球：失行，失認，片側無視 同名半盲
中大脳動脈	片麻痺（対側の顔面，腕，下肢は腕より軽いことが多い） 対側の感覚障害（麻痺と同領域） 優位半球：失語 同名半盲
前大脳動脈	対側下肢の麻痺 歩行障害 足趾，下肢の感覚障害 意欲低下 自発性の欠如，緩慢さ，周囲への興味の欠如，情動変化の乏しさ 固執，健忘のような認知障害 尿失禁
椎骨・脳底動脈領域	
椎骨動脈	ワレンベルグ症候群 めまい 眼振 嚥下障害および構音障害 顔面，鼻，眼の疼痛 同側顔面のしびれと麻痺 歩行障害（ふらつき），失調 不器用さ
脳底動脈	四肢麻痺 閉じこめ症候群（まれに） 顔面，舌，咽頭の筋肉の脱力
前下小脳動脈	めまい，悪心，嘔吐，耳鳴，眼振 同側：側方共同性注視の不全麻痺 ホルネル症候群 小脳症状（運動失調，眼振） 対側：体幹および四肢の痛覚・温感障害
後下小脳動脈	悪心，嘔吐 嚥下障害，構音障害 水平眼振 同側：ホルネル症候群 小脳症状（運動失調，めまい） 対側：体幹および四肢の痛覚・温度覚消失
後大脳動脈	
末梢領域	同名半盲 記憶障害 固執，健忘のような認知障害 視覚障害
中枢領域	視床：感覚障害，自発痛，企図振戦，不全麻痺 大脳脚：ウェーバー症候群（対側片麻痺と動眼神経麻痺） 脳幹：共同性注視，眼振，瞳孔異常，運動失調

■ 表3　脳出血の部位と症状

出血部位	働き	症状
被殻	知覚刺激の情報の分析・認識	出血部位と反対側の片麻痺，感覚障害
	共同運動の中枢	出血部位と同側の共同偏視
	大脳の活性化（上行性網様体賦活系との連絡）	左半球（優位半球）：失語症 右半球（非優位半球）：失行，失認
視床	自律神経の調整 （血管の収縮・拡張，血圧，脈拍，汗・消化液の分泌，消化管の蠕動など）	出血部位と反対側の片麻痺，感覚障害 瞳孔異常 脳室への穿破：水頭症
橋	大脳皮質，小脳との連絡	呼吸障害
	錐体路の連絡	昏睡 除脳硬直 瞳孔縮小 閉じこめ症候群 側方眼球運動障害
小脳	運動の調整	悪心・嘔吐，めまい，起立・歩行障害
	共同運動	脳幹への圧迫により意識障害
	姿勢の保持（平衡機能）	運動失調
皮質下		
前頭葉		頭痛，反対側の感覚障害・顔面麻痺，不全麻痺
後頭葉		同名半盲
側頭葉		感覚性失語，視野障害

が選択される．被殻出血では血腫量が30ml以上で手術適応とされる．しかし，視床出血や橋出血の重症例では治療のいかんを問わず治療の効果を上げることは難しい．

　高血圧性脳出血の急性期では高血圧が原因の場合，特に出血量が時間経過とともに増大し，症状が悪化する可能性がある．血腫が増大すれば，脳ヘルニアの可能性も高くなる．特に小脳出血では大孔ヘルニアなど生命危機に直結する場合もある．

　したがって，血腫の増大に伴う症状変化への対応と出血を最小とするための血圧の管理が重要である．脳卒中治療ガイドラインによれば脳出血急性期の血圧は，収縮期血圧180mmHg未満または平均血圧130mmHg未満を維持することを目標とすることが示されている．

(3) くも膜下出血

　くも膜下出血は脳動脈瘤の破裂によるものがほとんどだが，もやもや病などの血管の奇形も原因となる．発症は「バットで殴られたような」「これまで経験したことのない」頭痛を伴うことが多いとされる．したがって，歩いて来院した場合でも頭痛の訴えがある場合は注意を要する．病院に到着後も生命危機は続き，高率に脳動脈瘤破裂の再出血（再破裂）を起こす．再出血を起こすとその予後は不良となる．くも膜下出血の重症度分類にはHunt & Kosnik (H & K) 分類（表4），World Federation of Neurologic Surgeons (WFNS) 分類（表5）などがある．いずれもグレードⅤまでで示され，グレードが上がるほど予後は不良となる．20%程度は発症後すぐに

■ 表4　Hunt & Kosnik（H & K）分類

grade	症状
Grade0	非破裂動脈瘤
Grade1	無症状，または軽度の頭痛と項部硬直
Grade1a	急性の髄膜刺激症状はないが神経脱落症状が固定
Grade2	中等度以上の頭痛，項部硬直はあるが脳神経麻痺以外の神経脱落症状はない
Grade3	傾眠，錯乱，または軽度の神経脱落症状
Grade4	昏迷，中等度の片麻痺，除脳硬直のはじまり，自律神経障害
Grade5	深昏睡，除脳硬直，瀕死状態

■ 表5　World Federation of Neurologic Surgeons（WFNS）分類

重症度	GCSスコア	主要な局所神経症状
grade I	15	なし
grade II	14-13	なし
grade III	14-13	あり
grade IV	12-7	不問
grade V	6-3	不問

■ 表6　動脈瘤破裂による影響

破裂部位	出血の拡散	神経症状
前交通動脈	大脳縦裂，交叉槽，脚間槽，シルビウス裂など	一側または両側下肢の一過性麻痺，精神症状，無動性無言，無為
中大脳動脈	同側　シルビウス裂が中心，脳内出血となることもある	片麻痺，失語
眼動脈起始部の内頸動脈	鞍上槽（ペンタゴン所見）	一側の失明や視力障害
海綿静脈洞部の内頸動脈	鞍上槽（ペンタゴン所見）	目の奥の痛み
内頸動脈 - 後交通動脈分枝部	鞍上槽（ペンタゴン所見）	一側の動眼神経麻痺
脳底および椎骨動脈	左右対称に迂回槽，脚間槽，橋槽が中心	動眼，外転，滑車，三叉神経障害，下部脳幹神経障害

死亡に至るとされる．

　脳動脈瘤は血管の分岐部に発生する．前大脳動脈の動脈瘤が最も多く，次に内頸動脈瘤，中大脳動脈瘤の順である．椎骨動脈系（後大脳動脈系）のほうが動脈瘤のサイズが大きく，予後が不良と報告されている．しかし，再出血のリスクは動脈瘤のサイズには関連がない．動脈瘤破裂の影響について表6にまとめた．出血の拡散の状態は動脈瘤の大きさや向きなどによっても影響を受ける．また，血管攣縮による脳虚血は必ずしも出血が拡散した部位に起こるとは限らない．そのためくも膜下出血は脳梗塞や脳出血と異なり，多様な症状を呈する．

　くも膜下出血の急性期の目標は，動脈瘤の処理前の安静・鎮静と早期の手術療法による再出血の予防である．脳卒中治療ガイドラインによれば手術療法は出血後72時間以内に行うことが望

ましい．手術療法を行う前はちょっとした刺激で血圧が変動し，再出血の危険性が高いため，絶対安静が望ましく，時に鎮静剤を用いた鎮静を行う．しかし，絶対安静はかえってストレスを増大し血圧上昇を招くこともあり，安静・鎮静の方法は変化しつつある．いずれにせよ，血圧の変動を最小限にするような配慮が必要である．

手術療法は開頭による手術と開頭を要しない血管内治療がある．血管内治療は患者への侵襲が少ないが，施術中の再出血が発生した場合の対処が困難であるというリスクがある．手術後は出血による脳浮腫はもちろんのこと，脳脊髄液の吸収障害による水頭症，血管攣縮による脳虚血，クリッピングやコイルによる脳虚血が発生することもある．このため，積極的リハビリテーション導入の時期は個別に検討する必要がある．脳血管攣縮の可能性のある期間は発症後 4〜14 日目とされ，この時期の急激な血圧の変動は回避する必要がある．しかしながら安静臥床を 2 週間持続することは廃用性障害の原因となり，積極的とはいわないまでも状態を観察しながらの早期のリハビリテーションが必要であることに変わりはない．

2）脳血管障害回復期の状態

（1）脳梗塞

脳梗塞の場合，脳浮腫が改善されると梗塞によるダメージはさらに明らかとなってくる．脳梗塞の責任血管の部位によって予測される症状は先に示したとおりである（表 3）．また，高次脳機能障害の状態も意識障害の改善に伴い明瞭になる．脳の壊死周囲の半影帯（ペナンブラ）＊がどの程度改善されたかにより，症状の改善も異なってくる．

高次脳機能障害全国実態調査報告書[2]によれば，脳梗塞にみられる高次脳機能障害者数の割合は失語症 56.5％，失認・失行 55.3％，注意・遂行機能障害 43.7％，行動・情緒の障害 40.8％，記憶障害 38.3％である．中大脳動脈領域の広範囲な脳梗塞では前頭葉・側頭葉・頭頂葉にも障害が及ぶことから主に優位半球で失語，非優位半球で半側空間無視となる患者が多い．

＊半影帯とは，脳の血流量が低下している領域のなかでも細胞死を免れ，梗塞への移行を防ぐことが可能な部分をいう．

（2）脳出血

脳出血の回復期は脳梗塞とは異なり，脳の壊死は出血の周囲に限局する．このことから，血腫の吸収に伴い，血腫による直接的なダメージを受けた脳の周囲の機能には回復がみられることが多い．高次脳機能障害実態調査報告書[2]によれば脳出血にみられる高次脳機能障害者の割合は失語症 28.7％，失認・失行 25.6％，注意・遂行機能障害 22.5％，行動・情緒の障害 17.7％，記憶障害 13.5％であり，脳梗塞と比べ後遺症の割合は低くなっている．

（3）くも膜下出血

急性期の項で述べたように，くも膜下出血では発症後 2 週間は脳血管攣縮による脳虚血の危険

性がある．したがって，リハビリテーション導入は出血量や脳血流の状態から個別に考慮する必要がある．

高次脳機能障害全国実態調査報告書[2]によれば，くも膜下出血にみられる高次脳機能障害者の割合は記憶障害8.5％，注意・遂行機能障害8.0％，行動・情緒の障害6.1％，失認・失行5.9％，失語症5.7％と報告されている．くも膜下出血では脳梗塞・脳出血に比べ失語の割合は低いが，記憶障害や注意・遂行機能障害といったまさに「見えない障害」とされる高次脳機能障害の割合が多い．

3）脳血管障害維持期の状態

維持期は，回復期で積極的なリハビリテーションで再獲得したADLや事象への対応方法を用いながら，その人らしく地域に復帰するための準備と生活の再構成が必要な時期である．多くの場合，脳血管障害の患者は麻痺や高次脳機能障害などからの完全な回復は困難であり，なんらかの障害を抱えて地域生活に戻ることを余儀なくされる．また，常に再発の可能性を抱えており，高血圧や糖尿病など慢性に経過する疾病も含めた自己管理が求められる．

2　各回復過程における看護

まず，脳血管障害の回復過程について整理する必要がある．リハビリテーション医学の領域において，急性期とは「座位が許可されるまで」の時期であり，生命危機を無事に脱するための支援と廃用性障害の予防が重要である．回復期は機能回復のレベルが一定になるまで，すなわち機能回復がプラトーに達する時期であり，集中的なリハビリテーションによって障害の改善を目指す．維持期はそれ以降の時期とされる．しかし回復期の期間には諸説ある[3]．

病院における看護では，急性期とは生命危機が回避されるまでの時期であり，脳血管障害の特徴から脳浮腫のピークを越えるまでと考えることができる．すべての人で座位が可能となるとは限らず，医師の指示を待って座位が許可されるまでという受け身なとらえかたでなく，「生活を開始できる時期はいつか？」を考えることが必要である．意識障害を伴う場合，まず覚醒の度合いの向上を目指したケアが必要であり，そのためにも可能なかぎり昼夜リズムを整える必要がある．回復期は生命危機が回避され，生活に根ざしたケアやリハビリテーションを積極的に進める時期と考えることができるが，回復期と維持期の線引きは難しい．通常，リハビリテーションが途中であっても退院を目指すことも多く，そういった意味では維持期はより自宅を意識して関わるべき時期であり，これを支えるのは在宅看護や長期療養型の施設となることが多い．

1) 急性期

　生命危機が考えられることから，この時期には頭蓋内圧のコントロールを行い，脳浮腫を最小限とすることが優先課題である．しかし，看護援助としては新たな機能障害の発生を防ぐこと，疾病によってすでに発生している機能障害や能力障害への対応（その後のリハビリテーションへの準備）が必要である．高次脳機能障害が疑われる脳血管障害の多くは急性期において意識障害を伴う．したがって，この時期は患者とのコミュニケーションを構築するためのアセスメントと実践が重要となる．

(1) 急性期にある患者のアセスメントの視点

❶ 脳梗塞

　脳血管障害すべてで共通するが，まず脳浮腫による生命危機状態にないかどうかをバイタルサイン，意識状態，瞳孔所見から把握する．

a．呼吸

　呼吸パターンの変化を観察する．延髄や脳幹の梗塞が疑われる場合は早期から気道確保や人工呼吸管理になることも多い．脳浮腫や脳梗塞後の脳出血による脳ヘルニアによって異常呼吸がみられていないかアセスメントする．

b．血圧

　ペナンブラの血流が低下すると，壊死部分が拡大する．したがって，血圧の低下による梗塞巣拡大の危険性がないかどうかアセスメントする．脳梗塞の急性期における血圧管理は，脳卒中治療ガイドラインによれば収縮期血圧＞220mmHg，または拡張期血圧＞120mmHgの高血圧が持続する場合などに慎重に降圧することが推奨されている．血栓溶解療法の場合には収縮期血圧＞185mmHg または拡張期血圧＞110mmHg での降圧が推奨されている．また，脳ヘルニアによるクッシング現象の徴候として血圧上昇や脈圧（収縮期血圧と拡張期血圧の差）の増大がないかどうかアセスメントする．

c．脈拍

　脳塞栓の患者の多くは既往歴として心房細動を合併している．発症前から心房細動によりワルファリンなどの薬物療法を受けている患者の場合には，脈拍もさることながら，出血の危険性についてアセスメントする．脳梗塞急性期においては，血圧の変化に伴う循環動態の変化から，心電図上，期外収縮などの異常がみられることがある．頻発する期外収縮は有効な脳への酸素供給を妨げるため，それらの危険性をアセスメントする．また，脳ヘルニアによるクッシング現象に伴う脈拍の異常（徐脈）の有無をアセスメントする．

d．体温

　脳梗塞急性期における体温上昇，特に中枢性高熱は予後不良とされる．体温上昇の有無をアセスメントする．

e．意識

　意識は急性期の脳梗塞の脳へのダメージの度合いを顕著に表す．JCS や GCS による意識障害

の評価によって脳梗塞の範囲や脳浮腫の進行，脳ヘルニアによって起こる脳のダメージをアセスメントする．

f．瞳孔所見

瞳孔の大きさ，左右差，直接反射（間接反射），眼位，眼振，眼瞼の状態から患者の病巣を予測したり，生命危機を予測する．瞳孔径や左右差の変化によって脳浮腫から脳ヘルニアへの徴候を察知することができる．

g．運動麻痺

麻痺の程度も病状の進行を示す徴候となる．また，異常姿勢（除皮質硬直，除脳硬直）も脳ヘルニアの進行を示す徴候であり，変化の有無から病状の進行についてアセスメントする．

この時期において高次脳機能障害を評価することは難しい．しかし，そのなかでも意識障害の程度とともに，言語的コミュニケーションの可否，従命が適切かどうかによって言語的な理解の程度，発語の有無，片側無視の傾向などから脳梗塞により起こる主要な高次脳機能障害の存在を予測する．

❷ 脳出血

脳出血の急性期のアセスメントの視点は脳梗塞のそれと大差はない．しかし，原因が高血圧であることと血腫の増大により予後が左右されることを考えると特に血圧の変動に関するアセスメントが重要といえる．

脳出血による高次脳機能障害は表3でみると被殻出血における失語，失行，失認と側頭葉皮質下出血による感覚性失語が主となる．失語症では言語的コミュニケーションの理解や発語の能力を評価する．失行は具体的な行為を行えるかを見るまでははっきりした評価は困難なこともある．失認では患者の両側からの声掛けによる反応の違いなどに着目したアセスメントが必要である．

❸ くも膜下出血

くも膜下出血の急性期は，再出血や手術療法後の後出血や脳虚血による急激な症状変化がないかどうかをアセスメントする．くも膜下出血では症状から動脈瘤破裂の部位を特定できることがある．内頸動脈－後交通動脈の動脈瘤破裂によるくも膜下出血では動眼神経麻痺が起こり，眼瞼下垂や瞳孔不同として観察される．このように患者の症状に表れる変化に留意してアセスメントする．再出血を起こすと劇的に症状が悪化する．急性期には注意深く患者の症状とバイタルサインの変化をアセスメントすることが何より重要である．

また，くも膜下出血による血管攣縮の時期にはあらゆる脳虚血の症状が起こる可能性がある．したがって，麻痺，意識障害の状態，行動の状態を見極め，神経脱落症状が新たに起こっていないかをアセスメントする．

❹ アセスメントツール

脳血管障害それぞれについてアセスメントの視点を示したが，急性期病院ではゴードンの機能的健康パターンを用いることが多い．ここではゴードンの機能的健康パターンを用いたアセスメントの視点を示す（表7）．どのような障害が起こっているかを把握するため，麻痺，感覚障害，

表7 脳血管障害急性期におけるゴードンの機能的健康パターンを用いたアセスメントの視点

カテゴリ	アセスメントの視点	根拠
健康知覚－健康管理	・現在の状態を把握できているか，見当識障害はあるか ・治療や安静の必要性を理解できているか ・転倒転落のリスクはないか ・せん妄状態はないか ・安全を守ることに障壁となる症状はないか	脳血管障害による脳浮腫や頭蓋内圧亢進により状況を正しく把握・認識することが困難となる 状況把握や状況認識ができないことにより治療への参加が困難となり，身体損傷のリスクが高くなる 意識障害などによりこれまでの健康管理などが困難となる 手術を行った場合，脳室や頭蓋内のドレーン，手術創，点滴ルート，尿道留置カテーテルなどから感染のリスクがあり，意識障害などによって自己抜去などによりさらにリスクが高くなる
栄養－代謝	・栄養状態はどうか ・消化機能はどうか ・血糖はコントロールされているか ・経口摂取が可能な状態か，嚥下障害はないか ・消化管出血はないか ・皮膚損傷の危険性はないか ・皮膚損傷はないか	脳血管障害の急性期は脳循環の改善のためにも適切な栄養管理が重要である．特に低栄養や糖尿病の管理は脳血管障害の予後を左右する 脳血管障害の急性期には合併症として消化管出血，発熱などのリスクがあり，発症時の栄養状態の把握は重要である 脳血管障害による後遺症として嚥下障害の出現が考えられるため，栄養摂取方法の検討が必要である 廃用性障害としての褥瘡は低栄養によってリスクが高まる
排泄	・腎機能の障害はないか ・排尿パターンの変化はあるか ・排便パターンの変化はあるか ・排泄管理が可能か	脳血管障害によって神経性の排泄機能の障害を生じる 廃用性障害として排泄機能障害を生じる 尿道留置カテーテルによって尿路感染症のリスクがある
活動－運動	・換気障害はないか，ガス交換への影響はないか ・誤嚥など肺合併症の要因はないか ・循環動態への影響はないか，症状悪化の要因はないか ・麻痺・感覚障害はあるか ・ADLはどうか，機能障害によるADLへの影響はあるか（できるADL，しているADLはどうか）	脳血管障害の部位により，呼吸・循環機能の障害を生じることがある 脳血管障害の部位により，四肢の運動機能障害（麻痺），失調症状などが生じる 障害によりADLが制限される 廃用性障害として術後肺合併症，自律神経障害，関節拘縮，筋力低下などが生じる
睡眠－休息	・睡眠状態はどうか ・日中の活動状況はどうか ・昼夜リズムが崩れていないか ・感情面の変化はあるか ・疲労の度合いはどうか	脳の損傷による神経疲労の影響により疲労感を訴えることが少なくない．休息が十分にとれないと夜間の睡眠に影響を与える．また，日中に休息をとりすぎると昼夜リズムの逆転などの影響を生じる 急性期の覚醒度が低い状態では状況認識が困難で時間感覚が欠如し，睡眠に影響する 脳血管障害により感情コントロールが困難になるなどの変化を生じる 脳血管障害後のうつは疲労と相まって睡眠や休息に影響する
認知－知覚	・コミュニケーションのパターンはどうか ・身体知覚・認知は正常か ・意識状態はどうか，見当識障害の有無はどうか ・状況認識は正常か ・神経学的所見は正常か	脳血管障害による失語や認知機能の低下によって良好なコミュニケーションが困難となる 脳血管障害により身体の麻痺や感覚障害が生じる 脳の損傷により急性期の意識障害（覚醒レベルの低下，意識内容の変化）が生じる．また，見当識の障害や状況認識ができないことがある 脳の損傷部位に応じた神経学的変化が生じる
自己知覚－自己概念	・脳血管障害の発症について自己に起こったことを知覚しているか，またどのように知覚しているか ・自己の障害をどのように受け止めているか ・障害に応じた支援を受ける自己の状態をどのように知覚しているか	自己の置かれた状況について正しい認識が困難となる 状況を認識していても，自己の状況を否定的にとらえ，自尊心が低下しやすい
役割－関係	・発症による役割の変更があるか ・家族や周囲の反応はどうか，不安はあるか ・家族関係はどうか（支援を受けられる関係か）	脳血管障害の発症による短期的な役割の喪失や変更が起こりえる．また，長期的な視点から家族や職場との関係や役割の変更を余儀なくされることがある
性－生殖	・脳血管障害の発症による性・生殖の障害の可能性があるか	脳の損傷により性行動の変化の可能性がある
コーピング－ストレス耐性	・もともとの性格，ストレスへの対処行動のパターンはどのようなものか ・脳血管障害を発症したことをどのように受け止めているか ・自己の今後の状況に見通しをもっているか ・ストレスへの対処をどのように行っているか，または行えていない様子があるか	脳の損傷により，適切な状況認識が困難となることがある．また，日頃行っている対処行動が入院や病気によって行えない可能性がある
価値－信念	・患者や家族の宗教や信念が治療に影響することはないか	適切な状況認知や判断が行えないことで，これまで築いた価値・信念とそぐわない状況が考えられる

意識障害などに着目する必要がある．麻痺は「活動−運動」パターンに含まれるが，このパターンでは脳循環に関連して呼吸・循環も重要なアセスメントポイントになる．半側空間無視や視野障害また意識障害と鑑別が難しい認知領域については「認知−知覚」パターンでアセスメントする．また，せん妄や意識障害によって起こる問題は「健康知覚−健康管理」パターンのアセスメントにより導かれる．脳血管障害に特異的な症状も出現するが，全般的な評価には NIHSS（National Institutes of Health Stroke Scale）が有用である．NIHSS を用いることで意識の水準や内容，視野，麻痺，感覚，運動失調，言語の状態，消去現象と注意障害などを多面的に評価できる（表8）．

(2) 急性期にある患者によくある看護問題と看護援助

❶ 看護問題

急性期は脳浮腫や脳ヘルニアによる生命危機にある状態および付随する合併症を予測した看護問題（看護診断）があげられる（表9）．これは脳梗塞，脳出血，くも膜下出血のいずれも同様である．

❷ 看護援助

一般的な脳血管障害に対する急性期の看護目標は，まず早期離床である．その人それぞれの病態を見極めながらも他職種と協働し，早期に離床を目指すことが重要である．アセスメントの視点とも重なるが，早期離床開始基準を表10に示す[4]．

次に，急性期で特に重要な「頭蓋内許容量減少」および「非効果的脳組織循環リスク状態」と高次脳機能障害に関連する「言語的コミュニケーション障害」「半側無視」について述べる．

a．脳組織循環の保持

この時期の看護援助は「頭蓋内許容量減少」および「非効果的脳組織循環リスク状態」をできるだけ回避するためのケアである．しかし絶対安静ということではない．その人それぞれの病状により安静度は異なる．比較的軽度で意識障害がほとんどみられない場合，入院当日や翌日には座位から始めることも可能である．しかし，意識障害が重度で麻痺などの症状の出現がみられる場合は症状の進行を予測し，発症から24時間は慎重に観察し，ケアを行う必要がある．脳組織循環を効果的にする看護援助としては，頭蓋内圧亢進を助長する因子を避けることである．表11に頭蓋内圧を助長する因子とそれを回避するための看護方法を示す．

b．栄養状態の維持

脳血管障害の急性期では，代謝の異化亢進状態にあり，高齢患者の多くが発症前から低栄養をきたしているため容易に低たんぱく血症や栄養失調症となりやすい．低栄養状態はリハビリテーションの効果を低下させるだけでなく，褥瘡や感染症のリスクを増大させる．

脳血管障害の急性期では予想エネルギー量の10％程度多いエネルギー量が必要とされる．したがって嚥下障害や消化管出血を認めず，意識障害が軽度の場合は，早期に経口摂取を開始するか経管による栄養の確保を行う．

また，発症直後の高血糖は梗塞巣の拡大や症状の悪化につながるため，継続した観察と管理が必要となる．脳血管障害後の高血糖は既往として糖尿病がない場合も高頻度にみられる．もとも

■ 表8 NIHSS

患者名＿＿＿＿＿＿　評価日時＿＿＿＿＿＿　評価者＿＿＿＿＿＿

1a. 意識水準	□0：完全覚醒　□：1 簡単な刺激で覚醒 □2：繰り返し刺激，強い刺激で覚醒　□3：完全に無反応
1b. 意識障害－質問 （今月の月名および年齢）	□0：両方正解　□1：片方正解　□2：両方不正解
1c. 意識障害－従命 （開閉眼，「手を握る・開く」）	□0：両方可能　□1：片方可能　□2：両方不可能
2. 最良の注視	□0：正常　□1：部分的注視麻痺　□2：完全注視麻痺
3. 視野	□0：視野欠損なし　□1：部分的半盲 □2：完全半盲　□3：両側性半盲
4. 顔面麻痺	□0：正常　□1：軽度の麻痺 □2：部分的麻痺　□3：完全麻痺
5. 上肢の運動（右） *仰臥位の時は45度右上肢 □9：切断，関節癒合	□0：90度*を10秒保持可能（下垂なし） □1：90度*を保持できるが，10秒以内に下垂 □2：90度*の挙上または保持ができない □3：重力に抗して動かない □4：まったく動きがみられない
上肢の運動（左） *仰臥位の時は45度左上肢 □9：切断，関節癒合	□0：90度*を10秒保持可能（下垂なし） □1：90度*を保持できるが，10秒以内に下垂 □2：90度*の挙上または保持ができない □3：重力に抗して動かない □4：まったく動きがみられない
6. 下肢の運動（右） □9：切断，関節癒合	□0：30度を5秒間保持できる（下垂なし） □1：30度を保持できるが，5秒以内に下垂 □2：重力に抗して動きがみられる □3：重力に抗して動かない □4：まったく動きがみられない
下肢の運動（右） □9：切断，関節癒合	□0：30度を5秒間保持できる（下垂なし） □1：30度を保持できるが，5秒以内に下垂 □2：重力に抗して動きがみられる □3：重力に抗して動かない □4：まったく動きがみられない
7. 運動失調 □9：切断，関節癒合	□0：なし　□1：1肢　□2：2肢
8. 感覚	□0：障害なし　□1：軽度から中等度　□2：重度から完全
9. 最良の言語	□0：失語なし　□1：軽度から中等度 □2：重度の失語　□3：無言，全失語
10. 構音障害	□0：正常　□1：軽度から中等度　□2：重度
11. 消去現象と注意障害	□0：異常なし □1：視覚，触覚，聴覚，視空間，または自己身体に対する不注意，あるいはひとつの感覚様式で2点同時刺激に対する消去現象 □2：重度の半側不注意あるいは2つ以上の感覚様式に対する半側不注意

■ 表9　脳血管障害の急性期の看護診断

急性期に予測される看護診断
　「頭蓋内許容量減少」
　「非効果的脳組織循環リスク状態」
　「非効果的気道浄化」
　「誤嚥リスク状態」
　「嚥下障害」
　「感染リスク状態」
　「非効果的呼吸パターン」
　「身体可動性障害」
特に高次脳機能障害に関係する看護診断
　「言語的コミュニケーション障害」
　「半側空間無視」
　「身体損傷リスク状態」〜混乱による

■ 表10　早期離床開始基準

1．一般原則
　意識障害が軽度（JCSにて10以下）であり，入院後24時間神経症状の増悪がなく，運動禁忌の心疾患のない場合には，離床開始とする．
2．脳梗塞
　入院2日までにMRI/MRAを用いて，病巣と病型の診断を行う．
　1）アテローム血栓性脳梗塞：MRI/MRAにて主幹動脈の閉塞ないし狭窄が確認された場合，進行性脳卒中（progressing stroke）へ移行する可能性があるために，発症から3〜5日は神経症状の増悪が起こらないことを確認して離床開始とする．
　2）ラクナ梗塞：診断日より離床開始とする．
　3）心原性脳塞栓症：左房内血栓の有無，心機能を心エコーにてチェックし，左房内血栓と心不全の徴候がなければ離床開始とする．経過中には出血性梗塞の発現に注意する．
3．脳出血
　発症から48時間はCTにて血腫の増大と水頭症の発現をチェックし，それらがみられなければ離床開始する．
　脳出血手術例：術前でも意識障害が軽度（JCSにて10以下）であれば離床開始する．手術翌日から離床開始する．
4．離床開始ができない場合
　ベッド上にて拘縮予防のためのROM訓練と健側筋力訓練は最低限実施する．
5．血圧管理
　離床時の収縮期血圧上限を，脳梗塞では200〜220mmHg，脳出血では160mmHgと設定し，離床開始後の血圧変動に応じて個別に上限を設定する．

（滝沢歩武：脳卒中急性期のリハビリテーションの離床プログラム．Medical Rehabilitation 増刊号「実践脳卒中リハビリテーション」（宮野佐年・他編）．p.78，全日本病院出版会，2007．より）

■ 表11 頭蓋内圧亢進を助長する因子とそれに対する看護援助

【酸素化の障害】
　二酸化炭素の蓄積・低酸素により頭蓋内圧が亢進するため，気道確保と清浄化に努め，酸素化を促す．

【静脈灌流の阻害】
　胸腔内圧の上昇は静脈灌流を妨げるため，くしゃみや咳嗽は最小限とする．そのためには気道の清浄化により誤嚥性肺炎や不顕性誤嚥を防ぐことが必要である．また，排便時の怒責も胸腔内圧を上昇させるため，排便のコントロールを行う必要があり，浣腸はできるだけ避ける．
　体位によっても静脈灌流は影響を受ける．腹臥位や頸部の屈曲・圧迫は頭部の静脈灌流圧が上昇するため，頭部はなるべく正中位とし，頭側はベッドを30度程度挙上することが望ましい．また，良肢位を保つポジショニングに配慮する．

【代謝亢進】
　発熱によって血管の拡張と代謝亢進を生じる．発熱には速やかに解熱剤などで対応し，平熱に管理することが望ましい．

【心拍数・血圧上昇】
　疼痛や不快な刺激，ストレスは交感神経の活動を優位にし，心拍や血圧の上昇を招く．これらも頭蓋内圧を上昇させるため，不必要な疼痛を与えないことが必要である．

と糖尿病でないにもかかわらず発症後に高血糖が続く場合には予後が不良となることが多い[5]．

c．高次脳機能障害への援助

【言語的コミュニケーション障害】

　言語的コミュニケーションの障害は失語症のみでなく，意識障害によっても急性期の看護問題となる．意識障害では覚醒の度合いが低いことが最も大きな問題である．患者の意思の伝達ができず，自発的には行為も行えないことが多い．したがって，わずかでもコミュニケーションの糸口になるものがないか評価する．

　開眼・覚醒時の反応からどのような刺激に対して反応しやすいか，どのような反応をするかを観察する．

- 追視がみられるか
- 視線は合わせられるか
- こちらの言語への反応をしているか
- 簡単な指示に応じられるか
- ジェスチャーなどに反応するか

　言語的コミュニケーションに限らず代替のコミュニケーション手段を探る．どのような機能が利用できるか（開閉眼，離握手，手を振る，首ふり・頷き，発生・発語など）を見極め，その人が得意な機能を用いたコミュニケーションの方法を構築する．コミュニケーション障害がある場合は，指示はなるべく明瞭にひとつずつ示し，混乱を招かないように配慮することが重要である．

【半側空間無視】

　脳血管障害による視空間の認知障害が原因となる．

　半側空間無視の場合，患者は自分で半側空間無視であることを認識できない．病態失認を伴う

場合はさらに無視している側の身体機能に障害があることも認識できない．このため，移動，移乗，床上の移動においても麻痺側の上下肢を意識できず外傷や脱臼の危険性もある．急性期では看護者が十分に安全を確保することが重要である．

❸ 精神面のケア

脳血管障害の患者は，急性期では突然の発症による戸惑いや恐怖を体験する．前駆症状がみられる場合もあるがほとんどの場合，発症してから「そういえばそんなことがあった」という程度であり，突然の出来事にショックを受け，現実として自分に起こっていることを受容できず混乱する．また，多くの人は「脳」の病気というものに特別な感情をもち，「おかしくなったらどうしよう」「半身不随になる」といったイメージをもっている．発症直後は患者自身「何が何だかわからない」「夢の中の出来事」といった状況にあり，自分に何が起こっているのかを理解できない状況にある．さらに生命の危機を感じ「死んでしまうのではないか」という恐怖を抱くことが多い．これを目の当たりにする家族もまた，「突然に家族が動けなくなった」「話せなくなった」「意思の疎通がとれない」という体験をしたり，医師から説明されることを理解できず混乱を示す．

したがって，急性期には患者のみでなく家族もケアの対象となる．患者の状態について適切な情報提供や現在起こっていることの理解を促す支援が必要である．患者に対しても覚醒の度合いに応じて現状を把握できるような情報提供を行う．

(3) 急性期にある患者への援助における多職種の連携

急性期は生命危機からの脱出を中心にチーム全体の目標設定を行う．急性期における多職種の連携で最も協働の必要があるのは医師であるのは言うまでもない．医師の治療方針を理解し，患者の状態について共通認識をもつことは重要である．しかし，この時期から早期リハビリテーションに向けたリハビリテーション部門への情報提供，始められるところからの廃用性障害の予防や早期離床に向けた取り組みを行う．リハビリテーション部門は医師の処方があってはじめて治療としてのリハビリテーションを開始できる．したがって，患者それぞれの状態に合わせたリハビリテーション開始について医師との調整や情報共有が必要となる．栄養面では急性期の消化管出血などの予測のもとに医師と調整しながらなるべく早期に栄養補給を開始し，栄養状態を整えることが必要である．特に高齢者ではもともと低栄養であることも少なくないため，その後の活動再開に向けた栄養補給が重要であり，その人に見合った栄養量と形態について管理栄養士とともに介入する．ケースワーカーや医事部門は患者本人あるいは家族の経済的な不安などを解決すべく適切な情報提供を家族に行っていく必要がある．

2) 回復期

回復期はその人の障害の特徴をとらえ，生活障害の克服をともに考える時期である．リハビリテーションスタッフによる介入とともに訓練を生活のなかに取り入れながら自立に向けて支援す

る必要がある．現在では回復期リハビリテーション病棟という施設基準が設けられ，脳血管障害は発症後2カ月以内で150日まで，高次脳機能障害を伴った重症脳血管障害や外傷では180日まで入院が可能である．すなわち，この期間が最も積極的リハビリテーションが効果的とみなされている．回復期リハビリテーション病棟は新規入院患者のうち重症患者の割合が2割以上，退院患者のうち在宅復帰率を60％以上などの基準が示され（2010年度改訂），在宅への可能性を以前にも増して見据えることが求められている．この回復期リハビリテーションの上限日数からも明らかなように，高次脳機能障害を伴うことにより回復には困難が伴うことが予測される．急性期を脱すると徐々に意識障害が改善し，より患者それぞれの障害の全貌が明らかになる．高次脳機能障害も意識障害やせん妄に目隠しされることも多いが，生活上のさまざまな困難の背景として現れてくる．リハビリテーションセラピストとともに，それぞれの障害と生活上の困難に着目し，患者オリジナルの支援目標を明らかにする必要がある．

　一方，この時期の患者はリハビリテーションによる効果に対する期待や不安，回復の度合いによって患者自身の障害の受け止めや心理的状態が変動しやすい．できない自分と向き合い落ち込むなど，リハビリテーションによって回復の兆しがみえても直線的に回復するものではない．

（1）回復期にある患者のアセスメントの視点

　脳血管障害において回復期のアセスメントの視点は主にADLの自立度に当てられる．ADLについて患者の自立を阻害しているのは何かという視点で詳細にアセスメントする必要がある．脳血管障害による麻痺は身体の可動性を低下させ，ADLを困難にする．しかし麻痺のみでなく，失語症，失認，失行，半側空間無視，病態失認，視野障害，感覚障害，意識障害などはみえないところでADLをさらに困難にする．

　回復期の初期の段階では，自分の身体や知覚に何が起きているのか患者自身が認識できていないことも多く，できること，できないことを患者とともに確認することが重要である．大川ら[6]は，訓練室などでがんばって行っているときの「できるADL」，病棟など実生活で行っている「しているADL」，そして将来の目標としての「するADL」があると述べている．また，疾病のプロセスにおいて，林[7]はその前に疾病の発症などによってADLの制限が起こったとき，「ADLのできない状態」があると指摘している（図1）．したがって，まずその人のADLの制限が何から起こっているかを理解し，ADLの何がどのように困難であるのか，そしてADLの自立に向けてその人のもつ強みは何かをアセスメントする．それまでは自由に動くことができた身体なのに，自分の思うとおりにADLを行えないことは患者にとって初めての体験である．本当はできることでも，どのように動いてよいかわからずできない（していない）可能性もある．生活のなかでのADLを細分化して観察する視点と，発動性や注意・集中，達成の度合いや疲労といった視点から行為全体のプロセスが行えているかをとらえ，両側面からアセスメントすることが必要である．

　この時期のアセスメントは急性期同様，ゴードンのアセスメントの枠組みを用いることもできる．急性期を脱した段階で再び回復してきた患者の状態を再アセスメントする必要がある．次に示す看護問題にみられるように重要なパターンは「活動－運動」「認知－知覚」「健康知覚－健康

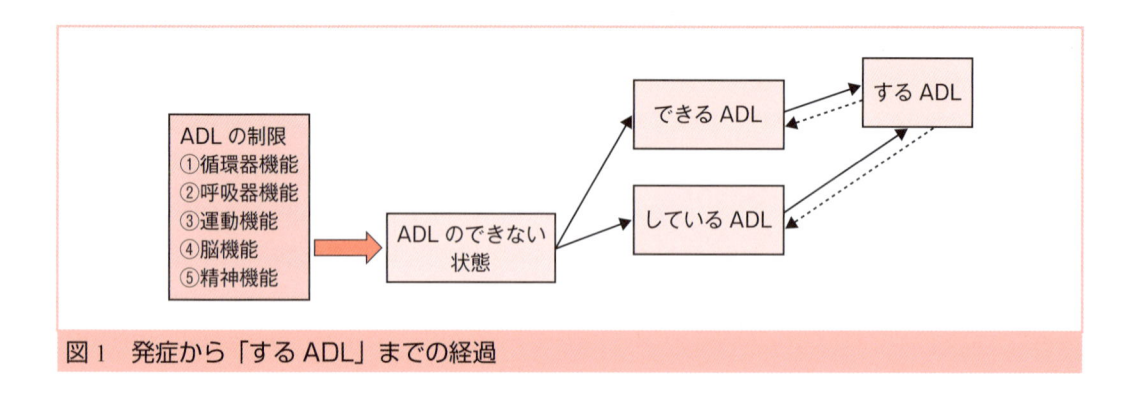

図1 発症から「するADL」までの経過

管理」である．脳血管障害後のうつ，障害への受け止めの状況を判断するためには「自己知覚―自己概念」「コーピング‐ストレス耐性」についてもアセスメントが必要となる．

「活動‐運動」を評価するためには日常生活の自立度についてFIMやBarthel Indexを用いることが有効である．FIMは運動領域のみでなく，認知領域を含んでおり，認知機能の問題の経過を指標化することができる．「認知‐知覚」パターンでは認知機能の程度を把握するためにMMSEやHDS-Rを用いることができる．また半側空間無視などは日常生活上の観察によって判断ができる．

ここでもうひとつのアセスメントツールとしてICFを用いた場合のアセスメントの視点を表12に示す．

(2) 回復期にある患者によくある看護問題

脳血管障害の回復期にみられる一般的な看護問題（看護診断）は以下のとおりである．

❶ 麻痺など主に運動機能に関連するもの

これらの問題は主に麻痺や感覚障害によって起こるが，その背景には多くの場合，高次脳機能すなわち認知機能の問題が存在する．

- セルフケア不足（全体的，入浴，更衣，摂食，排泄）
- 身体可動性障害
- 歩行障害
- 車いす移動障害
- 床上移動障害
- 移乗能力障害
- 不使用性シンドロームリスク状態

❷ 特に高次脳機能障害に関連するもの

- 片側無視
- 記憶障害
- 注意集中力不足（ゴードンによる独自のラベル）
- 言語的コミュニケーション障害

■ 表 12 ICF を用いた回復期・維持期のアセスメントの視点

要素	アセスメントの視点	根拠
心身機能	**精神機能の状態はどうか** 全般的精神機能：意識機能，見当識機能，気質と人格の機能，活力と欲動の機能，睡眠機能，その他 個別的精神機能：注意機能，記憶機能，精神運動機能，情動機能，知的機能，思考機能，高次脳機能，言語に関する精神機能，計算機能，複雑な運動を順序立てて行う精神機能，自己と時間の経験機能，その他	精神機能は全般的精神機能と個別的精神機能に分類されている．脳血管障害では急性期から続く意識の覚醒の度合いや見当識障害などが残存していることもある．しかし，知的機能や全般的心理社会的機能は発達の問題を含んでいるため除外される．前頭葉の障害がみられる場合，気質・人格などが変化することも多い．個別的精神機能は広範な意味での高次脳機能のアセスメントに相当する．脳の損傷部位によって症状の出現には個人差があるものの，その人それぞれの障害をアセスメントするためには重要である．
	感覚機能はどうか 視覚および関連機能：視覚機能，目に付属する構造の機能 聴覚と前庭の機能：聴覚機能，前庭機能，聴覚と前庭の機能に関連した感覚 その他の感覚機能：味覚，嗅覚，固有受容覚，触覚，温度やその他の刺激に関連した感覚機能 **痛みはどうか**	脳血管障害ではその障害部位によって，半盲や動眼神経の麻痺など視覚に問題が生じる．聴覚についてもバランス感覚や位置感覚などに問題を生じる．また，感覚機能についても皮膚の知覚など麻痺とともにまたは麻痺と反対側に生じることがある． 痛みは知覚過敏とともに起こることがあり，そのほかにも麻痺による関節の拘縮や脱臼などから強い痛みを感じることも多い．
	発声と発話の機能はどうか 発声機能，構音機能，発話の流暢性とリズムの機能，代替性音声機能	脳血管障害による失語症は発話の流暢さやリズムの機能全般に影響を与える．また，失語症がみられない場合でも麻痺に伴う構音障害や発声の機能の一部の障害が考えられる．
	神経筋骨格と運動に関連する機能はどうか 関節と骨の機能：関節の可動性の機能，関節の安定性の機能 筋の機能：筋力の機能，筋緊張の機能，筋の持久性機能 運動機能：運動反射機能，不随意運動反応機能，随意運動の制御機能，不随意運動の機能，歩行パターン機能，筋と運動機能に関連した感覚，その他	脳血管障害の麻痺は運動機能の喪失や減退をもたらす．運動機能の項目はその詳細なアセスメントを可能にする．それに関連し，可動域の状態，筋力や筋緊張も廃用によりすぐに低下するため，経時的な観察と評価が必要となる．
	その他の機能はどうか ☐心血管系・血液系・免疫系の機能 　特に心血管系の機能，呼吸器系の機能，心血管系と呼吸器系の付加的機能と感覚（運動耐容能） ☐消化器系・代謝系・内分泌系の機能 　特に消化器系（摂食機能，消化機能，同化機能，排便機能，消化器系に関連した感覚） ☐尿路・性・生殖の機能 　特に尿路機能（排尿機能） ☐皮膚および関連する構造の機能	脳血管障害を発症する患者においては既往歴として心血管系の障害をもつものが多い．また，脳血管障害による脳幹への障害により呼吸器系の障害を生じることがある．また，嚥下機能の問題から呼吸機能への影響が生じる．さらに，長期臥床や心血管系の問題によって運動耐容能が低下することが考えられる． 消化機能は摂食機能や自律神経系への影響により排便機能に大きく影響を及ぼす．排尿機能もこれに準じる．排泄に関連して，また運動機能に関連した褥瘡や皮膚の統合性の障害が生じることがあり，皮膚および関連する構造の機能も考慮する必要がある．

■ 表12 つづき

要素	アセスメントの視点	根拠
身体構造	**神経系の構造に障害はないか** 脳の構造，脊髄と関連部位の構造	脳血管障害では主に脳の損傷部位の特定により，その障害の概要が明らかとなる．そのため，障害された部位の構造上の特性およびその機能の知識が必要となる．
活動と参加	**学習と知識の応用はできるか** 目的をもった感覚的経験：注意してみること，注意して聴くこと，その他 基礎的学習：模倣，反復，読むこと，書くこと，計算，技能の習得 知識の応用：注意を集中すること，思考，読むこと，書くこと，計算，問題解決，意志決定	脳血管障害では脳の損傷によりあらゆる活動・参加への障害が生じる． 学習と知識の応用，一般的な課題や要求に対する実行状況は主に高次脳機能障害による影響が大きい．特に，回復期では注意を集中することが課題となることも多い．
	一般的な課題や要求に対する実行状況はどうか 単一課題，複数課題の遂行，日課の遂行，ストレス・心理的要求への対処	
	コミュニケーションは可能か コミュニケーションの理解：言語・非言語的メッセージの理解 コミュニケーションの表出：言語的・非言語的な表出 会話・コミュニケーション用具・技法の利用：会話，ディスカッション，コミュニケーションツールの利用	主に失語症や構音障害による理解や表出の問題が生じることが考えられる．また，高次脳機能障害による失認や失行などによって非言語的な理解や表出に問題が生じることがある．
	運動・移動は可能か 姿勢の変換と保持：基本姿勢，姿勢の保持，移乗 ものの運搬・移動：持ち上げる／運ぶこと，下肢の利用，功緻動作，手と腕の利用 歩行と移動：歩行状態，移動の状態，さまざまな場所での移動 交通機関や手段の利用：交通機関の利用，運転など	主に麻痺による影響から運動・移動へのアセスメントは重要である．しかし，麻痺がない場合も高次脳機能障害の失行・失認などから慣れていない場所の移動が困難となったり，交通手段の利用が困難となることもある．
	セルフケアは可能か 清潔，整容，排泄，更衣，食べること・飲むこと，健康管理	セルフケアは基本的な生活手段として早期に自立を目指す必要がある．
	家庭生活は可能か 家事：調理，掃除，洗濯など	回復期でも退院を見越したケアを考える時，家事の自立が入院中の課題となることも多い．
	対人関係はどうか 一般的な対人関係：基本的な対人関係，複雑な対人関係 特別な対人関係：よく知らない人，友人などインフォーマルな関係，家族との関係，パートナーや夫婦など親密な関係	脳血管障害においては性格変化や自己の障害をどのように認識しているかによって対人関係に変化が生じることがある．

■ 表12 つづき

要素	アセスメントの視点	根拠
環境因子	生活に必要な用具や環境は整っているか 　薬の利用，義肢・装具などの補助具，屋内外で利用する福祉用具，コミュニケーションに必要な器具など．居住環境と周囲の環境 支援と関係はどうか 　家族，家族外の支援状況 態度はどうか 　患者を取り巻く人々の態度 サービス・制度・政策はどうか 　障害による生活の変化に対応するサービスはあるか，そのサービスが受けられるか	患者を取り巻く物的・人的環境を整えることが必要である．入院中からまたは退院後に必要な環境を整える必要がある． 脳血管障害による麻痺など顕在的な問題への対応は行いやすいが高次脳機能障害などわかりにくい障害では入院中から予測した関わりが必要である． 経済的な支援の多くはソーシャルワーカーなどとの連携が不可欠である．
個人因子	発症前の価値・信念などはどのようなものか 嗜好，趣味，特技などはどうか 発症前の健康状態や経済状況，家族状況などはどうか	発症前の患者の人となりを理解することでリハビリテーションを促進するための強みを発見できる．

- 徘徊

❸ 精神的な要因に関連するもの
- 非効果的役割遂行
- ボディイメージ混乱
- 絶望

(3) 回復期にある患者の看護援助

　回復期はADLの再獲得を目標とする時期である．セルフケアの自立を目指し，看護診断では「(それぞれのADLについての) セルフケア不足」に焦点が当てられる．しかし，回復期初期は，まず離床を促し，座位の確立を目指すことが重要である．そのためにも高次脳機能障害への対応が必要となる．脳血管障害では高次脳機能障害が単独で現れることはほとんどなく，麻痺を伴うことも多いため，安全の確保が先決である．また，リハビリテーションが進むなかで自己の障害について認識し始めて落ち込んだり，回復の状態に一喜一憂したりする．このような状態への精神的なサポートも重要となる．

❶ 片側無視（片側無視という診断ラベルは半側空間無視と同義）

　知覚を障害されている部位を保護し，安全を保障する．

　患者自身が知覚・認識できないことを理解したうえで，認知できない身体部分を知覚できるよう顔を向けるなど体位を調整する．また，利用する車いすのアームレストの左側（無視側）に印をつけて，そこに左手を乗せるように促すなど関心を自然に無視側にもっていくように工夫する．多くの場合，左側の麻痺を伴い，左に注意が向かないため自立した車いす走行などは困難で

あり，見守りが必要である．車いす乗車の自立は重要であり，車いすのストッパーや自身の上下肢の位置確認などを声に出して一緒に確認し，繰り返し行う．病態失認を伴うと車いす移乗の際の見守りや指示がフラストレーションとなるだけでなく，自分ひとりで移乗しようとすることにつながり転倒のリスクとなる．精神的な安定も重要である．

❷ 状況解釈障害性シンドロームに関わる高次脳機能障害

　a．見当識障害

　人，場所，時間のいずれの見当識が失われているのかを把握し，1日を規則正しく過ごせるよう調整し，混乱を招かないようにする．1日のリズムを整えることにより時間の感覚が回復する．また，同じ時間に同じ人（リハビリテーションセラピストなど）と会うことが認識を高めることにつながる．場所の見当識は現在おかれている状況について繰り返して指導する．病態失認がある場合は病院にいることが認識できても自分がなぜ病院にいるのかを理解できない．病態失認の多くは急性期に起こる．亜急性期にも残っている場合，「自分は訓練の必要はない」と拒否する場合があり，問題となる．しかし，有効なアプローチは確立されていないため，本人が納得するような説明でその都度対応することが求められる．

　b．失行

　失行では発症前に使用していた道具でも正しく扱えない．したがってADLのできない状態といえる．それぞれの物や道具の正しい利用方法を示す．道具のどこの部分を操作するかは，言語的指示だけでは理解できないことも少なくない．患者の前で利用方法を見せて，実際に患者自身にやってみるよう促す．これを根気よく繰り返すことが必要である．

　c．失認

　失認は視覚，触覚など感覚による認識が困難となっている状態である．したがって，障害のみられる知覚・認識がどのようなものかを把握し，それぞれの認識の誤りを正しく導く．失認は障害のみられる知覚以外では正しく認識することが可能な場合が多く，正常なほかの知覚をうまく用いて判断できるようそれぞれの患者ごとに工夫する．相貌失認が伴う場合も多く，他者とのコミュニケーションに問題が生じる原因となることもある．声，話しかた，服装，髪型などほかの情報から代償できるよう支援する．地誌的障害では，目印になる物を具体的に言語化することで代償できることが多い．イメージとしてではなく，たとえば「病室をでたら右に曲がり突き当たりを左にいくと洗面所」というように必ず見つかり認識できるものを手がかりにする．このように保たれている感覚機能を用いて代償することで日常生活に適応できることが多い．しかし，リハビリテーションの効果は今ひとつで，これらの方法を自分なりに獲得しながら生活することが必要となる．

❸ 記憶障害

　記憶障害は記銘力の低下のみでなく，注意障害や集中力の低下，失語や失認などが同時にみられることが多く，記憶障害自体への対応よりは注意障害への対応をまず行う必要がある．記憶障害自体への援助は記憶を助けるための補助具の利用が主となる．日課の掲示やメモ，アラーム時計による補助などである．日課のとおりに生活するだけでなく，1日の生活リズムも習慣づけることが有効である．たとえば，「起きたらカレンダーで今日の日にちに○をつけて月日と曜日を

確認する→カーテンを開ける→トイレに行く→洗面所で歯を磨く→ナースステーションに挨拶に行く」などである．行ったことは看護師や家族とともにメモにチェックする．アラームなどについては，最近は携帯電話を利用している患者も多く，薬の時間やリハビリテーションの時間を登録することが可能である．

❹ 注意・集中力障害

　a．注意障害

　うまく注意・集中を維持するための環境調整を行う．ひとつのことに注意を向け集中できるようほかの刺激（聴覚的，視覚的刺激など）をなるべく軽減する．逆に眼に入ったものにすぐ注意を向けて考えずに利用することも考えられるため，患者の周囲には不用意に物を置かないようにする．今しなければならないことは何かを意識づけるためにはカレンダーや日課表などを用い，繰り返し注意を促す．

　b．遂行機能障害

　リハビリテーションを進めるにあたり，遂行機能障害も回復を妨げる大きな因子となる．病棟での対応は何か指示をする際にはひとつずつ具体的に指示することで混乱を防ぐ．そのためにも日課表などでその日の予定を事前に一緒に確認しておくとよい．また，固執しやすいため，自分の意志を曲げられない状況がみられたらほかに注意をそらせるなどの工夫が必要である．

❺ 言語的コミュニケーション障害

　a．失語症

　話すこと，あるいは理解が困難となっても，それぞれの患者に適した意志伝達方法を急性期から見つけ，日常生活のなかで用いることができるよう援助する．たとえば，あらかじめ予測される要件をカードで用意してそれを選んで依頼するなどである．言語理解が困難でも絵や写真などによって理解できる場合も多く，その人の強みを活かした関わりでストレスが少ない状態でコミュニケーションをとれるよう手段を講じる．失語症の患者は周囲の理解が得られないことで不安やストレスを抱えている．患者自身のリハビリテーションへの意欲や人とコミュニケーションをとることへの気持ちに配慮する．

（4）回復期にある患者への援助における多職種の連携

　脳血管障害の回復期は「リハビリテーション期」でもある．リハビリテーションセラピストとの関わりが増える時期である．日常生活場面で「しているADL」をみている看護師と訓練室でがんばって「できるADL」をみているセラピスト，疾病の将来の回復の状態を予測する医師，退院や転院を見据えて調整を図るMSW，そのほか栄養士や家族などを含めて情報共有を積極的に行い，同じ目標を定めて支援することが望ましい．訓練室で行っていることを取り入れた生活行動ができないかなど協働した支援により回復を加速させることができる．

3）維持期

　維持期とは積極的リハビリテーションの終了とともに，障害とともに自立した生活をするための能力の維持および増進と自立した生活管理が必要な時期である．脳血管障害の重症例では自宅への退院が難しい事例も多い．しかし，その人のもつ能力を最大限に活かしながらその人らしい生活が継続できるよう生活環境を整える支援は重要である．

　脳血管障害の維持期になると高次脳機能障害とされる症状のうち失認や失行などは改善されることも多い．しかし，くも膜下出血に伴う高次脳機能障害は，脳実質へのダメージではなく，くも膜下腔への出血による水頭症や血管攣縮の影響から脳梗塞や後出血とは特徴が異なる．むしろ，頭部外傷によるびまん性軸索損傷の場合と似た傾向を認める．なかなか回復の兆しが認められない記憶障害，注意障害，感情のコントロールの困難や社会的不適応などの高次脳機能障害は本人だけでなく家族も困惑させる．この状況をサポートする体制の準備も必要である．

(1) 維持期にある患者のアセスメントの視点

　脳血管障害の維持期では残存機能の状態をアセスメントする．麻痺や感覚障害の回復の度合いと利用できる機能，高次脳機能障害についてもどの程度，どのような手段で代償できるかを評価する（回復期のアセスメントの視点を参照：表8）

　また，家庭復帰や職場復帰を目指す場合は家族機能や職場での人的，経済的，物的サポートや社会資源の導入が可能かをアセスメントする．脳血管障害では発症年齢の多くは中年期以降であり，仕事をもつ場合には重要なポストに就いている人，家庭内のことを一手に引き受ける主婦などの場合も多い．したがって家庭内役割についてのアセスメントも重要である．

(2) 維持期にある患者にみられる看護問題（看護診断）

　回復期の看護問題は解決されることも多いが，すべてが解決されるわけではない．脳血管障害による高次脳機能障害は疾病の経過とともに改善がみられるものもある．しかし，一方で回復期を過ぎても後遺症として残存した高次脳機能障害は回復が困難であることが多い．運動や認知機能の障害へのリハビリテーションアプローチとともに家庭復帰・社会復帰に向けた取り組みも必要となり，家族を取り込んだ看護がより強調される．維持期に考えられる主な看護診断は以下である．

- 知識不足（ボディメカニクス，健康行動，薬物，処方された運動，など）
- 家族介護者役割緊張
- 家族機能破綻
- 性的機能障害

(3) 維持期にある患者の看護援助

　維持期の援助は，上記の看護診断すべてについて退院を見越したうえで患者および家族に対し自己管理や家庭内の自立に向けた介護指導が中心となる．

生活するうえでどのような知識が不足しているか，補ったほうがよい知識は何かを探る．脳血管障害は生活習慣病の一部といえるため，食事管理や服薬管理についての知識不足を補う必要がある．また，発症前に慣れ親しんだ自宅でも，障害をもちつつ病院とは異なる環境で生活を送る時には患者や家族が気づかない問題が生じる．家事や仕事に必要な動作や行為はどのようなことかを洗い出して知識を補う．

身体の障害を伴う場合では，家庭環境の整備も必要であり，家屋の状況から必要な資源についての情報提供を行う．また，家族が入院中に看護師などとともにその患者にあった介護方法を体験することは家族の不安の軽減につながる．高次脳機能障害への対応方法について相談する機会を設けることが必要である．そのうえで，外泊訓練などでできるだけ退院後の生活のイメージ化を図る．

また，入院中の患者の様子から家族が患者の障害を重度ととらえている場合には緊張状態，過度な責任感により家族だけで抱え込もうとすることも考えられる．家族・介護者が今後どのように患者を介護しようと考えているかについて十分に耳を傾け，不安の原因を明らかにして十分な情報提供を行い，相談に応じる．

(4) 維持期にある患者への援助における多職種の連携

回復期に続き，より退院後の姿を描いた連携が重要となる．社会資源の導入や社会生活のなかで患者を取り巻くさまざまなソーシャルサポートの可能性を準備する必要がある．そのためにはケアマネジャーや地域の訪問看護や訪問リハビリテーション，訪問ヘルパーなどの介護サービスなど，その人に必要な支援が継続されるよう準備を整える．維持期の連携ではMSWと看護師が協力してチームの鍵となり，支援計画を進める．

■ 文献

1) 小林祥泰編：脳卒中データバンク2009．p.33，中山書店，2009．
2) 高次脳機能障害全国実態調査委員会：高次脳機能障害全国実態調査報告書．高次脳機能障害研究，26(2)：209-218，2006．
3) 椿原彰夫：PT・OT・ST・ナースをめざす人のためのリハビリテーション総論．診断と治療社，2007．
4) 滝沢歩武：脳卒中急性期のリハビリテーションの離床プログラム．Medical Rehabilitation 増刊号「実践脳卒中リハビリテーション」(宮野佐年・他編)．pp.76-89，全日本病院出版会，2007．
5) 桂　研一郎：脳卒中急性期管理と高血糖．脳と循環，15(2)：117-122，2010．
6) 大川弥生，太田喜久夫：ADL．看護技術，43(12)：9-16，1997．
7) 林　裕子：強みを引き出すアプローチと可能性にチャレンジするマインド．専門性を高める継続教育リハビリテーション看護実践テキスト(石鍋圭子・他編)．pp.28-32，医歯薬出版，2008．

5- 外傷性脳損傷者への看護

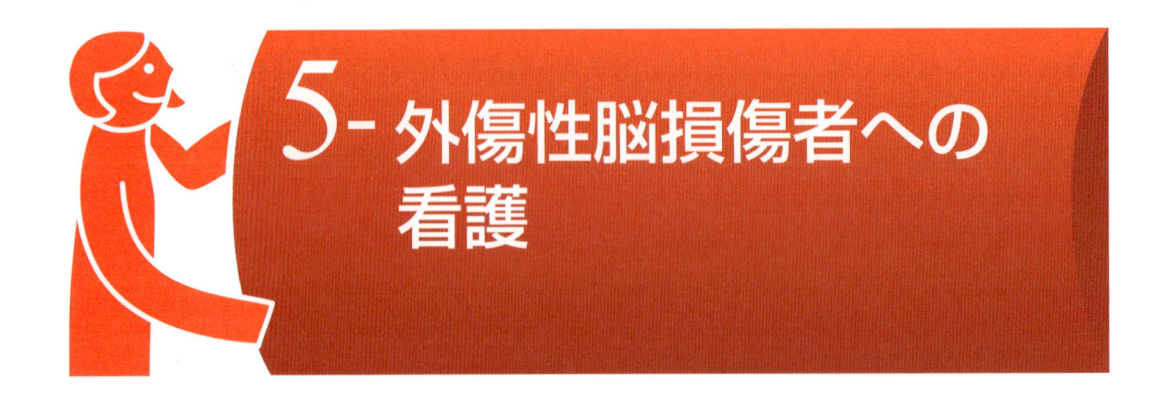

はじめに

　外傷性脳損傷は頭部外傷によって生じるが，その原因は，全体としては交通事故によるものが最も多く，ほかに転倒転落，自殺企図などがある．高齢者では，ほかの年齢層に比べ転倒転落や不慮の事故による割合が多い．受傷のピークは，15～24歳と高齢者の2峰性となっているが，近年，少子高齢化により，ピークが高齢者のほうへシフトしている[1]．わが国では1998～2001年に全国10施設に収容された重症頭部外傷症例1,002例の集計から，「頭部外傷データバンク」が作成されており[2]，その後も数回にわたり，調査が行われているが，いまだ参加している施設は限られており，厳密な頭部外傷の発生数は出ていない．

　頭部外傷は，頭蓋骨損傷，局所性脳損傷，びまん性脳損傷に分けられ，脳損傷をきたすのは，局所性脳損傷とびまん性脳損傷である．それらの内容を表1に示す．治療に関しては，2000年に日本神経外傷学会よりGCS 8点以下，JCS 3桁の成人の重症閉鎖性頭部外傷例を対象とする治療・管理ガイドラインが出されている．外傷性脳損傷による障害は，脳挫傷や血腫による巣症状のほかに，びまん性軸索損傷による脳の広汎な障害が重なるため，障害像が複雑である．脳血管障害との比較は表2のとおりである．外傷性脳損傷では，後遺症としての運動障害は比較的軽度で，高次脳機能障害が問題となることのほうが多い．このため，認知面や情動面のリハビリテーションの必要性が高く，患者が環境に適応できるように援助することが目的となる．

1) 急性期

(1) 対象者の状態

　頭部外傷はGCSを用いた意識障害の評価によって，重症～軽症の3つの重症度に分類される．GCS 8点以下が重症，9～13点が中等症，14・15点が軽症である．外傷性脳損傷といっても，来院時の意識レベル，自覚症状，CTスキャンの所見などにより，帰宅できる者，入院により経過観察を行う者，経過観察後手術となる者，緊急手術を要する者と，さまざまである．

　頭部外傷による身体障害，認知・行動障害は脳損傷の重症度に関連し，GCSが重症で，頭部

■ 表1 脳損傷の種類

局所性脳損傷	硬膜外血腫	頭蓋骨骨折により中硬膜動脈が損傷されることで生じる 中頭蓋窩硬膜外に貯留することが多く，血腫により脳が圧迫される 受傷から意識障害を生じるまでのあいだに意識清明の時間がある 早期に血腫が除去されると予後は良好だが、血腫量が多いと脳ヘルニアを生じ，生命の危機に陥る
	硬膜下血腫	橋静脈や脳表の動静脈が損傷し，硬膜とくも膜のあいだに血腫を生じる場合と脳実質の出血性挫傷により生じる場合がある 急性硬膜下血腫では受傷直後から意識障害を生じ，脳浮腫・脳の腫脹を生じ，予後不良となる 慢性硬膜下出血は受傷後3週間ほどで血腫を生じるが，血腫を除去すれば完治する 脳表の血管の損傷により，くも膜下出血を生じることもある
	脳挫傷	外力によって脳実質そのものが損傷する 外力を受けた部分の直下が損傷する（同側挫傷）場合と，強打した部分と反対側が損傷する（対側挫傷）場合がある 同時に脳内血腫や脳浮腫を生じ，頭蓋内圧が亢進する
	脳内血腫	脳挫傷による出血，血管損傷などにより脳実質に出血を生じる 前頭葉・側頭葉に多く，受傷直後から発生しても数時間後に発見されることがある 頭蓋内圧が亢進し，意識障害や不穏状態となることが多い
びまん性脳損傷	軽症脳振盪	脳深部に剪断力（回転加速度）が加わり神経線維が伸展され，一過性に伝達不能となる 一次的に神経機能障害を生じるが，脳には器質的変化はなく，外傷時には意識障害はみられない
	古典的脳振盪	発症のメカニズムは軽症脳振盪と同様である 外傷直後から一過性に意識消失を生じ，一次的に神経機能障害を生じる
	びまん性軸索損傷	びまん性の剪断力により大脳皮質を中心に広汎・びまん性に損傷を生じる 頭蓋内に占拠性病変はないが，受傷直後より重篤な意識障害を生じ，持続する 脳の腫脹，くも膜下出血，脳深部の小出血を伴うことがある

外傷後に経験した日常の出来事などを覚えていることができない外傷後健忘（Post-Traumatic Amnesia：PTA）のある者は，広範な高次脳機能障害を伴っている可能性がある[3]といわれる．このため，本項では，重症頭部外傷患者を取り上げることとする．

(2) アセスメントの視点

　急性期には，血腫，脳挫傷，びまん性軸索損傷などにより，巣症状や意識障害を生じる．脳浮腫，急性水頭症，低酸素血症，高二酸化炭素血症，血圧低下などにより脳損傷が進行すると，頭蓋内圧亢進症状の出現や，初期にみられた症状の進行（悪化）がみられる．血腫の増大や脳ヘルニアなどにより生命の危機状態に陥ることもある．超急性期には，二次的損傷を進めるような要因の有無，頭蓋内圧亢進の徴候の有無など身体面のアセスメントを行う．意識障害があると，回復過程で興奮や困惑がみられる．また，意識回復直後も，情動不安定，焦燥が認められ，高次脳機能障害を評価することが困難である．意識回復過程で一過性に認められる精神の不安定，興奮，易怒性のことを通過症候群というが，急性期は高次脳機能障害と通過症候群との区別もつきにくい．高次脳機能に関しては，意識障害の回復に合わせてその都度アセスメントする．

■ 表2 頭部外傷（外傷性脳損傷）と脳血管障害における障害の比較（相対的な傾向）

	頭部外傷	脳血管障害
年齢	若年男性	高齢者
病巣	前頭葉・側頭葉などの局在と広範囲のびまん性損傷	損傷された血管領域（限局，一側）
合併症，併存疾患	外傷性（頸髄損傷，骨折，血胸，内臓損傷など），異所性骨化など	動脈硬化，生活習慣病，再発のリスク
意識障害	長い	少ない，短い
注意障害	多い	病巣による
記憶障害	多い	病巣による
行動異常	多い（情緒不安定，人格変化，攻撃的，易興奮性など）	病巣による
運動障害	四肢麻痺，対麻痺，片麻痺，振戦など（麻痺がない場合も多い）	片麻痺が多い
拘縮（関節の固まり）	ときに両下肢の尖足拘縮	麻痺している上下肢
リハビリテーション	高次脳機能障害に対するアプローチ（作業療法，言語療法など）が必須　職業リハビリテーションなど	移動能力の改善が主体　リハビリテーションの阻害因子として高次脳機能障害がある
リハビリテーション期間	長い（1年以上）	短い（半年前後）
リハビリできる医療機関	少ない	多い
後遺症	高次脳機能障害が中心	運動障害が中心
介護	心理的	身体的
社会参加上の不利益	高次脳機能障害が影響しやすい	運動障害
身体障害者手帳	適用しにくい	麻痺に対して適用

（石田　暉編著：頭部外傷　疾病理解と障害克服の指針．p.29, 医歯薬出版，2005．より）

　外傷は突然発生するため，家族の動揺は著しい．重症頭部外傷では，比較的長期間の意識障害を伴うことが多く，意識障害によって，家族が患者本人から情報を得ることができない場合は，家族の不安が高まるので家族の精神心理状態もアセスメントする．

　重症頭部外傷患者は，救急外来に搬送された後，救命救急センターや集中治療室に入室し，循環動態が安定すれば後方病棟や脳外科病棟で治療を受ける．急性期病院では，ゴードンの機能的健康パターンやNANDA-Iの13領域を用いて初期アセスメントを行っていることが多いため，本項ではゴードンの機能的健康パターンを用いてアセスメントの視点を示す．具体的なアセスメント内容は表3のとおりである．

　「認知－知覚」パターンの認知については，JCSやGCSのほか，Rancho Los Amigos Cognitive Scale（29頁参照）を参考に回復状態をアセスメントする．意識の回復が認められた場合は，各高次脳機能についてアセスメントする（回復期と重複するため，後述する）．高次脳機能障害の予後予測として用いられる外傷後健忘は，医師あるいはリハビリテーションセラピストがGalveston Orientation and Amnesia Test（GOTA）（表4）を用いて評価したデータを把握する．

■ 表3 ゴードンの機能的健康パターンを用いた急性期アセスメントの視点

カテゴリ	アセスメントの視点	根拠
健康知覚-健康管理	・外傷により生じている状態を知覚できるか，どのように知覚しているか ・治療の必要性やリスクを理解できているか ・治療に参加できているか，安静度を守ることができているか ・転倒・転落，身体損傷の危険性はないか ・感染の危険性はないか ・（併存症がある場合）悪化防止のためにどのような方法をとってきたか，それは適正か	脳損傷により，意識障害・認知機能障害を生じ状況を正しく認識することが困難となる 意識障害・認知障害により状況を理解できないと，治療への参加が困難となり，身体損傷の危険性が高くなる 開放創，頭蓋内へのドレーンの挿入により感染の危険性があり，意識障害・認知機能の障害によってその危険性が高くなる 併存症は外傷の治療，早期リハビリテーションを実施するうえで阻害要因となる
栄養-代謝	・栄養・代謝障害による合併症（感染・縫合不全など）は生じていないか，要因はないか ・水・電解質バランスの不均衡は生じていないか，要因はないか ・脳損傷により経口摂取が困難となっていないか，嚥下障害はないか ・不動による皮膚の損傷はないか	受傷前からの低栄養，糖尿病などの存在は，創部の回復の阻害要因となる 脳挫傷，頭蓋内の出血により頭蓋内圧亢進をきたす 意識障害や脳挫傷・出血による巣症状として経口からの食物の摂取，嚥下障害をきたすことがある 不動による廃用性障害として褥瘡を生じることがある
排泄	・腎機能障害はないか ・排泄障害はないか	脳損傷によって，排尿・排便機能が障害される 不動による廃用性障害として便秘，尿路感染症を生じやすい
活動-運動	・運動機能障害はあるか ・循環障害はあるか，要因はないか ・換気障害・ガス交換の障害はあるか，要因はないか ・肺合併症は生じていないか，要因はないか ・不動による廃用性障害は生じていないか，要因はないか ・回復を促進するような活動をとれているか	脳の局在として運動機能障害を生じることがある 脳損傷によって循環機能障害を生じることがある 脳損傷によって呼吸障害を生じることがある 不動による廃用性障害として肺合併症，関節拘縮，自律神経反射の障害を生じる
睡眠-休息	・睡眠・覚醒のパターンが出ているか ・昼夜のリズムは整っているか	脳損傷により，睡眠・覚醒のパターンが混乱することがある 脳損傷により昼夜逆転を生じることがある
認知-知覚	・高次脳機能障害の症状はあるか，どのような症状がどの程度みられるか ・知覚神経障害は生じていないか	脳損傷の部位により，局在としての高次脳機能障害を生じることがある 外傷によるびまん性の脳損傷により，複数の高次脳機能障害を生じることがある 脳損傷により知覚神経障害を生じることがある
自己知覚-自己概念	・治療が必要となった自分を知覚できるか，どのように知覚しているか ・援助を受けなければならない状態となった自分を知覚できるか，どのように知覚しているか ・自尊心の脅威はないか	意識障害・認知機能障害により，自己のおかれた状況を知覚することが困難になる 脳損傷によって，身体状況の変化を認識することが困難となる 状況の認知が適正にできない状況では，周囲の対応に不本意だと感じ，自尊心を脅かされやすい

■ 表3 つづき

カテゴリ	アセスメントの視点	根拠
役割-関係	・入院治療に伴う役割交代はあるか，それを知覚できるか，どのように知覚しているか ・おのおのの家族員は出来事をどのように受け止めているか ・主介護者はサポートを得られているか（ほかの家族員や友人・知人） ・家族機能を変化させて出来事に対応できているか	脳損傷の後遺症により，家庭や職場における役割を変更する必要性が生じる 家族は突然の出来事に動揺しやすい 主介護者がほかの人からサポートを得られないと，介護に集中し，疲弊していく 患者を除いた状態での家族機能を再構成する必要を生じる
性-生殖	・外傷・治療により，セクシャリティ・生殖の障害の危険性はあるか	脳損傷による後遺症によって性行動の障害を生じることがある
コーピング-ストレス耐性	・状況の認知は可能か ・受傷・治療・経過をどのように受け止めているか，どのような対処方略を用いているか ・今後の見通しをどのように受け止め，対処しているか ・適正な対処方略がとれないことでの不適応状態はないか	意識障害・認知機能障害によって，状況の認知と対処が適正に行えなくなる 脳損傷によりストレス潰瘍を生じることがある
価値-信念	・治療による規制とこれまで築いてきた価値の対立はないか	意識障害・認知機能障害によって状況の認知が正しくできない状況では，不本意なことへの抵抗が興奮，事故につながるような行動として現れることがある

■ 表4 Galveston Orientation and Amnesia Test (GOAT)

質問	減点	備考
名前は	2	姓名両方とも正解することが必要
生年月日は	4	年月日すべて正解することが必要
どこに住んでいますか	4	都市名
今どこにいますか 　(a) 都市名 　(b) 建物	 5 5	 正確な都市名 正確な名称は不要で病院，リハビリテーションセンターなどでよい
いつ入院しましたか	5	日
どのようにして来ましたか	5	搬送手段
事故後最初に覚えている出来事は	5	どんな内容でも可
その出来事を細かく話せますか	5	詳細な内容であること
今何時	5	30分ごとに1点減点
今日は何曜日	5	1日ごとに1点減点
今日は何日	5	1日ごとに1点減点
今日は何月	15	1月ごとに1点減点
今日は何年	30	1年ごとに1点減点

(3) よくある看護問題

外傷性脳損傷の患者では，事故によって胸部・腹部・骨盤・四肢などの外傷を伴うことがあ

り，それらによって引き起こされる問題も生じるが，今回は，認知機能の障害に関する問題点を取り上げる．

- 意識障害により刺激に対する反応が乏しい
- 急性混乱（意識回復過程および回復直後の混乱）
- 混乱による身体損傷のリスク状態
- 家族の不安

（4）看護援助

急性期は，脳の二次損傷の予防，頭蓋内圧亢進症状の早期発見・早期対処に始まり，廃用性障害を予防し，意識障害の回復を促進するように援助する．意識障害からの回復の時期には精神的に不安定となり，易興奮性，易怒性を示す通過症候群と呼ばれる状態になることもある．患者によっては安全面に配慮し，安定した状態に移行できるように援助する．

具体的な援助内容を表5に示す．米国リハビリテーション看護師協会（ARN：Association of Rehabilitation Nurses）のコアカリキュラムでは Rancho Los Amigos Cognitive Scale に対応した看護診断と援助方法を示しており（表6），参考となる．

■ 表5　急性期に起こりやすい問題に対する看護計画

【意識障害により刺激に対する反応が乏しい】

具体策	根拠
O-plan ①意識レベル：JCS，GCS ②刺激に対する反応： 　触覚，痛覚，嗅覚，味覚，視覚，聴覚 ③外傷前の認知機能について家族に確認する ④投与されている薬物の感覚・知覚系への影響	頭部外傷の重症度・予後判定には GCS を用いる．頭部外傷による脳挫傷，血腫，びまん性軸索損傷などにより比較的長期間の意識障害（昏睡）を生じる（①） 現在の認知機能が外傷による影響かどうかを明らかにするため，受傷前の認知機能の状態を把握する（③） 治療上，使用している薬物が神経系の活動を抑制することがある（④）
T-Plan ①適切で計画的な感覚刺激を与える 　治療的なタッチングを行う 　刺激となるような臭いを近づける 　刺激となるような味（酸味），冷刺激を舌や咽頭に与える 　1日数回定期的にブラッシングによる口腔ケアを行う 　馴染みの品物や写真をベッドサイドに置く 　ベッドを挙上し，視界にいろいろなものが入るようにする 　受傷前によく聞いていた音楽をかける，テレビ・ラジオをかける 　話しかける（家族に話しかけてもらう）	患者が受傷前に親しんでいた各感覚刺激を与えることで，反応を引き出す効果がある（①） 咽頭への寒冷刺激，舌への酸味刺激，口腔への触覚刺激，ベッドアップなどは意識回復の促進に効果がある（①）

■ 表5　つづき

具体策	根拠
E-Plan ①家族への指導 　家族による刺激は効果的であることを話し，負担のない範囲で協力を依頼する 　強調し過ぎると，家族自身の健康状態を損なうほどに没頭することがあるので注意する	意識障害（昏睡）のある時は，家族にはそばにいることや刺激を与えることしかできない状況にあり，患者の回復を願って，没頭してしまうことがある（①）

【混乱による身体損傷リスク状態】

具体策	根拠
O-plan ①意識レベル：JCS，GCS ②認知機能： 　刺激に対する反応，混乱・錯乱・攻撃性・易怒性の有無，見当識，注意力・集中力，指示に対する反応，記憶力，学習力，抽象的思考，判断力　など 　Rancho Los Amigos Cognitive Scale を参照する ③身体損傷を引き起こすような危険な行動の有無 ④外傷前の認知機能について家族に確認する ⑤周囲の環境 　入院時の持参品，面会者の持参品のなかに危険なものが含まれていないか（鋭利なもの・剃刀・ハサミ，ロープ状のものなど）	意識障害からの回復過程，回復直後には一時的に精神状態が不安定となって混乱し，攻撃性，易怒性などを生じる（②） Rancho Los Amigos Cognitive Scale は，外傷性脳損傷者の回復過程の観察から派生し，行動を8段階で評価する（②） 興奮・攻撃性・易怒性を示す場合，鋭利なものは凶器となり得る（⑤）
T-Plan ①環境を整備する 　ナースステーションに近い病室にする 　必要時，ほかの患者と接触しない環境（個室）にする 　身体損傷につながるような危険物をベッド周囲に置かない 　消毒薬など誤飲につながるものをベッド周囲に置かない 　ベッド柵をはずれないように設置する 　必要時，家族の承諾を得てミトン・ベストなどを使用する 　必要時，窓に接近できないようにする 　必要時，窓に破損防止処理を施す 　必要時，破損しにくい食器を使用する 　必要時，プラスチック製のハンガーを用いる 　移動時すぐわかるように，家族の承諾を得て離床センサーを設置する ②興奮させるような刺激を減らす 　環境雑音を減らす 　部屋の明るさを調整する 　面会者を調整する ③休息をとり，疲労の蓄積を避ける ④状況をわかりやすく，繰り返し説明する ⑤危険なものを使用する場合や移動時はそばに付き添う ⑥どのようなニーズがあるのか把握し，単独で移動する前に対応する	興奮時は，身の回りにある物品が凶器となりうる（①） 物事を理解し，判断する能力が低下していると，誤飲，転倒，転落の危険性がある（①） 安全管理上は，ミトンやベストなどの拘束装具を使用することもやむを得ない場合があるが，倫理的な判断による（①） 環境刺激はストレスとなる（②） 不安や疲労の蓄積は混乱，興奮につながる（③） 意識障害から回復直後は，自分の置かれた状況が理解できずに精神的に不安定となる（④） ひとりで移動しようとするときは何らかの理由があり，単に抑制したのでは，自尊心を低下させるなど逆効果となる（⑥）
E-Plan ①家族に安全面の指導を行う 　身体損傷を引き起こすような物品を持ち込まない 　目を離さない	面会時は，医療職が退席することもあるため，家族に十分な指導が必要である（①）

■ 表6　認知リハビリテーションのためのケア計画

認知レベル	説明	看護診断	看護管理
Ⅰ．反応なし	接触，痛み，あるいは触覚や言語刺激に反応がない	感覚知覚混乱	反応を引き出すために，嗅覚・視覚・聴覚および触覚の刺激を日々の療法に取り入れ，意図的な知覚の入力を増やす 「環境雑音」の刺激を減らす 薬物療法の心臓血管系への影響を観察する 睡眠／覚醒サイクルを促進するために，薬物療法の計画を立てる
Ⅱ．漠然とした反応	刺激あるいは痛みに対し，一貫性がなく，意図的でない，反射的な反応をする	非効果的家族コーピング 意識の変調 予後に関する家族の知識不足 睡眠パターン混乱 言語的コミュニケーション障害	家族が患者の損傷の成り行きについて話し合っている時には注意深く聞き／観察し，情緒的サポートを提供する 損傷に関連した教材を用意する ケアの実施前に患者に手順を説明する 体位変換と関節可動域訓練を行う 薬物療法の心臓血管系への影響をモニタリングする 睡眠／覚醒サイクルを促進するために，薬物療法の計画を立てる
Ⅲ．限られた反応	特定の刺激に対し，集中的な反応（例：音に対して向きを変える，痛みから逃避する，追視する）をする；単純な指示に従うが一貫性がない	思考過程混乱 記憶障害 活動耐性低下 嚥下障害	活動耐性を高めるために，患者をベッドの外に連れ出す 休息時間を入れる 患者に月日・時間・必要な課題を説明する 筋量と筋緊張を増加させるために，関節可動域訓練を行う 環境ストレスや監視装置による刺激を減らす 単純な指示を出して指導しながらセルフケアに参加するように促す 薬物療法の心臓血管系への影響をモニタリングする 睡眠／覚醒サイクルを促進するために，薬物療法の計画を立てる
Ⅳ．混乱－錯乱	過敏，非常に活発，見当識障害，攻撃的になりやすい；内的混乱に対する反応では不適切な行動をとる；注意集中時間は短い	判断力の低下に関連した身体損傷リスク状態 感覚知覚混乱 急性混乱	丁寧なケアを継続する 必要に応じて説明する 実施するケアについて，簡潔に具体的な言葉で説明する 低いトーンの声の使用を続ける 興奮させるような環境刺激を減らす（例：テレビを消す，ライトを暗くする，面会者を制限する，個室を確保する） 日課を継続する 疲労感・不安を軽減する 薬物療法の影響をモニタリングする

■ 表6 つづき

認知レベル	説明	看護診断	看護管理
Ⅴ．混乱−錯覚なし	過敏，容易に混乱する，指示に反応する；環境に対する集中は低い；ある状況からほかの状況に移ることは困難	記憶障害 思考過程混乱 セルフケア不足	セルフケアの課題に対する動機を明らかにする 薬物療法の影響をモニタリングする 活動性の増加に伴う栄養の必要性をアセスメントする 適正なレベルの課題を与える 睡眠パターンをアセスメントする 環境刺激を減らす 排便と排尿のコントロールを確立する セルフケアの課題に対して最大限の手掛かりを与える 記憶の補助を用いる（例：カレンダー，予定表）
Ⅵ．混乱−適正	指示に一貫して従うが，時間や場所の失見当識がある；短期記憶の欠如がある；セルフケアに参加し始める	知識不足 判断の障害	患者に損傷および予後に関する教育を行う この回復段階で生じる怒りに対して援助する ADLを実施するための補装具を提供する 日課を与える 活動の自立を促す際には，手掛かりと記憶方略を与える
Ⅶ．自動−適正	慣れた環境では課題を遂行するが，ロボットのようなやりかたである；自己洞察を始めるが不足している；判断と問題解決の技能の低下は続く	思考過程混乱 判断力の低下に関連した身体損傷リスク状態 成長発達遅延	必要に応じて環境的な構造を変える 患者が社会環境に戻れるように地域の散歩を行う 発達に関して患者および家族を支援する 適切なレベルで患者と相互作用することによって，発達過程を刺激する 問題解決のために患者を支援する
Ⅷ．意図的−適正	一貫性のある見当識；正しい反応；完全な記憶；監視を必要としない；現実的な計画技能をもつ	知識不足 社会的孤立 非効果的セクシャリティパターン ペアレンティング障害リスク状態	社会的相互作用やセクシャリティに関する問題を懸念しなければならないことを，患者が認識できるように援助する 家族内で患者が新しい役割を確立できるよう援助する 意味のある会話のありかたについて話し合う 患者の状態を支援する地域プログラムを紹介する 孤立を大きくする要因を軽減する：乗りもの，美観など

（ARN（米国リハビリテーション看護師協会）編・奥宮暁子監訳：リハビリテーション看護の実践−概念と専門性を示すARNのコアカリキュラム−．pp.190-191，日本看護協会出版会．2006．より）

(5) 他職種との連携

　外傷が複数部位にわたる場合は，施設によっては，救急医以外の専門医の介入があり，リハビリテーションの実施にあたっては，リハビリテーション医，PT，OT，STなどの介入がある．急性期リハビリテーションとしては，まず廃用性障害を予防するために，集中治療室でベッドサイドリハビリテーションが行われる．意識状態にもよるが，身体面のアプローチが主体となる．ポジショニング，関節可動域運動などは，リハビリテーションセラピストの実施だけでは十分ではないため，看護師はリハビリテーションセラピストから指導を受けて安全に実施できるようにする．

　また，呼吸ケアチーム，褥瘡対策チーム，摂食・嚥下ケアチームなど院内の専門職チームの介入を受けることもある．病棟看護師は，チームを形成する他職種とカンファレンスを実施して患者・家族に関する情報を共有するとともに，他職種と連絡を取り合い，介入方法を調整する．また，専門職チームの介入を受ける場合は，専門職チームに所属する看護職と連携し，看護計画の立案やケアの実施を行う．

2）回復期

(1) 対象者の状態

　脳の損傷部位による高次脳機能障害を表7に示す．頭部外傷は交通事故によることが多いため，結果として前頭葉や側頭葉に局所の損傷を生じやすい．しかも，事故時に回転加速が加わり，さらに脳浮腫や低酸素などの二次的損傷が加わると，いくつもの高次脳機能障害が組み合わさる．ことに，びまん性軸索損傷では，広範な脳の損傷によって多彩な症状を示す．

　臨床的には，脳血管障害に比べると外傷性脳損傷患者の身体運動機能の障害は軽く，活動性は

■ 表7　頭部外傷に起因する認知機能障害

脳領域	機能	外傷後に起こりうる障害
前頭葉	より高次の知的・社会的過程の制御	関心の低下，不適切な社会行動
側頭葉	新しい記憶と学習の制御	学習の障害
側頭葉（側頭葉内部：海馬）		一時的な記憶喪失，ほんの少し前の見当識の喪失，扱いにくさ，過活動性，注意の欠如，固執（脅迫性）
右半球	幾何学的パターン，顔，環境音，第二言語，音楽，方向感覚，映像記憶の認知の制御	学習障害　記憶障害
左半球	言語，手紙，仕事，言語記憶（例：読む・書く・話す），計算の記憶の制御	計算の障害　コミュニケーションの障害
大脳辺縁系と左右半球	社会化に影響する注意の制御	社会化の欠如

(ARN（米国リハビリテーション看護師協会）編・奥宮暁子監訳：リハビリテーション看護の実践-概念と専門性を示すARNのコアカリキュラム-．p.141，日本看護協会出版会，2006．より)

回復する人が多いが，ADL は高次脳機能障害の影響を受ける．易疲労性によって日中に眠ってしまい活動が持続できない，発動性の低下により促されないと活動が開始できない，注意障害により活動に集中できない，記憶障害により適正な活動方法を覚えられない，遂行機能障害により正しい順番で活動を遂行できないなど，ADL は高次脳機能障害によって少なからず阻害される．

　患者は訓練室におけるリハビリテーションの開始や行動範囲の拡大とともに，他者と接する機会が増える．感情のコントロール困難によって，感情を爆発させることや，欲求のコントロール困難による固執，状況との整合性に欠ける発言や態度などは対人関係の阻害要因となる．また，家族も，受傷前とは一変した様相の患者に対し戸惑いを感じる．ただし，この時点では訓練によって「治る」と思っている家族が多く，家族に悲壮感はない．家族によっては，患者の機能回復によいといわれることを必死に試みる人もいる．

(2) アセスメントの視点

　顕在化している高次脳機能障害のアセスメントにあたっては，リハビリテーションセラピストが実施するテスト（表8）の結果を把握して，実際の日常生活場面においてはどのような状態として表れているのか，活動・参加にどのような支障をきたしているか，また可能なことは何かを評価する．回復期の終わりには，家庭での生活へ移行するために，手段的日常生活活動（IADL）にも目を向ける．本項では，リハビリテーション医療で他職種と情報を共有しやすいように，ICF の枠組みを用いて回復期のアセスメントの視点を示す（表9）．性格や思考パターン，行動様式などは，受傷前からもっている患者の個性であるのか，それとも高次脳機能障害によるものか判別が難しいため，受傷前の状態について家族から情報を得る．患者の状態をみた家族が「？」と首を傾ける感覚を大切にする．

(3) よくある看護問題

　患者によっては，1カ月以上にも及ぶ昏睡期間を経る人もいるため，同じ病日でも状態はさまざまである．意識が回復し，高次脳機能障害が顕在化してきた患者を想定して頻度の高い看護問題をあげると，以下のようになる．

- 注意集中力不足
- 記憶障害
- 半側空間無視
- 非効果的行動計画
- 言語的コミュニケーション障害
- 感情や欲求のコントロールができない（非効果的衝動コントロール）
- セルフケア（日常生活活動）不足
- 障害および成り行きに関する家族の知識不足

(4) 看護援助

　回復期における看護としては，患者がリハビリテーションに参加できるよう，コンディション

■ 表8 高次脳機能に関する神経心理学的検査

知的機能			ウェクスラー成人知能検査（WAIS-Ⅲ） コース立方体組み合わせテスト
注意	視覚		かな拾いテスト トレイルメイキングテスト（TMT） D-CAT
	聴覚		Paced Auditory Serial Addition Task（PASAT）
記憶	スクリーニング		Mini-Mental State Examination（MMSE）
	即時記憶		復唱（以下に準拠） 　WAIS-Ⅲ 　日本版ウェクスラー記憶検査（WMS-R） 単語リストの記憶（HDS-R，MMSEに含まれる） 5品目の記銘（HDS-Rに含まれる） 視覚性記憶範囲
	近時記憶	言語性	三宅式記銘力検査 Auditory Verval Learning Test 物語の記憶
		視覚性・視空間性	Rey-Osterriethの複雑図形テスト Benton視覚記銘検査（BVRT） WMS-RのⅠ・Ⅱ
	遠隔記憶		自伝的記憶検査 社会的出来事の記憶検査
	意味記憶		WAIS-Ⅲの「知識」「単語」
	手続き記憶		ハノイの塔
	日常記憶		日本版日常記憶チェックリスト 日本版リバーミード行動記憶検査（RBMT）
遂行機能			ウィスコンシンカードソーティングテスト（WCST） Behavioural Assessment of the Dysexecutive Syndrome（BADS） Stroop test
言語機能			実用コミュニケーション能力検査（CADL） 標準失語症検査（SLTA） WAB失語症検査
自己認識			The Patient Competency Rating Scale（PCRS）
社会生活力			社会生活困難度評価

を整えることが大きな役割となる．高次脳機能障害の改善を図るには，障害にばかり焦点を当てるのではなく，その前段階と訓練に没頭できる環境を整えることの必要性が指摘されている[4]．易疲労性に配慮し，病室などの生活環境を調整してストレスを軽減できるように援助することが必要である．また，高次脳機能障害によって患者は家族を含む他者とのコミュニケーションを図りにくい状態となることが多いため，患者の情緒面をコントロールできるように援助すること，患者および家族が障害像を理解し，双方が適正な対応をとれるように援助することで，関係性を構築できるようにすることが必要である．若年男性が事故に遭遇し，外傷性脳損傷を生じる背景

表9　ICFを用いた回復期のアセスメントの視点

要素	アセスメントの視点	根拠
心身機能・身体構造	**全般的な精神機能の回復状態はどうか** 　意識レベル，見当識，知的機能，心理社会的機能，気質・人格，活力・欲動，睡眠 **個別的な精神機能の問題はどうか** 　注意，記憶，精神運動，知覚，思考，高次認知機能，言語に関する精神機能，計算，遂行機能，自己と時間の経験 **感覚機能に問題はないか** 　視覚，聴覚，味覚，嗅覚，触覚，温度覚，痛み **運動機能に問題はないか** 　構音，摂食，排便，排尿，関節と骨，筋，運動機能 **そのほかの全身機能に問題はないか** 　心血管系，血液系，免疫系，呼吸器系，消化器系，代謝系，内分泌系，性・生殖・皮膚の機能	回復期は意識障害から回復し，高次脳機能障害，知覚障害，運動障害が明確になってくる 損傷部位による高次脳機能の症状は表8参照 そのほかの機能障害はリハビリテーションを実施するうえで阻害要因となる
活動と参加	**学習の実行状況はどうか，学習能力はあるか** 　注意して聞く・見る，模倣，反復，読む・書く・計算の学習 **知識の応用について実行状況はどうか，応用能力はあるか** 　注意の集中，思考，読む・書く・計算，問題解決，意思決定 **課題の遂行について実行状況はどうか，遂行能力はあるか** 　単一課題・複数課題・日課の遂行，ストレス・心理的欲求への対処 **コミュニケーションをとることはできているか，コミュニケーション能力はあるか** 　話しことば・書きことば・非言語的メッセージの理解 　話しことば・書きことば・非言語的メッセージの表出 　会話・ディスカッション，コミュニケーション用具の使用 **運動・移動について実行状況はどうか，運動・移動能力はどうか** 　姿勢の保持，移乗，物の運搬・移動・操作，歩行 **セルフケアの実行状況はどうか，セルフケアの能力はどうか** **対人関係をとることができているか，対人関係をとる能力に問題はあるか** 　基本的な対人関係・複雑な対人関係，知らない人との関係，家族関係	回復期は各機能障害に対し，積極的なリハビリテーションを実施する 高次脳機能障害はすべての日常生活活動の遂行に影響を及ぼす 活動と参加のうち，実行状況の評価は，実際に患者の生活場面に接する機会が最も多い看護師によるところが大きい 能力の評価は，リハビリテーション専門医やセラピストによって評価されるが，看護師は効果的な援助を実施するために，評価結果の把握が必要である セルフケアに関するアセスメントの視点は「第2章-2日常生活行動に対する看護」参照

■ 表9 つづき

要素	アセスメントの視点	根拠
環境因子	活動・参加をするために必要な物品・用具は揃っているか	入院生活を送るにあたっても，物的環境，人的環境が整っていることが必要である
	生活環境は整っているか 　騒音，振動	
	ソーシャルサポートは得られているか 　家族，親族，友人，知人・同僚・仲間	
	周囲の人の態度はどうか（肯定的か） 　家族，親族，友人，知人・仲間・同僚，上司・部下	患者を取り巻く人の態度は，患者本人や介護をする家族員の動機づけに影響する 周囲の否定的な態度や対応は，家族員に自分で守らなければならないという感情を引き起こし，介護への没頭を誘発する 患者と実生活を共にしていないこの時期は，家族でも高次脳機能障害に関する正確な理解は困難である
個人因子	趣味や特技は何か どのような生育歴・学歴・職歴であったか	受傷前の趣味，特技，職業がリハビリテーションの動機づけになったり，訓練方法につながる
	現病歴・治療歴はどうか	
	受傷前の生活スタイル，習慣はどのようであったか	生活を再構築する際は受傷前の生活スタイルや習慣がベースとなる
	ストレス対処方法，問題への対処方法はどうか	
	自己の状態の理解・受け入れはできているか	高次脳機能障害のひとつの症状として自己認識の欠如があり，自分のおかれた状況を認識することが困難な場合がある
	精神的に不安定な状態，不安が高まった状態にないか	意識回復後，自分の状況や周囲の状況を理解できずに困惑し，不安や焦燥にかられることがある

には，家族関係の問題が存在する場合も少なくない．受傷前の家族機能について情報を得て，対応していく必要がある．

さらに，看護師は，訓練室で行っている内容を把握して生活場面に適応できるようにする，というより，生活場面そのものがリハビリテーションであるという認識の下に患者の日常生活の援助にあたることが必要である．

「注意集中力不足・記憶障害」「感情や欲求のコントロールができない」に対する看護計画を表10に示す．

(5) 他職種との連携

回復期は積極的・集中的なリハビリテーションが行われる．看護援助でも述べたとおり，リハビリテーションを効果的に実施できるように，看護師には，他職種に対し患者の心身の状態，日常生活場面の状態，家族の状態に関する情報を提供し，調整を図っていく役割をもつ．チームカ

ンファレンスでは，患者および家族のゴールに向けて，看護の視点から状況と意見を述べ，また，他職種から提供された情報と意見を受け止め，援助方針の検討を続けていく．

■ 表10　回復期に起こりやすい問題に対する看護計画
【注意集中力不足・記憶障害】

具体策	根拠
O-Plan ①記憶障害の種類と程度を把握する ②日常生活のなかで行動を観察する ③記憶に関して質問する 　記憶障害についての病識 　見当識（日付，場所） 　個人の情報に関して尋ねる（自分の名前，親の名前，知人の名前，生まれた場所など） 　出来事を尋ねる（先ほどのこと，昨日のこと，十数年前のこと）	記憶障害には種類があり，障害の状況によりアプローチ法が異なる（①） 日々の生活場面を観察するとともに，医師・セラピストが実施する神経心理学的検査の結果を把握する（②） 日常生活のなかでの行動の観察は26頁参照（②）
T-Plan ①訓練内容を把握する ②環境整備を行う 　廊下にラインを引く，病室やトイレに印を付けるなど位置をわかりやすくする 　1日の行動を定型化し，スケジュールを表にして見える位置に貼る 　持ちものには名前を記入する，定位置に置く 　引き出しにラベルを貼り，何が入っているかわかるようにする 　人物の写真に名前を書いておく 　薬は朝・昼・夕に分けておく 　騒々しい環境下で指示を出さない ③想起のための手がかりを提供する 　ベルタイマーやアラームなどを用いて時間を管理する ④代償手段を使用する 　もともと使っていたスケジュールの管理方法を用いる 　手帳を使う場合は1冊にする ⑤集中力を高める 　何かやってもらうときは，本人の関心があることを取り上げ，初めは短い時間で行ってもらい，徐々に時間を延ばしていく ⑥注意の障害を補う 　何か行うときはチェックリストをつけてもらう 　行ったことを確認する習慣をつけるように促す	記憶に依存した行動を少なくするよう，目印を利用する（②） 注意を集中させやすい環境にする（②） 新しいことを覚えることは困難なため，スケジュール管理には受傷前に用いていた方法を採用する（④） 注意の障害を補う方法をつけることにより，適正な処理を行うことができる（⑥）
E-Plan ①注意を喚起する 　指示・介助方法を統一する 　一度に複数の指示をしない 　注目すべきものに注意が向かない場合は声を掛ける 　動作は細分化し，順序立てて指導・声掛けする 　うまくできたときは，それを伝え強化する	

■ 表10 つづき

具体策	根拠
②記憶を促進する 　患者が直前に言ったことを復唱し，記憶を刺激する 　最近の出来事を質問し，記憶を刺激する 　過去の経験を患者と回想する 　個人情報や日付を聞き，見当識の訓練を行う ③代償手段を適切に用いるよう促す 　一定の時間に手帳を開いてみるように促す 　出来事はわかりやすく記入するように説明する ④誤りがないような学習方法をとる ⑤家族に対応方法を説明する	記憶障害がある場合，試行錯誤させると混乱する．（②） 誤りを起こさせないよう，誤りなし学習を進める（④） 家族は患者にどのように対応したらよいかわからず困惑する．（⑤） 家族が患者の障害を理解できるように説明・対応する（⑤）

【感情や欲求のコントロールができない】

具体策	根拠
O-Plan ①感情の表現の仕方 　怒りを爆発させる前に徴候はあるか 　どのようなことで怒りを感じるか，爆発させるか 　怒ったり，笑ったりしている時の状況を覚えているか ②欲求の表しかた 　食事や間食の仕方はどうか 　お金の使いかたはどうか	怒りの感情は，イライラが蓄積したところに何か引き金があって爆発することが多い（①） 欲求のコントロールができないと，食べたいものをあるだけ食べたり，残金を気にせず好きなだけ買い物したり，同じものをたくさん購入したりすることがある（②）
T-Plan ①精神的安定を図る 　イライラを募らせるような環境にしない 　　刺激が一度にたくさん入らないようにする 　　整然とした環境にする 　　必要に応じ，他者との接触を少なくする 　カウンセリング，精神科の受診を検討する ②感情の爆発を避ける 　表情が変化したら，話題を変える ③感情が爆発した際に適切に対応する 　感情が爆発した場合は，別の部屋に連れていく 　興奮が静まるのを待つ 　なだめたり理由を聞いたりせずに，言動を無視する ④飲食や金銭の管理を援助する 　食べる量・時間，使ってよい金額などを本人と約束し，食べものやお金を与える 　行動を起こそうとしている時に声を掛けて気づかせる	情報処理がうまくいかないと些細な刺激で混乱するため，環境を調整することが必要である（①） 情緒の安定には心理・精神の専門的な治療を必要とする場合がある（①） 記憶障害があると話題や場面を切り替えることで何ごともなかったような状態になる（②） 不適切な行動に反応すると，その行動がエスカレートする（③） 無視をすることで消極的な罰を与えることになる（③） 抑制の効かない行動をとっていることに本人が気づいていないことが多い（④）

■ 表10 つづき

具体策	根拠
E-Plan ①感情をコントロールできるように促す 　イライラし始めたら，その場を離れるように説明する 　前兆を感じたら，対処方法を見つけるように促す ②感情が爆発してしまった場合の対応方法を身につける 　感情が静まったら，不適切な行動であったことを説明する 　感情をぶつけた相手に対し謝罪するように促す ③欲求をコントロールできるように促す 　チェックリストを作り，食べたこと，購入したことなどを目で見えるようにする	自分で自分の感情をモニタリングして，コントロールできるようにする（①） 記憶障害があると，行ったことを忘れてしまうため欲求のコントロールがうまくできないことに影響する（③）

3） 維持期

(1) 対象者の状態

　患者の多くはリハビリテーション専門病院で一通りの治療を受け，自宅へ帰っていく．障害の状態によっては，家族の見守りや声掛けを必要とする状態が続く．この時期は，環境が整い，必要とされる能力に限りのある，施設内ではみえなかった症状が明らかになる．病院という守られた環境がなくなった分，危険物や環境ストレスにさらされる機会は多くなる．また，脱抑制のある患者では，買い物や性行動などに歯止めをかけることが難しくなる．障害に対する患者本人の認識も徐々にみられるようになるが，当初は家族の認識とズレが生じることが多い．

　家庭で生活するにはADLだけではなく，IADLが必要となるが，高次脳機能障害は，ADLよりもIADLに大きな影響を及ぼす．若年の外傷性脳損傷者は特別支援学校の高等部までの就学は保障されるが，その後の進学や就労は困難となりやすい．また，受傷前に就労していた者は復職や新たな職業への就職が困難となることが多い．家族にしてみれば，一応わかったつもりでいた障害がまたわからなくなり，大きな戸惑いと将来に対する不安を感じる．家族にとっては，退院からが本当の戦いとなる．

　一方で，在宅環境は，外傷性脳損傷者の回復の促進要因となる．患者は社会とつながりをもつことで刺激を受け，社会性を取り戻していくことができる．通院によるリハビリテーションとともに，家族や周囲の人々の対応が患者のリハビリテーションの一翼を担う．そして家族もまた，患者の社会復帰により自身の生活や生きかたを再考することになる．

(2) アセスメントの視点

　高次脳機能障害の症状やそれによる日常生活への影響は，ことばで表すと回復期とあまり変わらないが，在宅での生活をふまえた視点となる（表11）．高次脳機能障害による生活上の困難が本格化するのは退院後であるが，脳血管障害とは異なり，外傷性の場合は一定のリハビリテー

■ 表 11　ICF を用いた維持期のアセスメントの視点

＜回復期に加えて＞

要素	アセスメントの視点	根拠
活動と参加	学習の実行状況はどうか，学習能力はあるか 　技能の習得 運動・移動について実行状況はどうか，運動・移動能力はどうか 　交通機関・交通手段の利用 家庭生活について実行状況はどうか，遂行能力はあるか 　必需品の入手，調理，調理以外の家事，家庭用品の管理，ほかの家族員の世話 教育を受けることができているか，教育を受ける能力はあるか 　インフォーマルな教育，学校，職業訓練 就業し，仕事をすることができているか，就業・仕事を遂行する能力があるか 　研修，報酬を得られる仕事，無報酬の仕事 経済的な生活を遂行できているか，遂行する能力があるか 　金銭の管理，経済的自給 対人関係をとることができているか，対人関係をとる能力に問題はあるか 　フォーマルな関係，インフォーマルな社会的関係 地域での生活を送ることができているか，送る能力はあるか 　地域生活，レクリエーション，宗教的活動，政治への参加	認知および行動の能力，情動の障害によって社会適応度が低下し，職業技能も低下がみられる 受傷前に比べ，周囲の見知らぬ人との関係性にかかわる，より複雑なソーシャルスキルが低下する
背景因子	生活環境は整っているか 　騒音，振動 介護者の介護状況はどうか 　介護方法の理解・実施状況，介護者自身の心身の健康管理 ソーシャルサポートは得られているか 　上司・部下，サービス提供者，ペット 周囲の人の態度はどうか（肯定的か） 　上司・部下，サービス提供者，周囲の見知らぬ人 サービス・制度・政策は整っているか 　経済，社会保障，保健，教育・訓練，就労など	外傷性脳損傷者は易疲労性であることが多く，休息の不足，イライラさせるような環境は情緒障害を悪化させる 家族員の障害に関する認識が適正でないと，患者への対応も不適切となり，患者の状態へ反映して悪循環になる 家族以外の周囲の人（学校・職場・近隣）が理解不足であると，不適切な対応となり，それが患者の状態へ反映して悪循環となる
個人因子	抑うつ，引きこもり，自暴自棄，焦燥などの心理状態にないか	受傷前の状態と比較し，自尊心が低下することによって抑うつ，不安，不満が生じ，不適応行動や情緒の障害が助長され悪循環に陥ることがある

■ 表12 維持期に起こりやすい問題に対する看護計画

【場の状況の判断，共感性の欠如によるコミュニケーション障害】

具体策	根拠
O-Plan ①コミュニケーションの仕方 　場面と発言，態度 　距離感	
T-Plan ①不適切な言動を行っていることに気づかせる 　場にそぐわない不適切な言動を行っている場合は，本人が気づくようなサインを出す 　相手の気持ちを傷つけたり，不快な思いをさせるような発言があった場合は指摘する ②発言の背景にある心理状態を把握する	場の空気を読むことができないため，発言も場にそぐわないことがあっても，本人は気づかない（①） 相手を責めるような発言の背景には，患者自身が追い詰められているような心理がある場合がある（②）
E-Plan ①望ましい行動を説明する 　どのような場面であったか，行動のどのような点が不適切であったか，どのような行動をとることが望ましいかについて説明する 　望ましい言動のとりかたをメモして，それを守れるように促す 　受傷前の言動を説明し，望ましい言動をとることの可能性を示す ②相手の気持ちを理解できるように促す 　相手の気持ちを説明する 　望ましい態度や発言の仕方を説明する ③周囲の人の理解を促す 　患者を取り巻く人に対し，患者の病状を説明する	場面の空気を読み取ること，相手の気持ちを感じることに限界がある場合は，説明することによって学習してもらうことが必要である（①） 患者に対する周囲の理解があれば，患者のコミュニケーションに対する緊張感が緩和される（③）

ション期間を終えた後は，症候性てんかんや精神症状などのフォローを除けば，医療との関わりがなくなる．そのためボランティアとして当事者・家族会に参加して支援することはあっても，看護職として関わるのは外来のみとなるため，少ない機会をうまく活用して患者および家族のニーズや抱える問題を明らかにすることが必要である．

(3) よくある看護問題

家庭に戻った患者および家族を看護師が援助する機会はかなり限られる．通院リハビリテーションを受けている場合や症候性てんかんのフォローのために定期受診を行っている患者では，診察時に短時間接する程度となる．患者および家族の抱える問題は，就労や経済的問題，結婚生活の継続に関する問題など看護の範疇ではないものが多くなる．しかし，外来で患者および家族から話を聞く機会を設けると，引き続き，症状やそれにより阻害される日常生活の問題，対応する家族の心身の問題が抽出される．症状および日常生活上の問題は，場所の違いにより内容や質は異なるが，回復期からの継続と考えると，それ以外の問題は以下のようになる．

- セルフケア（IADL）の不足

■ 表12 つづき
【家族の困惑】

具体策	根拠
O-Plan ①家族の戸惑いの状況 　退院前の予想とどのような点がどの程度異なっていたか 　何に困っているか 　現在，どのような対応を行っているか 　対応の結果はどうか ②自己の認識状況 　困っていることに対し，何が必要だととらえているか 　困っていることに対し，自分たちの能力はどの程度あるととらえているか 　サポートしてくれる人はいるか 　どのようなことを手伝ってもらえばよいと考えているか ③実際の患者の状況	状況を客観的にみられることが必要である（①）
T-Plan 家族の話を傾聴する 　患者が訓練室に行っているあいだなどの時間を利用し，話を聴く	家族の話を共感しながら聴くことで，家族が考えを整理し，解決の糸口を見出す契機となる
E-Plan ①困っている状況を一緒に分析する 　原因，現状，成り行きを考える 　どのような対応が必要か考える 　患者および家族の対処能力を考える ②対応策を一緒に考える 　専門職，ほかの家族員・親戚・友人・知人など誰に相談すればよいか考える ③高次脳機能障害に関する知識を提供する ④利用可能な社会資源とアクセス方法を説明する	家族が現在困っていることに対し，問題解決的に取り組めるようにする．それにより，次回困ったことが生じた際に適切に対応できるようにすることができる（①） 長期に及ぶ介護生活では，他者の助けを借りることを受け入れられることが必要である（②）

- 社会的孤立
- 社会的相互作用の障害
- コミュニケーションの障害
- 性的行動の変調
- 役割遂行の障害
- 家族機能の破綻
- 家族の困惑・将来に対する不安

（4）看護援助

　前述のとおり，退院後の患者および家族への看護援助は，ほぼ外来受診時に限られる．当事者・家族会を紹介しても，物理的・心理的に参加できない家族もおり，外来受診時に家族の話を聴くこと，困っていることに対して対処の道筋をつけることが，最大の援助となる．
　「場の状況の判断，共感性の欠如によるコミュニケーション障害」「家族の困惑」に対する看護

計画は表12のとおりである．

(5) 他職種との連携

　維持期は外来での援助となるが，社会生活での困難を解消するためには，MSWとの連携が必要である．また，患者には新たな健康問題が生じることがあり，また介護にあたっている家族の健康状態が脅かされることもある．他科受診や臨床心理士へのコンサルテーションにおいては情報提供や調整を行うことが必要となる．

■ 文献
1) 徳留孝志，宮城知也，小川武希・他：早期呼吸循環異常と頭蓋内診断：プロジェクト1998との比較．神経外傷，31：85-90，2008．
2) 小野純一，重森 稔，山浦 晶・他：頭部外傷データバンク検討委員会報告．神経外傷，33：7-11，2010．
3) 前島伸一郎：頭部外傷の重症度を知る（石田　暉編著：頭部外傷）．p.44，医歯薬出版，2005．
4) 橋本圭司：生活を支える高次脳機能リハビリテーション．pp.20-21，三輪書店，2009．

3章　家族の立場から

救われた命のゆくえ

　救急救命医療の進歩により，多くの命が救われるようになったが，その一方で高次脳機能障害を抱えて生きる人が増え続けている．症状は脳の損傷部位によりさまざまであるが，記憶障害や注意障害，遂行機能障害などは，日常生活のさまざまな場面で遂行の障壁となる．高次脳機能障害と診断された人のなかには，身体機能の障害を合併する人も多いが，半数近くは身体障害が軽度，もしくは外見上ほとんど問題がないケースである．その結果，高次脳機能障害による問題は入院という特殊な環境下では見過ごされがちで，自宅に戻ってから，あるいは職場復帰後に顕在化する．命が助かったとほっとしたのも束の間，家族は退院して初めて現実に直面し，事の重大さに気づくのである．さまざまな症状にどのように対応したらよいか，どこに相談したらよいかもわからず，家族の孤立感，不安感は相当なものとなる．また家族の一員が受傷したことにより，介護のほか，経済的な問題，周囲との関係調整など，細々したことを処理し，家庭内での役割変更を迫られるストレスは計り知れない．現在，高次脳機能障害の認知度は上がり，診断を受けて退院する人が増えてきた．しかし，社会のなかで当事者・家族に対する支援は立ち遅れたままである．退院後，社会的にどこともつながらず，孤立した当事者，家族も多い．一番身近で支援する家族をケアせずに，この状況を乗り越えることは困難であろう．

　筆者の夫は高次脳機能障害を負い9年目になる．北海道の家族会（脳外傷友の会「コロポックル」）に所属し，多くの方々に支えられ今がある．自分自身の今までの経験を少しでも役に立てることができればと思い，患者家族の相談にのっている．この原稿を依頼された際，家族の悩みを伝えるチャンスをいただいたと嬉しく思った反面，筆者の限られた体験を語るのでは，多くの方々の意見を反映できない．しかし家族の立場に立って初めて知った現実が多くあり，救われた命のその後を医療の現場にぜひとも還元したいと考えた．そこで，当事者や家族にアンケートやインタビューを行い，できるだけ多くの声を伝えられるような構成にした．

　家族の声を聴きながら感じたことは，当事者たちには永続的な支援が必要であること，当事者を含めその家族たちも日々歳を重ね高齢になっていくこと，親亡き後，妻や夫亡き後，当事者がひとりで生活を送れるのかなど，将来に対しての不安であった．また，受傷から診断に至るまで長い時間を要し，医療機関を転々とし一貫した治療やケアを受けられずに悪戦苦闘した家族，もっと早く適切な医療や支援が受けられていたらという無念の思いを持ち続けている家族たちの訴えもあった．この障害をもった人たちの生活実態を理解し，安心できる社会，将来変わらぬ支援を受けられるようなシステムの構築を望むものである．

1 - 家族が抱える課題と家族が求めるニーズ

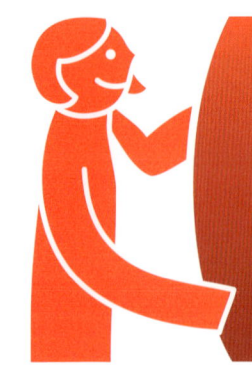

　受傷（発症）から退院，在宅生活への過程で，家族の課題や思いは変化していく．高次脳機能障害への対応は生涯続き，家族の悩みは，親，夫，妻，子，兄弟などの立場の違いや受傷年齢によってもさまざまある．また受傷以前の家族関係や生活スタイル，職業の有無などがその後の生活に大きな影響を与えている．

　以下は，当事者や家族の生の声である．この障害の特徴から「家族が抱えている課題」「家族が求めているニーズ」を受傷からの3つの時期に分類した．掲載に当たっては，当事者や家族から了解を得た．「自分の体験が役に立てばうれしい」，「ぜひとも自分の体験を知っていただきたい」との声が多数あったことを申し添える．

1) 家族が抱える課題

(1) 急性期（受傷・発症から一般状態が安定した時期）

当事者・家族の声
- 脳神経外科担当の医師から「多少後遺症が残る可能性がある」と言われたが，最新の設備を備えた病院なので完治できると確信していた．
- まったく知識がなく，何の保証もないのに，退院したら以前と同じ生活ができると漠然と思っていた．
- 一定の時期から目覚しい回復力で，どんどんできることが増えていった．その頃から何か変だと感じていたが，脳の損傷のためで，いつかは回復すると思っていた．
- 15歳の時に脳腫瘍と言われ，わらにもすがる思いで手術を受けた．手術後の身体の衰弱が著しく，毎日目の前のことで精一杯だった．後遺症のことは何も言われなかった．
- 特別な説明はなく，受傷後2日目に「命の心配はなくなった」とだけ言われた．
- 手術した医師の説明がよくわからなかった．
- 高次脳機能障害の症状として，記憶や注意，感情のコントロール障害が起こるかもしれないと言われても，生活にどのような支障が起こるのか見当がつかなかった．

急性期では命が助かるかが最大の関心事で，患者の置かれている状況を正確に理解できず，その日その時の反応に一喜一憂している．その後の目覚しい回復をみるにつけ病状に対する厳しい説明も楽観的に受け止めてしまう傾向がある．後遺症による変化を理解できなければ，身体が回復するように，退院後の回復のゴールは元の生活がイメージされ，それに向かうことが目標となる．家族は何か変だとは感じていても，事の重大さには気づけない．

(2) 回復期（リハビリテーションや退院後の生活が開始された時期）

当事者・家族の声
- 「退院することがリハビリテーションです」と言われたが，何をしたらよいかわからなかった．自分なりによいと思われることを必死でさせたが，暴言・暴力など脱抑制が強くなり呆然とした．逆効果だったのかと不安になる．
- 定期検査で問題がないと言われ，それだけで安心した．今思えば，動作が鈍くなったり，思いやりがなく自分勝手になった．それらも手術のためで仕方がないと思っていた．
- 予想を超えた行動（いつも同じことを繰り返す，迷子になる，お金を使った記憶がなく使途不明金が多いなど）があり，戸惑う．どう対応したらよかったのか悩む．
- 退院後，情緒不安定であった．次第に過食，嘔吐，暴言・暴力が著しくなり，精神科病院を転々とした．どこの病院でも交通事故が原因だとして，精神安定剤の処方を受けたが，本人は「病気でない」と言い，薬も飲まない状態が続いた．
- 本人は会話が思うようにできないためイライラし，家族も伝わらずイライラした．
- 注意障害・記憶障害がひどいのに，それらのリハビリテーションを受ける施設がなかった．
- 高次脳機能障害のため別人のようになった夫を，夫としてみられない．障害，病気とわかっていても別人と暮らしている感覚になる．そう思ってしまうことへの罪悪感をもつ．
- 退院後の医療や福祉に関する情報がないため，退院してから障害者手帳や障害年金などの手続きや診断書，申立書の記入などが大変だった．本人の対応をしながらひとつの手続きが完了するまでに何度も役所に通わなければならなかった．
- 外ではいい顔をしているが，家では些細なことで怒りっぽく，その原因は家族にあると当たり散らす．訳のわからない言動も多く，このギャップが家族を追い詰める．
- 受傷によりすべてが思うようにできなくなったことで，本人が精神的に不安定になった．落ち込みやすく，自殺企図が頻発し目が離せない（本人をひとりにしておけない）．

家族は突然の状況に対する知識もなく，情報も不十分なまま在宅生活に戻るため，手探りで試行錯誤の日々を送ることになる．退院後現れる症状に，どう対応したらよいかわからず，また日常の細々したことの相談先もわからず戸惑ったという声が多い．少しでも回復するようにと考えいろいろ試みるが，不適応行動の引き金になるなど，望んだ結果が得られない．家族の関わりかたが，当事者にとって本当によかったのか，回復を助けることにつながったのか不安になる．急

性期の緊張が解けたこの時期は，家族がケアの中心を担い，当事者の状況や言動に目が向けられる．家族は現実とのギャップ，家と外での行動の違い，先が見えない，結果が伴わないことなどに心身ともに消耗する．

(3) 維持期（自宅生活が安定した時期から社会復帰を目指す）

当事者・家族の声
- 種々の症状が環境や対応で落ち着いたようにみえるが，いったん状況が変わるとちょっとしたきっかけで不適応行動を起こすため仕事に就けない（退職を迫られた）．
- 家族の言葉に反発心が強く，指示を聞き入れにくい．ひとつの行動に執着し変えられない．
- 麻痺がなく外見からはまったく普通にみえるため，周囲の理解が得られない．今までのようにできると思われ，また本人もできると思っているため失敗を繰り返す．手順を記憶できないので，覚えが悪いと言われる．応用が利かないので臨機応変に行動ができない．
- 脳の障害によって，当たり前の普通の生活が営めなくなった．しかし，脳は回復に向かおうとしている．新たな神経ネットワークをつくるためには，その人の不得意となったことと，できる力を評価し，生活を取り戻すためのリハビリテーションが必要だと思う．医療機関を離れると地域でリハビリテーションを行ってくれる場所がない．
- 答えのない介護に，家族は常にストレスを感じている．ストレスを感じていると訴えることにも罪悪感をもってしまう．そのストレスを解消する方法がない．
- 見守りがなければ生活ができないので，親が元気なうちはいいが，介護するほうが高齢になると本人の将来が心配である．
- 一家の大黒柱が受傷したため，経済面や子育てなど一手に妻が引き受けなければならない．
- 事故後16年経って高次脳機能障害と診断された．この間適切な治療を受けられずに経過した．当初から適切な治療やカウンセリングが施行されていたら，状況は良好に変わっていたかもしれないと考えられ，今は悔しい，無念の一言に尽きる．
- 10年以上経って現れる症状がある．現状に慣れ安心した頃に現れる新しい症状を家族も本人もなかなか受け入れられない．
- 身体障害施設，老人施設，精神障害施設にも居場所が見つからない．身体障害施設では「身体障害の対応しかできません」と退所を促され，身体障害もある当事者は精神障害施設では「対応しきれない」と断られる．
- 仕事が長続きせず転々としている．障害を負った今の状態にあう仕事先が見つからない．
- 金銭管理ができず，あればあるだけ使ってしまう．同じものに固執し，いくつも買う．
- 一番理解してほしい家族や親戚に，病気のことを理解してもらえないのがつらい．
- 短時間でも当事者を預かってくれる場所がない．家族のサポートをしてくれる場所がない．

高次脳機能障害は完治するものではなく，生涯に渡って何らかの見守りやケアが必要である．当事者に病識がない場合には，家族が周囲との関係の調整役を果たしてきたが，家族も高齢になり親亡き後の将来の問題が大きくなっている．高次脳機能障害は適切な環境調整で代償行動を身につけると，自立した生活も可能となる．そのため，維持期においては生活の場に即したリハビリテーション指導が欠かせないが，それを担う機関がない．また中途障害がゆえに，家族にとってある日を境に別人のようになった当事者の受け入れが難しい．そのうえ社会生活のなかでも理解者に恵まれずひとりで抱え込み，孤独な状況に陥りやすい．特に若年の場合は受けられる適切なサービスも少なく，どの機関にも結びつかないまま自宅に閉じこもっているケースが多い．障害者施設や地域リハビリテーションを担う機関の充実を望む．

2）家族が求めるニーズ

(1) 急性期

> 当事者・家族の声
> ・病気の説明を素人にわかりやすく話してほしい．絵や図など手元に残るものがあれば，そのときわからなくても，後からもう一度見返すことができると思う．
> ・脳の損傷によって起こるであろう生活の支障を具体的に教えてもらわなければ，後遺症をイメージすることができない．
> ・患者の重症度に合わせた専門のリハビリテーションスタッフや専門の施設を望む．
> ・病院内に家族の話をよく聞いたり，元気づけるような人や場所があればと思う．退院前に福祉制度や手続きの情報などソーシャルワーカーとの相談環境をつくってほしい．

　高次脳機能障害とのかかわりの始まりは脳神経外科などの急性期病院である．入院中は当事者に対するケアの提供は医療者が中心となるが，退院したその日からは家族に任される．そのため急性期から退院後の生活を考えた支援が必要となる．
　家族は突然の事態を受け入れることは難しいが，障害受容を促進するためにも知っておきたいこととして，①疾患や症状についての理解と対応，②その後の医療機関とリハビリテーション，③利用可能な福祉サービスや制度などがある．また同時に④家族の心のケア，⑤退院後の相談窓口を明確にすることが，その後の家族の孤立を防ぐために重要である．
　家族会では毎年地域で相談会を開催している．そのなかで上記5項目についての相談が最も多い．以前は高次脳機能障害と診断されずに何年も悶々としている家族が多かったが，最近は診断されているにも関わらず，その後の生活に関する情報が得られず困っている家族の姿がある．一方，入院中からソーシャルワーカーの紹介で家族会を訪ねてくる家族も増えている．家族は退院後も途絶えることのない支援を求めている．

(2) 回復期

> 当事者・家族の声
> ・退院が終わりではなく，始まりなのであるから，その後の相談窓口（本人・家族）や継続した支援が受けられるようにしてほしい．
> ・今までの生活に戻ってからが本当の意味のリハビリテーションだと思う．実態を知り，専門的な視点からの助言や指導を求めている．
> ・退院後の生活についてリハビリテーションスタッフと話し合う時間がほしい．次々現れる症状にどのように対応するのがよいかを教えてほしい．
> ・障害が残るであろうということがわかったら，早い時期からリハビリテーションを続けられるような指導があったらよかったと思う．
> ・失われた脳を少しでも取り戻すために，障害された機能はどの部分で，そのために自宅ではどのようなリハビリテーションを続けたらよいのか，脳神経外科とリハビリテーション科，精神科が一緒になった支援が必要だと思う．
> ・精神症状が強い場合は，早めに精神科につなぐようなシステムがほしい．家族はどこに行ったらよいのか判断できない．
> ・医療者は患者の能力や環境を理解してほしい．リハビリテーションを考える段階で患者の傷そのものより，周辺情況を理解し対応したほうが回復に有効であると思う．

　退院後の生活スタイルを獲得するまでが，家族が最もエネルギーを注がなければならない時期である．入院中と異なり刺激も多いため不適応状態になりやすく，今まで現れなかったさまざまな症状や行動に直面することが予測される．現れる症状にどのように対応すべきか，リハビリテーションをどのようにするのがよいかを明らかにすることがこの時期の一番の課題である．

　症状によってリハビリテーション科や精神神経科などを受診する必要性を判断し，その移行がスムーズにできるような医療連携やシステムが欠かせない．一度支援が途切れると，意欲の低下や感情のコントロール障害が相俟って，家から一歩を踏み出すのに多大なエネルギーが必要となる場合も多い．また日常生活の困りごとにタイムリーに相談できる場所が不可欠である．この時期に何が必要か見極めることが，その後の生活のありように影響を与える．

(3) 維持期

> 当事者・家族の声
> ・家族は精神的にも身体的にも限界の状態で毎日を過ごしている．正常な考えや判断ができないことも多い．二次的，三次的症状が出たら適切にほかの科や相談窓口を紹介してほしい．
> ・障害をもった人の個々の状態に合わせ，生涯にわたった支援があればと思う．地域で家族がサービスを探して自ら調整するのは知識もなく難しい．本人が少しでも自立できるよう

なケアサポート，ひとりで生活ができるような住環境が必要だと思う．
- 高次脳機能障害者に対応できる専門の施設が必要．または，身体障害のみ，精神障害のみ，という線引きをなくして対応してほしい．
- 当事者に「見守り」のサポートがほしい（介護，介助ヘルパーは，直接手を出してサポートするのが仕事で「見守り」は仕事にないといわれた）．
- 高次脳機能障害の症状を理解してほしい．入院中にわがままな患者と決めつけた言いかたをする職員がいた．内科の病気で入院が必要なときも，頭から「無理」と言われた．
- 長期戦になり，家族の前では甘えが出やすい．生活スキルの構築には，当事者と関わる第三者の目が必要である．当事者の変化をみながら関わってくれる支援者を望む．

　長期的な関わりにより，家族は日々の対応やさまざまなストレスで疲弊している．それを軽減するためには医療や福祉サービスの利用が欠かせないが，医療や福祉サービスの専門家の高次脳機能障害に関する理解が足りず，対応が難しいなど施設側の受け入れ態勢の問題がある．生活の自立のためには，各機関の人々の障害理解が必須であろう．またストレスは主介護者のほか，当事者の兄弟，両親，子どもたちなど家族全員に生じている．ある家族では娘さんが登校拒否になり閉じこもりの生活をし，ある介護者は受傷後10年経っても安定剤を服用しなければ生活ができない．なかには家庭内が混沌とし，夫婦関係が破綻してしまったケースもある．

　また当事者は家族の前では甘えが出やすいため，家族が何とかしようと頑張っても逆効果になることも多い．当事者が新たな力を発揮するためには，「信頼できる第三者の専門職」の介入が欠かせない．人間関係を築くのが苦手であるという特徴から，困った時だけ関わるのではなく日頃より良好な関係をつくることが，当事者・家族を孤立させないために必要である．一番身近な家族が落ち着いてくると，当事者の状態が安定してくることを私たちは経験している．当事者，家族が安心できる地域の支援体制を整えることが急務である．

3) 医療職に望むこと（アンケート，インタビューによる家族の声）

（1）入院中

当事者・家族の声
- 病院での検査数値がよければ，即自立可能となる障害ではないことを認識してほしい．
- 家族に対して病気が理解できるような指導や情報提供を早くから行うとともに，家族の精神面でのケアもお願いしたい．
- 医療者は身体の面だけでなくメンタル面にもっと気を配る必要があると思う．
- 性格か受傷による変化かは家族がわかっている．受傷前のことを家族から聴き，ケアや客観的な評価に役立てて，当事者にあったリハビリテーションを考えてほしい．
- 当事者が入院や治療を拒否するので，必要な治療を受けられないことがあった．高次脳機

能障害の特徴をわかったうえで説明や対応を工夫すると当事者も頑張れる．初めから無理と思わないで，当事者が納得できる方法を一緒に考える姿勢がほしい．
- 高次脳機能障害者は，入院中と自宅に戻ってからの状態はまったく違う．その特徴を知り，退院後も継続したケアの体制を一緒に考えてほしい．
- 退院時の医療者の言葉が当事者・家族を左右する．当事者，家族の努力によって元の生活に近づけることができる．当事者自ら努力する意欲を高められるよう言葉を掛けてほしい．

（2）退院後

当事者・家族の声
- 退院時に高次脳機能障害を理解できる資料などがあれば，当事者・家族の心構えが違うと思う．
- 高次脳機能障害をもつ人は，退院してからのほうがサポートが必要である．医療に関わる人には，文字で高次脳機能障害を学ぶばかりでなく，直接当事者と関わりながら学んでほしいと思う．
- 当事者が通院を続けることができ，服薬が可能になるのは医療機関との信頼関係にかかっている．当事者の話を聴くだけでなく，方向性を指し示し当事者が自分で考えられるようなアドバイスをしてほしい（大事な部分では第三者の介入が必要である）．
- 家族が当事者から完全に離れる時間が必要である．そのために高次脳機能障害者でも対応できる，ショートステイの施設がほしい．
- 職場に戻るための勤務先との調整をせずに，職場復帰や就職がよいリハビリテーションになると，安易な言いかたはしないでほしい．就労の大きな失敗体験は，再就労の際に足かせになる．
- 高次脳機能障害の特徴の理解に基づいた生活のリハビリテーションの施設や体制をつくってほしい．通所が難しい場合も多いので入所，訪問リハビリテーションを充実してほしい．
- 病院内での生活訓練は自宅では通用しないことが多い．退院後の生活状況を聞き取り，生活の場に即した生活訓練やアドバイスを行い，その人に合った効果的な支援を望む．
- 脳神経外科，リハビリテーション科，神経科の医療機関がもっと垣根をなくして連携する体制になってほしい．
- どこの地域でも診断やサービス，相談が受けられるような体制をつくってほしい．
- どの医師も患者に対し一方的に聞くのみで，患者の訴えにはほとんど返答がない．「そう，はい」で終わってしまう対応に不満をもっている．
- 「記憶障害＝メモ」ではなく，その人にとってどのようなメモの活用がよいのか考えてほしい．
- 生活を見守るサポート体制がほしい．一人暮らしはできるが，計画的な生活の調整ができない高次脳機能障害者も多いので，制度化し支援をしてほしい．

4）家族の体験から

事例1　男性　1997年　交通事故（当時25歳）　　受傷前：一人暮らし
　　診断名：頭蓋骨骨折，脳挫傷，全身打撲で意識不明の重体，急性硬膜外血腫
　　症　状：注意障害，遂行機能障害，発動性の低下，病識欠如，退行・依存性，
　　　　　　感情・欲求のコントロール障害，対人技能拙劣，固執
　　制　度：精神保健福祉手帳3級，障害年金3級　　　　　　　　　　（報告者　母）

◆事故により変わってしまった息子

　1997年1月，交通事故による外傷性脳損傷で手術が行われた．手術後7日目には肺炎を起こし気管切開するが，10日目には意識が回復してきた．その後1カ月目には歩行練習が始まったが，2カ月を経過した頃「自分はどうしてここにいるのか，ここはどこか」と尋ねるようになった．行動は幼児のようになり，病院の廊下の電気のスイッチをいたずらして歩いたり，トイレに20〜30分，服を着るのにも30〜50分かかった．外泊時に駅で「ここで待ってて」と言って目を放したあいだに電車に乗ってしまい迷子になった．そうかと思うと自分の部屋では大威張りで「何でこんなにイライラするのか，お前のせいだ．こんなもの捨ててしまえ」と私の服を2階の窓から放り投げ，拾いに行っているあいだに鍵をかけて家に入れなくしたり，台所にいれば「何してる，そんなもの食うか」と襟首を掴んで連れて行く，座っていれば「早くご飯にしろ」と怒鳴る．その揚げ句「布団で寝るな」と言われ，台所で膝を抱えて2晩も過ごしたこともあった．とにかく私に対して反抗心がひどく，主治医に相談したところ「こんなキレる子，そのへんにたくさんいるでしょう」と簡単に片付けられた．すっかり変わってしまった息子に戸惑ったが，家族のそばで，家族の愛情で，変わってしまった人格が少しでも直るのではないかと思い，地元の病院へ転院させた．しかし1カ月足らずでその病院スタッフと大げんかし，深夜に病院を抜け出し家に帰ってくるなどハプニングは続き，その後自室に引きこもった生活になった．

◆現実とのギャップ・2人の自分

　その後本人の希望が強く，一時会社に復帰することになった．会社でも一生懸命援助してくれたが対人関係が悪化，自宅待機となり，その後復帰はかなわなかった．この間に本人は「こんなことをしてはまずいと思う」自分と「瞬間的に暴言・暴力を振るっている」2人の自分がいると感じているようだった．また，この時期に飲み歩くことも多くなり，だまされて大金を取られたりして気がつくと預貯金や事故での補償金もすべて使い果たしていた．その後も働きたいと言いアルバイトなどを自分で探し，いくつかの仕事についたが2, 3日でだめだった．高次脳機能障害者作業所にも通ったが，通所者とのトラブルが頻発した．障害者職業センターの適性検査では，協調性や注意力がなく就労は向かないとの判定だったが，センターのジョブコーチをお願いし，ホテルで皿洗いの仕事に就くことができた．それに気

をよくした本人の行動は徐々に拡大し，「困っている．あなたが唯一の友だちなので，お金を貸してほしい」と頼まれて借金を肩代わりさせられた．実はそれは詐欺金融業者の手口で，その後音信不通となり気がつくと4社から多額の借金を負わされる結果になった．さらに返済のために同系列の金融業者を紹介され，数カ月後には8社とどんどん膨らんでいった．取り立ては親族にまで及び，家にも再三に渡り取り立てにやって来てドアを蹴飛ばしたりされた．2週間に電話番号を4回も変えたこともあった．本人を鎖でつないでおくわけにもいかず，人も刺激も多い地域に住むことはよい影響を与えないと考え，地方に移住することにした．

今の地域では住民の皆さんの協力を得ながら地元の温泉に就労し3年目になる．受傷してから15年，やっと安定した生活ができるようになった．

事例2　男性　2005年　低酸素脳症（当時42歳）　　現在：妻と娘（10歳）3人暮らし
　　　診断名：心停止による低酸素脳症
　　　症　状：病識欠如，社会的行動障害，記憶障害，遂行機能障害，注意障害，易疲労
　　　制　度：身体障害者手帳1級，精神保健福祉手帳2級，自立支援医療，障害年金2級
　　　　　　　　　　　　　　　　　　　　　　　　　　　　　　　　　　（報告者　妻）

◆発症から退院，就労に向けて

2005年10月，自宅で就寝中に冠攣縮性狭心症発作による心室細動・心室粗動から心肺停止（40分以上）を起こし，大学病院ICUへ搬送される．循環器科へ移り，ICDの植え込みを行った．その後リハビリテーション科で高次脳機能障害と診断される．「障害は軽い」ので職場復帰することがリハビリテーションになると勧められ，2006年1月職場復帰する（発症時と同じ部署）．3カ月後，会社から「仕事ができていない」「人が変わったようだ」と連絡を受けた．上司・医師・ケースワーカー・OTと話し合いをもち，職場の理解を求めたが，結局9月に解雇されるに至った．この頃家族会を知り参加することになった．

2007年1月から高次脳機能障害者作業所への通所を開始した．現在週4日通いながら，就職活動を行っている．就職活動を開始してから2年以上が経過するが，就労に至っていない．

◆生活のなかで現れる生きづらさ

高次脳機能障害の症状は，突出したものはないが，複数の症状が絡み合い，その日によって症状の出かたに差がある．病識がなく，自分の失敗は環境（人や物）が悪いために起こると言い，その改善には積極的でない．時には「自分は高次脳機能障害だから」と言い，動こうとしない．記憶を補うためメモしているが，何でも書くため要点がわからず活用ができていない．また2つの事柄が混じって記憶されるため，内容が変わっていることがある．日常

生活では自分のスタイルを崩さず，臨機応変な行動がとれない．計画や予定があるとどんな状況でも行おうとし，その場に応じた判断や変更ができない．その結果，夕方になると疲れイライラすることが多い．最近娘との関係も難しくなっている．

◆家族の迷いと悩み

　高次脳機能障害の程度が"軽く"，身体障害もないため短時間では"障害者であること"を周囲の人間に理解してもらいにくい．本人も外では精一杯がんばるため，普段の生活とのギャップは大きく，より障害が周囲の人からみえない．この障害は症状が重いから生きにくく，軽いから生きやすいとは限らない．他者に障害者にみえないがゆえに大変なこともある．

　発症初期は，家族でさえ障害の状態がわからず，本人に負担をかけてしまった．生活して初めてその人が生きるうえで何が障害となっているのかがみえてくる．初期に医療従事者から対応の仕方や社会資源・相談先などの情報がもっとあれば，その後の状況は違っていたのではないかと考えてしまう．実際には医療従事者にも"その人の高次脳機能障害"がみえていなかったと思う．発症前のパーソナリティや生活の様子を詳しく収集し，障害を負ったことによる生活の問題を周囲の人間（家族や医療・介護従事者など）が把握・評価し，支援につなげる視点が必要だと思う．当事者の生活の場に入って，情報を得ることが大切だと思う．症状の現れかたは一人ひとり異なるので，それを補完する方法を具体的に考えることが暮らしやすい状況をつくると思う．たとえば，その人に合ったメモの取りかたはどういう方法なのかなどである．「日々の生活に追われ，当事者への対応が後回しになっている」「本人が深い話をしたがらない（できない）ので本人の気持ちがわからない」「できることや以前と変わらない部分もたくさんあるが，つい『高次脳機能障害なんだから』とできないことばかりをみてしまう」など何年経過しても，家族の迷い・悩みは尽きない．大人と幼児が同居しているような当事者が元気に生活するためには，家族が元気でいることが大切だと感じている．家族への支援が当事者の支援につながると思う．

事例3　男性　2003年　転落事故（当時47歳）　　　現在：妻と2人暮らし
　　診断名：脳挫傷，頭蓋骨骨折，外傷性くも膜下出血，びまん性軸索損傷
　　症　状：記憶・注意障害，遂行機能障害，感情のコントロール障害，睡眠障害
　　制　度：精神保健福祉手帳2級，自立支援医療，障害年金2級　　　　　（報告者　妻）

◆入院中から感じた「何か変」

　夫は高所からの転落事故で脳神経外科に搬送され，一命は取り留めたものの，意識がもうろうとした状態が約1カ月間続いた．医師からは「意識レベルが低下しているのは，高次脳機能障害の可能性があります」と説明されたが，私はそれがどのような支障となるのか予想もつかず，何とかなるだろうと安易に考えていた．1カ月を過ぎたころから夫の回復は目覚

しかった．面会に行くたびにできることが増え，食事ができ，排泄ができ，車いすで移動ができるまでに至った．骨折はあるものの，手足に麻痺はなく会話もできる．私はこの頃から会話の辻褄が合わない，何度言っても同じことにこだわるなど「何か変」とは感じていたが，脳の損傷が大きかったことから，今はある程度仕方がないと，多少のことは我慢できると思っていた．入院4カ月目，医師から「自宅で生活することがリハビリテーションです．回復には時間の経過が必要です」と言われ，退院となった．

◆退院してから混乱の日々

退院後は定期的に脳神経外科に通院したが，自宅での生活を聞かれるだけでアドバイスなどはなかった．夫は自宅では不眠と精神的に不安定な状態が続いた．次第に些細なことでイライラし，物に当たる，家具や壁を殴る蹴るなど興奮しやすい状態となった．私は目の前で起きている現実がなんなのかわからず，必死で止めようとしたが，さらに興奮を強める結果となった．大の大人がまるで反抗期の中学生のようにキレている．なすすべもなく呆然とみているしかできなかった．このような状態から受傷1年後には，精神科受診に至った．精神科で夫は実に穏やかに世間話をする．しかし，帰宅後覚えているのは会話の一部，雑談などであった．心理・知能検査，注意・記憶の検査を行ったが，短時間は集中できるので，結果はいずれも正常範囲内であった．日常生活では不注意が多く，記憶も断片的なため大事なことを覚えていない．計画的に行動できず，仕事にも就けない状態であるにも関わらず，検査上には現れない．通院も大変であった．病識がないので服薬や通院の必要性が理解できない．そのため，受診の際には数日前から意識させ，イライラさせない対応が必要であった．

◆生活の再構築を目指して

夫は受傷後3年目頃から，いつもではないが変わってしまった自分に気づくようになった．しかし，自分のことを振り返ることができないので，今できたことが次にできるとは限らない．一度状況が変わると途端に混乱する．私がフルタイムで働くためには，食事の自立が必要であった．空腹になったら我慢できずスナック菓子を満腹になるまで食べるといった生活から，用意したものを食べる，そしてインスタント食品やレトルトカレーを自分で温めて食べるというように，少しずつレベルアップしてきた．今では近所のスーパーマーケットまで昼食を買いに行くことができるようになった．ここまでに8年の歳月を要した．現在に至るまで手探りの状態で，本当にこれでよかったのか誰も教えてくれない．脳神経の回復にはもっと適切な方法があったのではないかと不安に思うことが度々であった．しかし，日々生活は繰り返され，私は家中のことを一手に担わなければならず，立ち止まっている時間はなかった．先のことを考えると安心できることは何ひとつない．

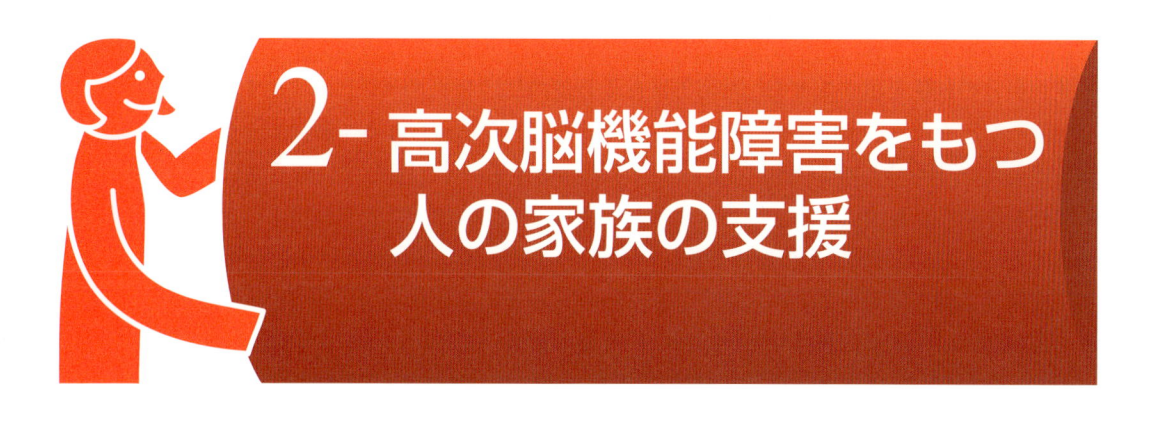

2- 高次脳機能障害をもつ人の家族の支援

1) 「見えない障害・谷間の障害」高次脳機能障害支援の流れ

　1999年の脳外傷友の会「コロポックル」設立当時は，「高次脳機能障害」という言葉すら医療や福祉の機関の人々に知られていなかった．手，足，口が動くなら身体障害にはもちろん該当せず，成人してからの受傷であれば知的障害にも該当せず，精神障害については，精神科医ですら診断できず該当しないと言われた．障害者手帳も障害年金も受けられず，交通事故が原因といえども賠償金ですら「雀の涙」の泣き寝入りの時代であった．

　2000年，日本各地の脳外傷友の会「みずほ」「ナナ」「コロポックル」が日本脳外傷友の会という連合体を立ち上げた．「見えない障害・谷間の障害」であった高次脳機能障害の問題点は多くあり，中途で障害になった人たちを救ってほしいと，厚生労働省へ陳情に何回も足を運んだ．そして厚生労働省は2001年から5年間にわたり高次脳機能障害支援モデル事業を実施した．その結果，高次脳機能障害診断基準，訓練プログラム，評価法ができ，少しずつ支援体制が整ってきた．高次脳機能障害で精神障害者手帳も交付され，福祉サービスの恩恵を受けられるようになり，障害年金も受ける道が開かれてきた．当初12カ所の支援拠点機関も，今や全県に設置され，各地で相談支援事業が展開されるようになった．しかし，まだまだ地域格差があり十分な支援が行われているわけではない．永続的，継続的リハビリテーションが確立されていない現状がある．高次脳機能障害への理解とともに，障害をもっても地域で安心して暮らせるような支援や制度，システムの構築を求め，現在も行政に働きかけを続けている．

2) 家族支援と家族会の意義

(1) 家族による家族支援

　脳外傷友の会「コロポックル」は北海道札幌市に本部を置き，帯広，旭川，函館に支部があり，各地で相談を受けている．相談者は当事者・家族のほか，医療，福祉，行政関係者などで，年間約400件に上る．相談に訪れた家族からは「やっと自分のことをわかってくれる所にめぐり合った」「こんなことを思っているのは自分だけでなかった」という声を聴く．家族が行う相談

は，同じ体験をもつ人が，相談者の悩みを実体験として共感できる場面が多い．同時に支援側の家族が自分の経験を示すことで，対応方法やその後の生活をイメージしやすくする．また医師への上手な伝えかた，制度利用のコツなどさまざまな情報が伝えられる．解決できないことも多いが「話してスッキリした」「聴いてもらえた」と満足する人や，話しているうちに考えが整理され解決策を自ら見出す人などがいる．高次脳機能障害の悩みは，こうすればよいという一方的なものでなく，簡単に解決するものでもない．自分のなかから一歩踏み出すことから始まる．一方，支援する側の家族は自分の経験を伝えつつ日々の生活を振り返り，今一度当事者と向き合う機会を得ている．相談は相談者だけでなく，支援する側にも学びが多いと実感している．

(2) 家族は最大の支援者

　家族には，長期戦への覚悟と観察力が求められる．まずは脳の障害の結果多くの症状が現れていることを理解する必要がある．当事者は外ではしっかりしてみえても，家族の前では緊張が解け無気力でゴロゴロして何もしなかったり，イライラし反抗的になったりする．そして，そのはけ口は家族に向かう．わかっていてもなかなか受容しきれないことであるが，それらの行動が症状であると理解するのと，しないのとでは受け止めかたが大きく変わってくる．次は観察である．日常生活のなかでできること，できないことを淡々と把握する．家族は本人との距離が近いために客観的にみることが難しい．しかし日々のエピソードのなかから，本人の反応や行動パターンがわかってくると，混乱を回避し適切な行動に導くことも可能である．「健康な脳が働けるような環境を整え，生活を再構築する育て直し」これが家族の重要な役割である．

　最後に，長期間の介護のなかで，家族がモチベーションを維持することは難しい．自分の時間がもてない，気が抜けないなど慢性的なストレスを抱えている．介護する家族自身が心身ともに健康で，自分の人生も大事にしながら，当事者に関わることが重要であろう．家族会による家族同士の支え合いは，長期戦になくてはならない居場所であり，重要な社会資源である．

　高次脳機能障害者の支援には，その中心になる家族を支えること，家族が支援者として成長することが必須である．当事者が地域で自立した生活を行うためには，専門職とともに将来を見つめていく社会の体制が必要であろう．

　また，子どもの時期に発症した高次脳機能障害も多くの課題を有している．発達の問題も加わり症状はみえにくく，その課題は成長とともに変化する．また就学だけでなく，その後の社会生活を視野に入れた，息の長い支援が必要となる．

　最後に本項の執筆に当たり，脳外傷友の会「コロポックル」会員から寄せられた，熱いメッセージと事例提供に，心より感謝と敬意を申し上げたい．

■ 文献
1) 脳外傷友の会コロポックル編：脳外傷友の会コロポックル10周年記念誌　救われた命のゆくえ高次脳機能障害．2009．
2) NPO法人日本脳外傷友の会編高次脳機能障害とともに—制度の谷間から声をあげた10年の軌跡．せせらぎ出版，2011．

4章　家族への看護のポイント

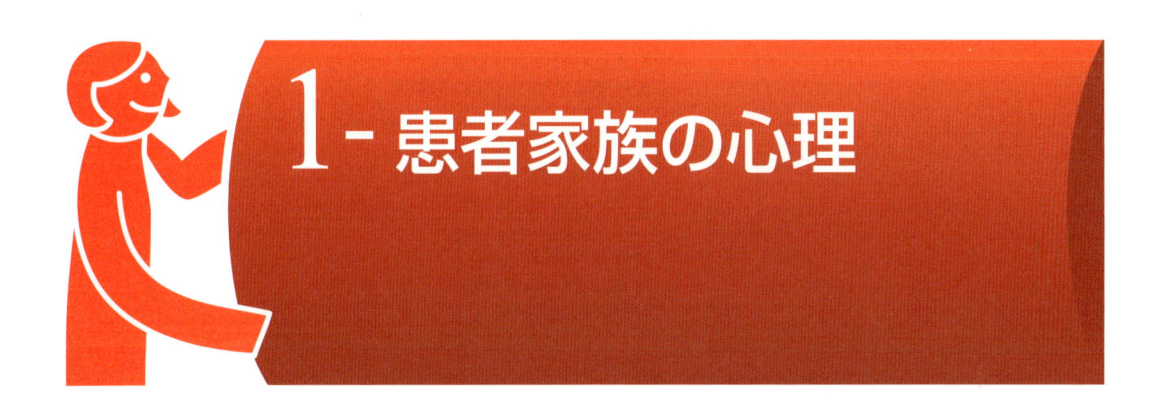

1- 患者家族の心理

1) 家族のたどる心理社会的プロセス

　家族員の誰かが外傷性脳損傷を負った場合，その家族はどのような状況になるのだろうか．ここでは，重度の外傷性脳損傷により高次脳機能障害を生じた患者の家族がたどる心理社会的プロセスについて，主な研究結果を用いて示す．

(1) 外傷性脳損傷者の家族の一般的な反応

　Douglasは家族が示す心理社会的状態には「ショック」「期待」「現実」「悲嘆」「調整」の5つの段階があり（図1），調整に至るまでに5～10年を要すると報告している[1]．

　患者の入院中，家族は患者が生命の危機状態にあることを目にし，また，医師から厳しい病状説明を受けて，患者の成り行きを思いめぐらし，葛藤，混乱，苦悩，無力感を生じる．生命の危機を脱した後は，回復までの正確な見通しを立てることが困難であるため，医師からは「回復は2～3年続く」「最終的にどのような状態まで回復するかわからない」というような説明がされる．はっきりとした説明ではないため家族は患者が完全に回復することを期待する．また，家族が患者の身体的障害が回復してきているのを見て，当初の厳しい病状説明は間違っていたのだと判断すると，現状を否認することもある．

　患者の退院後，家族は受傷者の人格や行動の変化を目の当たりにして現実に気づく．家庭内の役割や人間関係が崩壊し，家族は自分自身や加害者などに対し怒りの感情を抱く．また，当初は「生きていてくれればよかった」と願っていたはずの家族が，受傷者の状態を重荷に感じるようなことがあると，罪悪感を抱く．受傷前とは異なった状況が長く続くことに気づくと，悲しみを覚える．やがて，受傷者の状態に関する理解が深まると，受傷者への期待，家庭内での人間関係や役割の再評価，再調整，再構築を行うようになる．

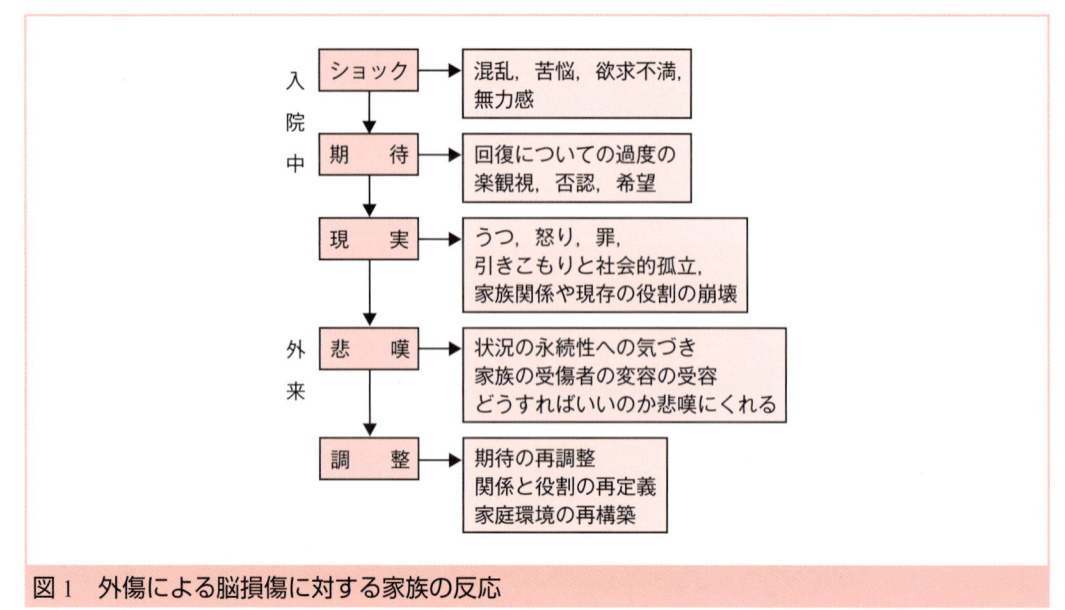

図1 外傷による脳損傷に対する家族の反応

入院中
- ショック → 混乱, 苦悩, 欲求不満, 無力感
- 期待 → 回復についての過度の楽観視, 否認, 希望
- 現実 → うつ, 怒り, 罪, 引きこもりと社会的孤立, 家族関係や現存の役割の崩壊

外来
- 悲嘆 → 状況の永続性への気づき／家族の受傷者の変容の受容／どうすればいいのか悲嘆にくれる
- 調整 → 期待の再調整／関係と役割の再定義／家庭環境の再構築

(藤井正子訳, J. ポンスフォード著:外傷性脳損傷後のリハビリテーション―毎日の適応生活のために―. pp.247-248, 西村書店, 2000.)

(2) 意識障害を伴う外傷性脳損傷者の家族の反応

Duffは，昏睡後意識障害のある患者の家族が受傷後8カ月のあいだにした経験を分析し，家族は「助かってほしいと願う (Willing Survival)」「白雪姫に付き添う (Attending to Snow White)」「人を復元する (Reconstructing the person)」「回復させる (Making it better)」という心理過程をたどることを報告している[2]．

「Willing Survival」の段階は，医師から厳しい病状説明が行われることにより，家族は患者の近くに留まって見守ることやケアへ同席することを望み，友人や知人など病院外部へサポートを求める．意思決定にあたり，家族がひとつのユニットとして作用しないと，1～2名の家族員に負担が集中し，ストレスが増大してしまう．配偶者がいない場合や自宅が病院から遠く，家族あるいはコミュニティのサポートが得られない場合は，ストレスと負担感がきわめて大きくなる．

「Attending to Snow White」の段階では，家族は患者が覚醒することを期待して付き添い，白雪姫の物語で魔法使いのかけた呪文を解く王子のキスのような，刺激を与えようとする．家族員のなかには自分が不安や恐怖を言葉にすると，患者の回復に悪い影響を及ぼすのではないかと考え，隠してしまう人もいる．徐々に回復している場合でも，回復までに時間を要し，回復すると断定できないのではないかという不安を表す．家族は患者の利益に敏感になり，医療者の関心や注目が入院時よりも減少していることを，医療者の怠慢や無視と感じることがある．

「Reconstructing the person」の段階では，主な外傷が治癒してチューブ類が抜去され，患者の状態が安定するため，家族は外傷前後の患者の状態について再評価し，あきらめを示す．安定した回復を示し続ける患者の家族は，受傷前の状態に戻るだろうという希望を持ち続けるが，そうでない場合は外傷による永久的な影響について考えるようになる．

「Making it better」の段階では，家族は，患者が可能なかぎり高いレベルに回復することにこだわり，自らの生活の欲求を抑えて介護に時間を費やす．時間が経つにつれて多くの家族は疲弊する．

(3) 在宅介護経験による反応

Carsonは17～35歳，受傷後8カ月～5年10カ月にある脳損傷者の両親の経験を分析し，「脳損傷により生じる行為や行動に親が着目する段階」「脳損傷者が自立できるように介護に努める段階」「安定性を求める段階」からなる「再起」理論を見いだしている[3]．「脳損傷により生じる行為や行動に親が着目する段階」では，脳損傷によって生じたニーズに対応するために，受傷前の配偶者やほかの家族員との関係，仕事，個人の関心事に割いていたエネルギーや着目点を変更し，脳損傷者である子どもに対し，日常生活の課題遂行やリハビリテーションの継続，環境調整などの援助を提供するべく努力する．また，受傷前の状態がどの程度残存するかを吟味する．「脳損傷者が自立できるように介護に努める段階」では，親たちは，子どもの能力回復の可能性を探索し，不確かな見込みに固執する．親は，子どもの行動が受傷前とは異なることを認める一方で，完全な自立を遂げることを信じている．「安定性を求める段階」では，望ましい行動を維持するための訓練方法を確立することに着手し，そのうちにほかの家族員のストレスも少なくなる．

(4) 若年の男性脳損傷者を介護する母親の反応

日本の外傷性脳損傷者は，交通事故によるものが55％を占め，男女比は3：1，年齢のピークは10～30歳代と50～70歳代にあり，10～30歳代は交通事故，50～70歳代は日常生活中の転倒・転落によるものが多い[4]．近年では，10～20歳代の交通事故によるものが減少し，高齢者の非交通事故によるものが増加している．高齢者の場合は，認知症高齢者の介護と類似することが推察されるが，10～30歳代の脳損傷者を介護する家族がどのような心理社会的プロセスをたどるのか，明らかにされていなかった．このため，筆者は，15～30歳の男性外傷性脳損傷者（息子）を介護する母親13名を対象に，介護経験をインタビューし，得られたデータを分析して「回避期」「閉鎖期」「求援期」「離脱期」「再建期」の5つの期をたどることを見いだした（図2）[5]．

事故直後は，息子が重篤な状態にあることを認められず，息子との接触を「回避」する．息子が生命の危機状態にあると認知すると，息子を失ってしまうのではないかという不安が生じる．不安を回避し，回復してきていると認知して安心を得るために，あるいは親としてやってあげたいという内在的な欲求から，息子の介護に没頭する．また，他者からの支援を考える余裕がない場合や，支援は得られないと判断した場合は，ひとりで介護に没頭する．その間，息子と母親は心理的にも物理的にもきわめて距離が近く，他者が入る余地のない「閉鎖」的な関係にある．その後，自分や家族員だけでは対応が困難であると認知すると，逡巡しながら外部に支援を求め（「求援」），他者の介入を受け入れる．息子の自立に向けた援助をすることで母親は息子との閉鎖的な関係性から徐々に「離脱」する．息子も家族員以外の人との関わりをもつようになる．寿命

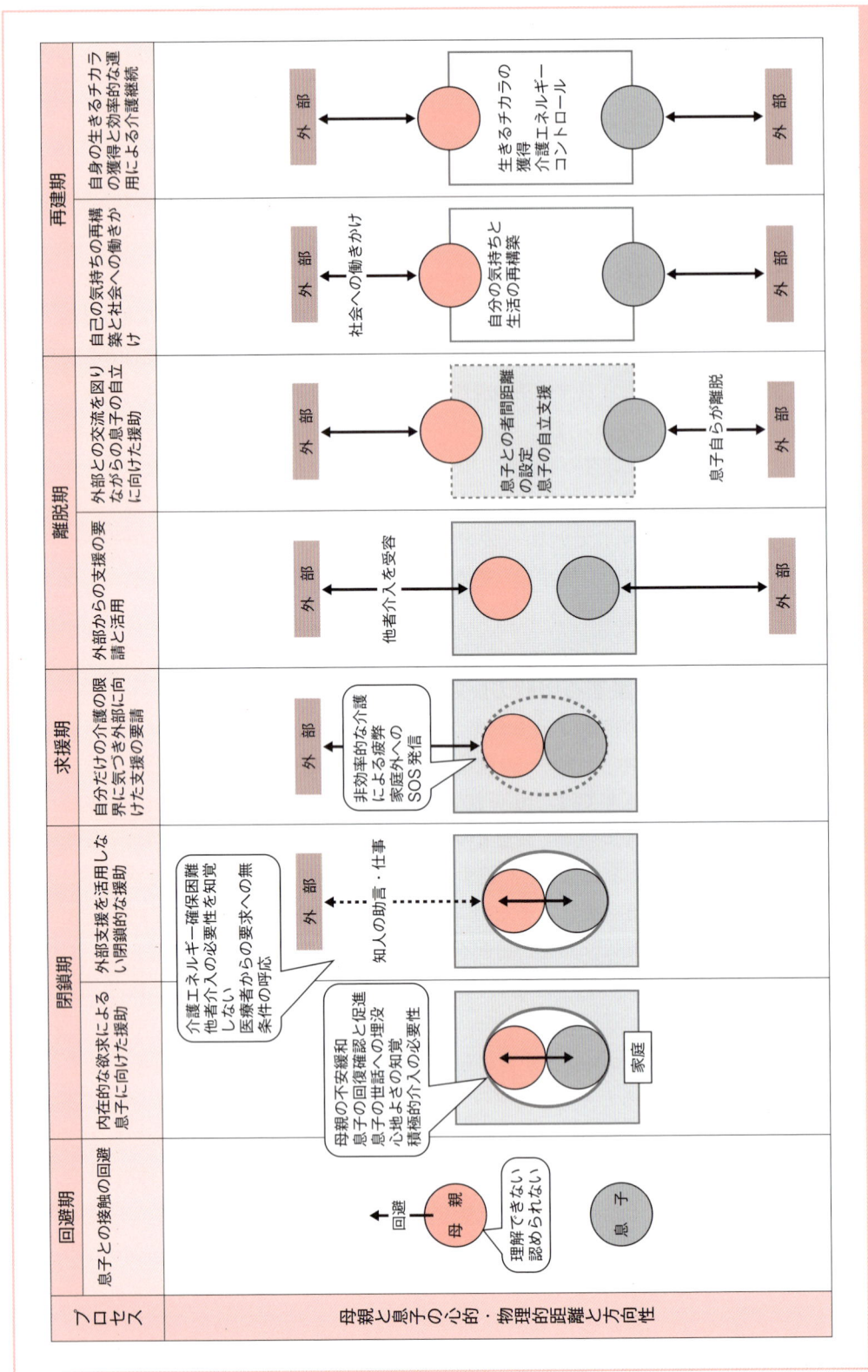

178 4章 家族への看護のポイント

図2 脳損傷の息子を介護する母親の心理社会的プロセス（母子関係に焦点を当てて）

(Fumiyo, I., Sumie, S., Akiko, O., Yasuko, S.: Psychosocial process of mothers caring for young men with traumatic brain injury: Focusing on the mother-son relationship. Journal of Neurosciences Nursing, 41(5): 277-286, 2009. より)

からいえば自分のほうが息子より先に死ぬのだということを意識し，長期的展望に立つようになると，息子の自立および自己の生活の「再建」に向けて活動を始める．

　これまで述べた研究結果をふまえて，外傷性脳損傷者の家族の心理社会的プロセスをまとめると，以下のようになる．外傷性脳損傷者は，比較的長い昏睡期間の後，意識や身体機能障害が急速に回復するため，家族は元通りになるのではないかと期待する．家族は，脳損傷者の入院中に，受傷前とは異なる状態であることを認識しても，退院すればよくなると考える．高次脳機能障害の症状は，退院後の生活で顕著となり，家族は回復のためにさまざまなことを試みる．思うように改善しないことを経験すると，完全に元通りになるわけではないことや長期的な展望に立つことの必要性に気づく．これにより，家族は介護に割くエネルギーを再配分し，家庭内の役割を再構築するというプロセスをたどる．

2) 家族の心理社会的適応の要因

　家族の心理社会的適応の要因として，Karpmanら[6]は，10名の外傷性脳損傷者を介護する親を対象にインタビューし，内容分析によって12のテーマを見いだしている．筆者が，15名の家族を対象に行った調査では，7つのカテゴリーが得られた（表1）[7]．

　表現は異なるが，「肯定的な姿勢の維持」「介護の継続」「抵抗力・忍耐力などの力強さ」「家族の団結と協同」「外部のサポートシステム」「受容への努力」「アドバイスの提供者」は，【障害を認め介護体制・生活パターンを再構成する】【外傷性脳損傷の理解促進のために周囲の人や同じ立場の人へ働きかける】と同じような内容である．また，「訓練・認知的刺激」は【外傷性脳損傷の専門的な治療（リハビリ）を探索し取り組む】，「過保護」「心理的緊張」は【心理的苦痛を感じながら外傷性脳損傷者の介護に没頭する】と同じような内容である．筆者の調査で抽出さ

■ 表1　外傷性脳損傷者の家族の心理社会的適応に関する要因

Karpmanら	石川ら
・肯定的な姿勢の維持 ・介護の継続 ・信仰心 ・抵抗力・忍耐力などの力強さ ・家族の団結と協同 ・訓練・認知的刺激 ・外部のサポートシステム ・受容への努力 ・アドバイスの提供者 ・過保護 ・経済的問題 ・心理的緊張	・外傷性脳損傷者とともにする時間を重ね，見えない障害を理解する ・外傷性脳損傷者に対する医療職の対応を評価する ・心理的苦痛を感じながら外傷性脳損傷者の介護に没頭する ・障害を認め介護体制・生活パターンを再構成する ・外傷性脳損傷の専門の治療（リハビリ）を探索し取り組む ・外傷性脳損傷に対する理解と適正な対応・制度の確立を望む ・外傷性脳損傷の理解促進のために周囲の人や同じ立場の人へ働きかける

(Fumiyo, I., Sumie, S., Akiko, O., Yasuko, S.: Experiences of family members acting as primary caregivers for patients with traumatic brain injury. Rehabilitation Nursing, 36(2)：73-82, 2011. より)

れ，Karpmanらの報告になかったカテゴリーは，【外傷性脳損傷者とともにする時間を重ね，見えない障害を理解する】【外傷性脳損傷者に対する医療職の対応を評価する】【外傷性脳損傷に対する理解と適正な対応・制度の確立を望む】であった．高次脳障害の障害像の理解は，実際に当事者と生活を送ることによって成されるのであり，同時に看護師を含む医療者の高次脳機能障害に対する知識の不足と不適切な対応の存在が浮き彫りとなった．

3）家族の抱える課題・問題

　外傷性脳損傷者を介護している家族は，受傷後の身体的変化よりも情緒面・行動面の変化に負担感を感じ[8〜10]，受傷後の年数が長いほど主観的負担感が強いことが指摘されている[11,12]．また，子どもを介護する親は「日常生活のケア」を，配偶者を介護するパートナーは「感謝を示さない」ことを問題と感じている[13]など，介護する家族員の属性によって問題の感じかたに違いがあることが指摘されている．

　永島は，交通事故による外傷性脳損傷者を10年以上介護してきた家族9名の介護負担を調査して，認知症高齢者および脳血管障害による高次脳機能障害者の介護負担と異なるカテゴリーとして「障害者となった家族員とともに社会から孤立していく不安」「事故・障害によって生じた経済的負担」「事故後の処理，他者との交渉に生じた精神的な負担」の3つを挙げている[14]．筆者が当事者・家族会で参加者から聞いた話では，外傷性脳損傷といっても事故が労働災害として認められた場合，自損事故の場合，加害者がいる場合などでは，経済的な負担や心理的負担が異なり，また，保険金の受給に違いがある場合は，家族同士でもしっくりしないことがあるということである．

4）家族の適応を理解するためのモデル

　McCubbin, H.I. & McCubbin, M.A.は，家族の健康問題に対する対処モデルを示している（図3)[15]．McCubbin, H.I.は，家族対処を「ストレス源を除去し，状況の困難性を処理し，家族内部の紛争や緊張の解決，あるいはまた，家族適応を促進すべく必要とされる社会的，心理的，物的な資源を獲得したり，開発するような，家族メンバー個人の，または家族単位としての行動的反応」と定義している[15]．家族員の誰かが急性疾患に罹患した場合，重症度がそれほどでもなく，家族の機能パターンに小さな変化を起こすだけで問題が解決されれば，家族のストレスは回復し，順応に至る．ところが，家族のシステムを変化させなければならないような，重症あるいは長期的な経過をたどる疾患や障害を負った場合は，適応段階を歩み始める．

　高次脳機能障害によって家族のストレスや緊張，家庭内の役割などの変化が累積すると家族は危機的状態に陥る．危機に陥った家族は受傷前の家族のタイプや家族機能のパターンを変化させる．家庭内および親戚などを含めた拡大家族のなかの資源を強化し，友人・専門家・家族会の会

員など家族以外のサポートを活用する．また，生じている状況と自分たちの能力を客観的に評価し，出来事の意味を肯定的にとらえて目標や取り組むべき課題の優先順位を設定し，障害や対応方法を学習するなど対処方法を検討して実行することで適応する．しかし，対処行動が功を奏しない場合は，家族はさらに大きな危機に陥ることになる．

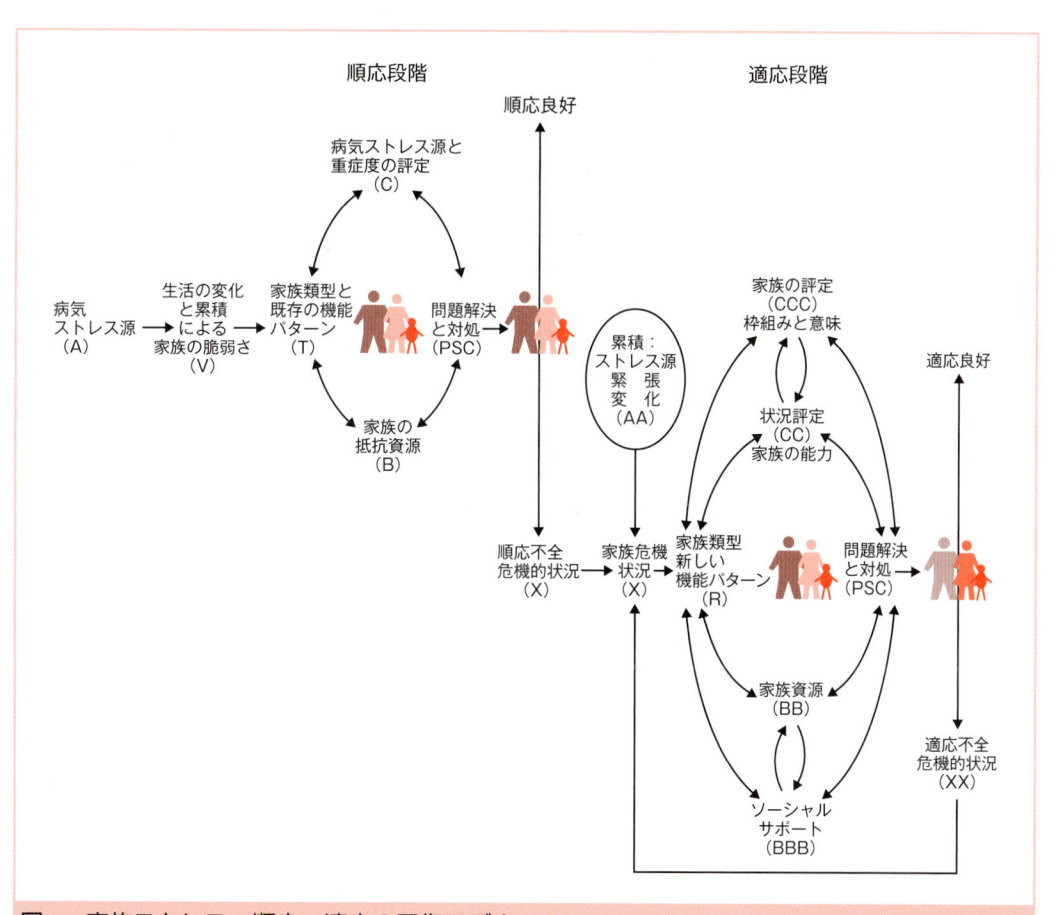

図3　家族ストレス・順応・適応の回復モデル

順応段階
- A：今回の最初の出来事そのもの
- V：直後の生活の変化とその家族へのマイナスの影響
- T：Aの発生前の家族のありかたやパターン
- B：もともとあった家族内の資源
- C：Aに対する家族の最初のとらえかたや感じかた
- PSC：家族が初期にとった対処行動
- X：Aに対する順応不全と危機を脱出できない状況

適応段階
- AA：Aから派生するストレス
- R：危機によって起きた新しい家族のありかたとパターン
- BB：強化された家族内の資源
- BBB：友人，専門家，家族会などの家族以外のサポート
- CC：状況に対する家族の新しい見かた
- CCC：家族にもたらされた新しい意味・考えかた
- PSC：本格的に立ち直るための家族の対処行動
- XX：対処行動が効果なくて起こった家族の大きな危機

(鈴木和子, 渡辺裕子：家族看護学　理論と実践　第4版. p.57, 日本看護協会出版会, 2012. より)

2 - 家族への援助

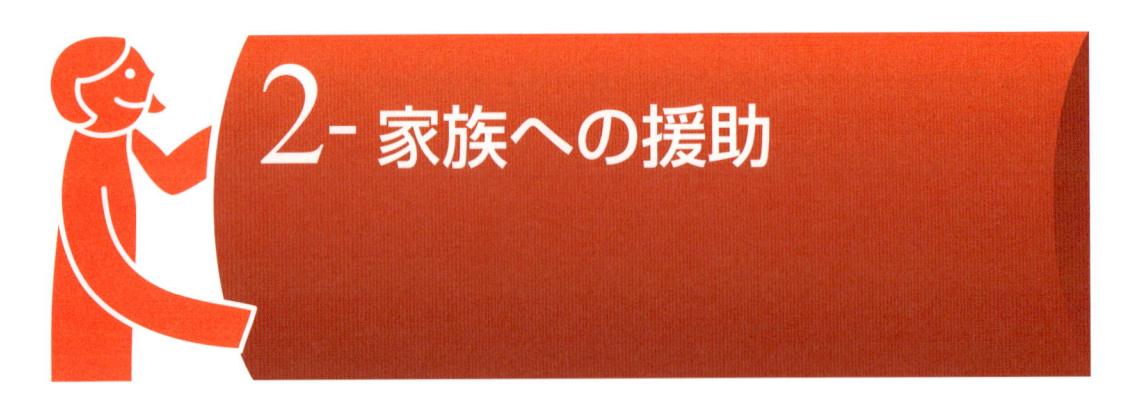

1) アセスメントの視点

前述の McCubbin, H.I. & McCubbin, M.A. の家族ストレス・順応・適応の回復モデルの適応段階の枠組みを用い，Carol ら[16]の解説を参考にしたアセスメントの視点を表2に示す．

2) よくある看護問題

McCubbin, H.I. & McCubbin, M.A. の家族ストレス・順応・適応の回復モデルの適応段階の枠組みを基にアセスメントした結果として，生じうる問題を以下に示す．（　　）内は，NANDA-Ⅰの診断ラベルを用いて表した場合である．
①家族が適正に機能していない（家族機能障害）
②家族員が適切に状況判断できない（家族の知識不足）
③家族員が脳損傷者に適切な対応をとれない（非効果的家族治療計画管理）
④介護役割の遂行が困難（介護者役割緊張）
⑤家族員が適正に対処できない（家族の非効果的コーピング）

3) 看護援助

2) であげた問題点に対する援助内容を表3に示す．家族が高次脳機能障害および症状，対応方法に関する理解を深めるために実施する説明内容については，詳細を省略する．実際には，患者個々に生じている障害および症状，対応方法を具体的に計画して，家族介護者に対し，実践を示しながら説明する．急性期は家族員の誰かが頑張れば乗り切ることができても，長期化するとそうはいかなくなる．主介護者にかかる負担を減らすために，入院直後から家族員全員の面会を促したり，病状説明や教育・指導に参加してもらえるように働きかけることが必要である．また，主介護者がひとりで頑張り過ぎないようにするためには，友人や知人との交流や，職場に出

表2　アセスメントの視点

生活の変化	・患者の受傷後，生活状況に変化はあったか	・家族間の変化 　親または配偶者役割を果たせなくなっている 　夫婦関係，親子関係，子ども間の関係が悪化している 　配偶者と離婚した，または親が離婚した 　家族員がいなくなった（死亡，家出など） 　パートナーとの性的関係が困難となっている 　家庭内の暴力がある 　解決できない問題が増えている 　成し遂げられない課題が増えている ・経済的な変化 　経済状態が悪化している 　借金が増えている 　支出（医療費，衣食住費，教育費など）が増えている ・仕事の変化 　仕事を辞めた／解雇された 　仕事を変えた ・健康上の変化 　ほかの家族員が重篤な病気に罹患した／外傷を負った 　ほかの家族員の健康管理が困難となっている
家族機能パターン	・家族は適正に機能しているか	・問題解決への取り組み状況（家族で議論などの有無・頻度） ・意思疎通の状況（家族内での情報交換の有無・頻度） ・家族内での役割分担と遂行状況 ・個々の家族員の感情表出状況（適切な感情で反応しているか） ・お互いの行動や関心事に興味をもち，価値を認めているか ・家族員の行動の統制状況（統制がとれているか）
家族のタイプ	・どのようなタイプの家族か	・バランスがとれている／バランスが極端に偏っている 　団結力・結束力 　柔軟性（状況によって家族員の役割や家族内のルール，境界線を変更することができる）
家族の状況判断	・家族員のあいだで状況判断が一致しているか	・患者の障害の状態に関する各家族員の判断 ・家族の対応能力に関する各家族員の評価
出来事の意味づけ	・家族員のあいだで意味づけが一致しているか	・以下に関する各家族員の意味づけ 　家族機能のパターンの変化，家族の価値の置きどころ，ゴール，優先度，今後の予測など
家族資源	・同居している家族員はいるか ・援助してくれる家族員・拡大家族（親戚）はいるか ・家族員の資質はどうか	・家族員の知的レベル ・障害や対応方法に関する家族員の知識や技術 ・コーピングの手助けとなる家族員のパーソナリティ（ユーモアのセンスなど） ・家族員の心身の健康状態 ・統制力をもつ者の存在 ・家族員の自己効力
ソーシャルサポート	・ソーシャルサポートを提供してくれる人はいるか ・ソーシャルサポートに気づくことができているか	・サポートネットワークの有無 ・情緒的サポート，情報的なサポート，評価的サポート，道具的サポートの状況
問題解決	・家族に問題解決能力は備わっているか	・家族のコーピング方略のレパートリー ・問題解決の技法 ・コミュニケーションスタイル
家族の適応	・家族は脳損傷者との生活に適応しているか	・新たに開始された家族機能パターン ・家族員の意味づけ，見かた・考えかたの枠組みの一致，変化への満足度，家族の well-being

表3 主な問題に対する援助

問題点	援助
家族が適正に機能していない（家族機能障害） 家族員が脳損傷者に適切な対応をとれない（家族機能の障害に関連した非効果的家族治療計画管理）	＜O-plan＞ ・家族の関係性 ・家族員の脳損傷による本人およびほかの家族員の役割への影響 ・家族員間で対立していることの有無，内容 ・家族機能が変化（改善／悪化）しているか ＜T-plan＞ 1. 家族との関係を形成する ・家族員個々の話を聞く ・家族に対し，理解を示していることを伝える 2. 家族員の面会・交流を促進する ・可能なかぎり全家族員の面会を促す ・面会時間内に面会ができない場合は，時間を調整する ・一人の家族が付き添っている場合は，付き添っている家族員がほかの家族員と意思疎通できるように方法を提案する（写真や動画の撮影など） ・家族同士のコミュニケーションを促す ・家庭で行っていた生活行事や習慣があれば，可能なものは院内でも継続できるように設定する 3. 主介護者の生活を支援する ・仕事をしている場合は，仕事の継続あるいは休暇をとることについて話し合う ・付き添っている場合は，ほかの家族員と交代して一時帰宅できるようにする 4. 家族の生活改善方法を検討する ・家族内で解消すべき対立点を示す ・家族の生活を改善するための方法を，家族員と話し合う ・生活改善のために実際にどのような行動をとればよいか話し合う ・生活改善のために利用可能な社会資源について話し合う ＜E-plan＞ ・同じような経験をしたほかの家族を紹介する ・当事者・家族会を紹介する
家族員が適切に状況判断できない（家族の知識不足） 家族員が脳損傷者に適切な対応をとれない（家族の知識不足に関連した非効果的家族治療計画管理）	＜O-plan＞ 1. 患者に現れている症状を確認する 2. 家族の知識を確認する ・頭部外傷の後遺症に関する家族の知識レベル ・現在，高次脳機能障害によって現れている患者の症状に関する知識レベル ・家族がすでに行っている対応方法 ＜E-plan＞ 1. 生じている障害の原因を説明する ・患者にみられる症状は脳のどの部位が損傷されることにより起こるか ・現在はみられなくても，脳の損傷により起こりうる障害・症状にはどのようなものがあるか 2. 障害の成り行きについて説明する ・脳損傷の状態により回復は異なるが，長期的にみたほうがよいことを説明する（裏付けのない保証を与えない） ・症候性てんかん，うつなど，慢性期に起こる合併症について説明する ・障害・症状が日常生活や社会生活に及ぼす一般的な影響を説明する 3. 障害・症状への対応方法を説明する（詳細は省略） ・一般的な対応方法を説明する ・一般論がすべてではなく，患者なりの対応方法を見つけ出すように説明する ・家族の対応によって症状が変化すること，家族の対応がリハビリテーションになることを説明する ・経験者から経験談を話してもらう

	4. 使用可能な社会資源について説明する ・MSWに相談するよう説明する ・当事者・家族会を紹介する ・困った時の相談窓口を紹介する
介護役割の遂行が困難 (介護者役割緊張)	＜O-plan＞ ・家族介護者の障害・症状・対応方法・介護方法などに関する知識レベル ・主介護者に対する周囲からの役割期待，介護者の役割の受け入れ状況 ・家族員の相互作用上の問題の有無，内容 ・家族介護者の介護能力，困難感の変化 ＜T-plan＞ 1. 介護者に理解を示す ・家族介護者が役割遂行の困難を訴えることに対し，理解を示す ・家族介護者の努力に関し，肯定的な意見を述べる 2. 課題を明らかにし，介護者の意思決定を支援する ・患者の状態に関する情報を提供する ・家族介護者の限界について話し合う ・外部に支援を求めることについて話し合う 3. 家族介護者の負担を軽減する ・家族介護者の相談に応じる ・社会資源に関する情報を提供する ・社会資源へのアクセス方法を示す ＜E-plan＞ ・ストレスマネジメントの方法について説明する ・息抜きについて説明する ・心身の健康状態を維持しながら介護する方法を説明する ・当事者・家族会に参加するよう説明する ・ネットワーク作りについて説明する
家族員が適正に対処できない (家族の非効果的コーピング)	＜O-plan＞ ・家族の介護負担感，ストレスの認知，対処方法 ・家族介護者の心身の健康状態 ・患者の生活状況が本人および家族の役割と関係性に及ぼす影響 ・患者および家族員の状況に関する理解度 ・家族員の意思決定能力 ＜T-plan＞ 1. 家族員に理解を示す ・家族員に対し，穏やかで安心感を与えるように対応する ・家族員に対し，受容的な態度で接する 2. 問題解決的に取り組めるように援助する ・家族員が必要とする情報を明らかにできるように話しあう ・出来事を肯定的にとらえられるように話しあう ・過去の成功体験を思い出すように促す ・問題解決の方略を話し合う ・利用可能な社会資源を示す ・同じような体験をした人から話が聞けるように紹介する ＜E-plan＞ 1. ストレスマネジメントができるように指導する ・患者に対する感情を表出するように促す ・家族自身が，ストレスフルな状況にあることを知覚できるように導く ・状況を客観的に評価できるように，患者と家族が置かれた状況を説明する ・自分の行動を客観的に評価できるように導く ・必要であれば，リラクセーション法を用いることを説明する ・対処方略を検討し，試みるように促す

ることも有効であるため，患者のこと以外にも目を向けられるようにアドバイスする．

　家族は，退院後に脳損傷者の状態に困惑したり，対応に苦慮し，介護負担を感じたりすることのほうが圧倒的に多い．たとえ，退院時指導が行われても，それが家族のニードに合っていなければ，家族には指導を受けたことや内容，有効性が認識されない．家族がたどる心理社会的プロセスに示されているように，家族介護者は実生活のなかで，高次脳機能障害の障害像を理解し，自分たちなりの対応方法をみつけていく．「おかしい」「困った」「どうしたらいいだろう？」と思った時に，タイムリーに相談に応じてくれたり，情報を提供してくれたりする人や組織，機関が必要である．また，高次脳機能障害では，家族の対応そのものが患者の状態に反映するため，家族が自分自身の健康管理やストレスマネジメントを行っていけるように支援することが必要である．当事者・家族会や病院，役所の相談窓口を紹介する．脳損傷者が片時も目を離せない状態であるために外出することができない家族介護者や，心理的に多くの人たちと接することができない家族介護者もいる．それらの家族介護者にもアクセスしてもらえるように，筆者らは，家族支援のWebサイトを立ち上げ，援助を行っている．

4）他職種との連携

　外傷性脳損傷の患者は，高次脳機能障害のほかに臓器損傷や骨折，麻痺による運動機能障害を併せもつことが多く，脳外科医，外科医，整形外科医，リハビリテーション医，理学療法士，作業療法士，言語聴覚士，心理療法士，MSWなど実にさまざまな職種との連携によって援助が行われている．また，社会生活では，復学，復職，就業に向けて，教師，職業カウンセラーなどと連携することが必要になる．障害の程度や年齢によっては，福祉施設を利用することもあり，介護職との連携も必要となる．事故対応では，保険会社や弁護士も絡んでくる．

　看護師は，入院中の患者家族に対しては，生活場面で生じている症状を，医師やセラピストが実施する神経心理学的検査所見と照らし合わせて説明できるようにし，また，面会時に家族から得られた情報を他職種に提供し，セラピストによる訓練や見解を反映した援助方法を家族に対し実践してみせるという教育・指導的役割を担っている．外来，通所施設などにおける看護師の役割としては，付き添いの家族から家庭での生活状況を聴取して他職種へ情報提供するとともに，家族の抱える介護上の問題や家族自身の心身の健康問題に対応するために，直接アドバイスを行ったり，他職種にコンサルテーションする役割を担っている．

　このように，他職種との連携を効果的に図るためには，看護師が外傷性脳損傷による高次脳機能障害について，また脳損傷者と家族の生活について理解を深めることが必要である．

■文献
1）藤井正子訳，J. ポンスフォード著：外傷性脳損傷後のリハビリテーション－毎日の適応生活のために－．pp.247-248，西村書店，2000．

2) Duff, D.: Codoman award paper. Family concerns and responses following a severe traumatic brain injury: a grounded theory study. Axone, 24(2): 14-22, 2002.
3) Carson, P.: Investing in the Comeback: Parent's experience following traumatic brain injury. J Neuroscience Nursing, 25(3): 165-173, 1993.
4) 小川武希, 頭部外傷データバンク検討委員会:脳外傷の現状 頭部外傷データバンクを中心に. Brain and Nerve, 62: 13-24, 2010.
5) Fumiyo, I., Sumie, S., Akiko, O., Yasuko, S.: Psychosocial process of mothers caring for young men with traumatic brain injury: Focusing on the mother-son relationship. Journal of Neurosciences Nursing, 41(5): 277-286, 2009.
6) Karpman, T., Wolfe, S., Vergo, J.W.: The psychological adjustment of adult clients & their parents following closed-head injury. Journal of Applied Rehabilitation Counseling, 17(1): 28-33, 1986.
7) Fumiyo, I., Sumie, S., Akiko, O., Yasuko, S.: Experiences of family members acting as primary caregivers for patients with traumatic brain injury. Rehabilitation Nursing, 36(2): 73-82, 2011.
8) Knight, R.G., Devereux, R., et al.: Caring for a family member with a traumatic brain injury, Brain Injury, 12(6): 467-481, 1998.
9) Smith, A.M., Schwirian, P.M.: The relationship between caregiver burden and TBI survivors' cognition and functional ability after discharge. Rehabilitation Nursing, 23(5): 252-257, 1998.
10) Yuriko, W., Agnes, S., Toyoko, A., Kenji, T., Kazuo, T.: An evaluation of neurobehavioural problems as perception by family members and levels of family stress 1-3 years following traumatic brain injury in Japan. Clinical Rehabilitation, 14: 172-177, 2000.
11) Sander, A.M., High, W.M. et al.: Predictors of psychological health in caregivers of patients with closed head injury. Brain Injury, 11(4): 235-249, 1997.
12) Katz, S., Kravetz, S. et al.: Wives' coping flexibility, time since husbands' injury and the perceived burden of wives of men with traumatic brain injury. Brain Injury, 19(1): 59-66, 2005.
13) Allen, K., Linn, R.T., et al.: Family burden following traumatic brain injury. Rehabilitation Psychology, 39(1): 29-48, 1994.
14) 永島 緑:在宅で交通事故外傷の高次脳機能障害者を10年以上支援してきた家族の介護負担. 日本看護学会誌, 16(1): 129～136, 2006.
15) 鈴木和子, 渡辺裕子:家族看護学 理論と実践 第4版. p.57, 日本看護協会出版会, 2012.
16) Carol B. D., Brenda H. B., Patricia W. F.: Families, Health, & Illness, pp.21-63, Mosby-Year Book, Inc, 1993.

索 引

■あ
アクセスコールの発信器　90
朝の会　111
アテローム血栓性脳梗塞　117

■い
意識障害　123
異食行動　59
易疲労性　13

■う
運動機能　1

■か
介護指導　107
外傷後健忘（Post-Traumatic Amnesia：PTA）　141
外傷性脳損傷（脳外傷）　4
回復期リハビリテーション病棟　131
家屋調査　111
覚醒の度合い　27
家族会　110, 161
家族ストレス・順応・適応の回復モデル　182
家族対処　180
家族のサポート能力　106
家族役割緊張リスク状態　113
学校・仕事・在宅復帰の準備・調整　107
学校・職場との調整　112
活動・参加　30
感覚機能　1
環境因子　30
感染リスク状態　73, 74

■き
記憶障害　3, 18, 48
機能的自立度評価　7
橋出血　117

■く
クッシング現象　123
くも膜下出血　4, 119
クリニカルパス会議　106

■け
血管攣縮　138
言語性IQ（VIQ）　9
言語的コミュニケーション障害　98, 129
見当識障害　22

■こ
更衣セルフケア不足　79
高次脳機能　2
高次脳機能障害　3, 32
高次脳機能障害支援モデル事業　11, 110
高次脳機能障害診断基準　11
ゴードンの機能的健康パターン　31, 124, 142
国際生活機能分類（International Classification of Functioning, Disability and Health：ICF）　30
心の機能　2
個人因子　30
コミュニケーション　96

■さ
再出血（再破裂）　119
サポート体制　168

■し
試験登校　107
視床出血　117
失行　42
失語症　17, 33
失認　36
しているADL　27, 131

社会環境訓練　111
就職や復職に向けた支援の開始条件　107
出血性梗塞　117
障害者総合支援法　110
障害者手帳　110
小脳出血　117
情報共有　130
職業リハビリテーション　107, 112
ジョブコーチ　169
自立支援医療受給者証　110
神経心理ピラミッド　27
神経疲労　27
心原性脳塞栓症　117
心身機能　30
身体構造　30
身体失認　37
身体障害者手帳　110
心理社会的プロセス　175

■す
遂行機能障害　3, 19, 50
水頭症　138
頭蓋内圧　123
頭蓋内許容量減少　126
ストレスマネジメント　186
するADL　27, 131

■せ
清潔セルフケア不足　73, 74
精神障害者保健福祉手帳　110
生命維持機能　1
摂食・嚥下障害アセスメントシート　58, 60
全IQ（FIQ）　9
専門の施設　167

■そ
蘇生後脳症　7

■た
脱抑制　3, 14, 54
谷間の障害　173

■ち
地域・福祉との調整　112
地誌的見当識障害　38
知的障害者手帳　110
知能指数（IQ）　9
注意・集中力の低下　16
注意障害　44
注意の維持　45
注意の移動　45
注意の選択　45
注意の分配　46

■つ
通院グループ訓練　107

■て
低酸素脳症　7
できるADL　27, 131

■と
動作性IQ（PIQ）　9
頭部外傷　4
頭部外傷データバンク　140
トーク＆トーク　106

■な
ナビゲーション障害（道順障害）　41

■に
日本脳外傷友の会　173

■の
脳外傷友の会「コロポックル」　161
脳血管障害　4
脳梗塞　4
脳出血　117
脳腫瘍　6

脳卒中治療ガイドライン　117
脳損傷クリニカルパス用紙　107
脳内出血　4

■は
排泄セルフケア不足　68
長谷川式簡易知能評価スケール（HDS-R）　9
発動性の低下　3, 15, 52
半影帯（ペナンブラ）　121, 123
半側空間無視　20, 36, 129

■ひ
被殻出血　117
非効果的脳組織循環リスク状態　126
皮質下出血　117
病識の欠如　21
病態失認　37

■へ
米国リハビリテーション看護師協会（ARN：Association of Rehabilitation Nurses）のコアカリキュラム　145
ベッドサイドリハビリテーション　149

■ほ
保続　52

■ま
町並み失認　41

■み
見えない障害　25, 173
水中毒　61

■ら
ラクナ梗塞　117
ランドマーク障害　41

■り
離院・離棟アセスメントシート　85, 87
離院・離棟防止対策　87

■欧文
Attending to Snow White　176
Barthel Index　132
CT（computed tomography，コンピュータ断層撮影）　5
FIM　132
Galveston Orientation and Amnesia Test（GOTA）　142
Glasgow Coma Scale（GCS）　28, 140
GPSセンサー　90
GPS付き携帯電話　90
HDS-R　132
Hunt & Kosnik（H & K）分類　119
Japan Coma Scale（JCS）　28
Making it better　177
Mini-Mental State Examination（MMSE，ミニメンタルステート検査）　9, 132
MRI（magnetic resonance imaging，磁気共鳴画像）　5
NANDA-I　31, 142
NIHSS（National Institutes of Health Stroke Scale）　126
Rancho Los Amigos Cognitive Scale　27, 145
Reconstructing the person　176
Wechsler Adult Intelligence Scale（WAIS，ウェクスラー成人知能検査）　9
Willing Survival　176
World Federation of Neurologic Surgeons（WFNS）分類　119

ナーシング・プロフェッション・シリーズ
高次脳機能障害をもつ人への
ナーシングアプローチ　　　　ISBN978-4-263-23789-2

2013年6月15日　第1版第1刷発行

編　者　石川ふみよ
　　　　奥　宮　暁　子
発行者　大　畑　秀　穂
発行所　医歯薬出版株式会社
〒113-8612　東京都文京区本駒込1-7-10
TEL.(03)5395-7618(編集)・7616(販売)
FAX.(03)5395-7609(編集)・8563(販売)
http://www.ishiyaku.co.jp/
郵便振替番号 00190-5-13816

乱丁, 落丁の際はお取り替えいたします　　印刷・あづま堂印刷／製本・榎本製本所
© Ishiyaku Publishers, Inc., 2013. Printed in Japan

本書の複製権・翻訳権・翻案権・上映権・譲渡権・貸与権・公衆送信権（送信可能化権を含む）・口述権は, 医歯薬出版（株）が保有します.
本書を無断で複製する行為（コピー, スキャン, デジタルデータ化など）は,「私的使用のための複製」などの著作権法上の限られた例外を除き禁じられています. また私的使用に該当する場合であっても, 請負業者等の第三者に依頼し上記の行為を行うことは違法となります.

JCOPY <（社）出版者著作権管理機構 委託出版物>
本書を複写される場合は, そのつど事前に（社）出版者著作権管理機構（電話 03-3513-6969, FAX 03-3513-6979, e-mail : info@jcopy.or.jp）の許諾を得てください.

● スキルアップを目指すナースのための実務必携シリーズ！

ナーシング・プロフェッション・シリーズ／好評発売中

ナーシング・プロフェッション・シリーズ　ISBN978-4-263-23788-5

看護理論の活用
看護実践の問題解決のために

■正木治恵／酒井郁子　編著
■B5判　128頁　定価3,150円（本体3,000円　税5％）

看護理論を活用することの意味と具体例をわかりやすく解説．個別援助事例への看護理論活用の具体例を豊富に論述するとともに，看護管理実践，高度看護実践への看護理論活用についても，具体例を交えてその意義と効果を詳述．看護現場における具体的な問題解決を図ることに役立つ．

ナーシング・プロフェッション・シリーズ　ISBN978-4-263-23787-8

感染管理の実践

■内田美保　編著
■B5判　194頁　定価3,990円（本体3,800円　税5％）

感染管理の実践者から医療現場に働くスタッフのために，入院から退院への経過に沿った感染対策，医療スタッフのための感染教育の具体的紹介，組織の中での感染対策の実践について解説した．

ナーシング・プロフェッション・シリーズ　ISBN978-4-263-23779-3
がん看護の実践-1

エンドオブライフの
がん緩和ケアと看取り

■嶺岸秀子／千崎美登子　編
■B5判　212頁　定価3,780円（本体3,600円　税5％）

がん看護の臨床の場で「緩和ケア」や「看取り」の過程に取り組む看護職に必須の内容を，図・写真・イラストを多用し，事例紹介やポイントにはコラムなどを挿入しながら，わかりやすくまとめた．

ナーシング・プロフェッション・シリーズ　ISBN978-4-263-23780-9
がん看護の実践-2

乳がん患者への看護ケア

■嶺岸秀子／千崎美登子　編
■B5判　202頁　定価3,675円（本体3,500円　税5％）

女性の部位別がん罹患数および壮年期女性のがん死亡原因の1位を占める乳がんについて，現状における課題から病期経過に応じた看護ケアのあり方までを，豊富な図・写真・イラストや事例，コラム入りで解説．

ナーシング・プロフェッション・シリーズ　ISBN978-4-263-23782-3
がん看護の実践-3

放射線治療を受ける
がんサバイバーへの看護ケア

■嶺岸秀子／千崎美登子／近藤まゆみ　編著
■B5判　182頁　定価3,780円（本体3,600円　税5％）

がんサバイバー・家族のパートナーとなって，看護ケアを展開するための実践書！最新のがん放射線治療と身体面への影響や症状緩和，治療部位別の看護ケアについて，写真・イラストを多用しビジュアルな紙面で詳述した．具体的にイメージできる事例やコラムなども多数収載．

ナーシング・プロフェッション・シリーズ　ISBN978-4-263-23781-6

スキントラブルの予防とケア
ハイリスクケースへのアプローチ

■松原康美　編著
■B5判　164頁　定価3,360円（本体3,200円　税5％）

臨床エキスパートである皮膚・排泄ケア認定看護師が実際にケアを行う時にどのようにアセスメントし，ケアを実践しているのか，そのノウハウを豊富なカラー写真・図を用いて解説．スキントラブルの発生リスクが高い10ケースの予防からトラブルの対処法について具体例をあげて紹介．

ナーシング・プロフェッション・シリーズ　ISBN978-4-263-23783-0

地域高齢者のための
看護システムマネジメント

■吉本照子／酒井郁子／杉田由加里　編著
■B5判　206頁　定価4,620円（本体4,400円　税5％）

地域高齢者看護システムを構成する「高齢者生活支援技術」「人材開発」「モノ開発」「サービス開発」などの考え方と方法を理解し，システム要素の開発およびシステム化の基礎となる考え方と知識を習得できるよう編集．ケアシステム構築のための活動（計画・実施・評価）の事例も盛り込んだ実践書．

ナーシング・プロフェッション・シリーズ　ISBN978-4-263-23785-4

腎不全・透析看護の実践

■松岡由美子／梅村美代志　編
■B5判　248頁　定価4,410円（本体4,200円　税5％）

病期，原疾患，病態ごとに必要となる知識・技術を解説．透析療法の継続により現れてくる合併症についてもくわしく扱った．また，身体的ケアのみならず，精神的・社会的ケアも重視し，導入期の看護，家族支援，社会保障についても収載．

ナーシング・プロフェッション・シリーズ　ISBN978-4-263-23778-6

ストーマケアの実践

■松原康美　編著
■B5判　172頁　定価3,360円（本体3,200円　税5％）

皮膚・排泄ケア認定看護師の役割，資格取得プロセスを明記．ストーマを造設した患者とその家族に必要な情報を提供し，ケアの方法をアドバイスしていくために，必須の知識と技術を提供する手引き書．

ナーシング・プロフェッション・シリーズ　ISBN978-4-263-23786-1

手術室看護　術前術後をつなげる術中看護

■草柳かほる／久保田由美子／峯川美弥子　編著
■B5判　292頁　定価5,040円（本体4,800円　税5％）

主に術中看護に焦点を当て，手術室看護師に必須の知識と役割，手術室での看護展開を可視化した．患者家族の心理的ケア，術前・術後の継続看護の視点についても収載．

医歯薬出版株式会社　〒113-8612　東京都文京区本駒込1-7-10　TEL03-5395-7610　FAX03-5395-7611　http://www.ishiyaku.co.jp/